Forensic
Dental
Science

法歯科医学

基礎知識から臨床・災害時の対応まで

監修
髙橋　雅典

編集
都築　民幸
山田　良広
櫻田　宏一

永末書店

執筆者一覧

監　修　髙橋　雅典

編　集　都築　民幸 / 山田　良広 / 櫻田　宏一

執筆者　(敬称略 / 五十音順)

岩原　香織	日本歯科大学生命歯学部歯科法医学講座 准教授
大谷　真紀	秋田大学大学院医学系研究科法医科学講座
大平　寛	神奈川歯科大学大学院災害医療歯科学講座法医歯科学 講師
斉藤　久子	千葉大学大学院医学研究院法医学教室 准教授
坂　英樹	明海大学歯学部病態診断治療学講座歯科法医学分野 教授
咲間　彩香	千葉大学大学院医学研究院法医学教室 特任助教
櫻田　宏一	東京医科歯科大学大学院医歯学総合研究科法歯学分野 教授
髙橋　雅典	東邦大学医学部法医学講座 前客員教授
都築　民幸	日本歯科大学生命歯学部歯科法医学講座 教授
寺田　賢	横浜薬科大学臨床薬学科病態生理学研究室 客員教授
中留　真人	鳥取大学医学部社会医学講座法医学分野 准教授
花岡　洋一	奥羽大学歯学部生体構造学講座法歯学 教授
福井　謙二	東京慈恵会医科大学法医学講座 講師
水口　清	東海大学医学部基盤診療学系法医学 客員教授 東京歯科大学 名誉教授
宮坂　祥夫	科学警察研究所法科学第一部 特任研究官
山田　良広	神奈川歯科大学大学院災害医療歯科学講座法医歯科学 教授

序文

　歯科法医学（法歯学）は、犯罪に関連した遺体や生体試料、そして大事故や大災害における個人識別（身元確認）という社会的に重要な任務を担う学問として、これまで認知されてきた。

　平成25年4月に施行された「警察官が取り扱う死体の死因又は身元の調査等に関する法律」に「歯科医師の立ち会い」および「協力」が明記されたことは、歯科法医学に携わる歯科医師にとって朗報であるとする一方で、遅過ぎたとも言える。何故なら、大事故や大災害のみならず、警察から遺体の身元確認のために協力を求められた経験をもつ歯科医師は多く、現場に駆けつける歯科医師も少なくなかったにもかかわらず、検視規則に「医師の立ち会い」は記載されていても「歯科医師」には触れていなかったからである。

　歯学教育においても、歯科医学教授要綱は、平成19年改訂版から社会系歯科医学領域「歯科法医学分野」と改定され、平成26年の歯科医師国家試験出題基準では、初めて「歯科法医学」として「死体解剖と死因究明制度」、「死後変化」、「個人識別、身元確認」の3項目が記載され、関連問題が出題された。

　歯科大学・歯学部では、長年にわたり3大学のみであった歯科法医学関連の教育・研究機関が、平成に入り10大学に新設された。歯科法医学の知識・技能の向上に勉める歯科医師も増え、歯科医師会では警察歯科医会が全国の都道府県に組織され、災害時の組織的な対応力の強化が進められている。

　このような時代に対応した歯科法医学の新しい教科書の必要性が高まってきたのを受け、本書『法歯科医学　基礎知識から臨床・災害時の対応まで』を刊行することとした。執筆に当たっては、基礎となる法医学領域については医学部法医学講座に在籍する歯科医師の先生方に、歯科法医学の領域については歯科大学・歯学部の歯科医師の先生方にそれぞれ分担していただいた。さらに、白骨死体を宮坂祥夫先生、中毒を寺田賢先生にお願いし、ご助力をいただいた。

　本書は、死と関連法、死体現象、損傷など歯科法医学に必要な法医学の基礎知識から解説し、個人識別に密接な関連のある白骨死体、歯科所見およびDNA解析の実際、災害時の歯科医師の活動、医事法と歯科医療安全の領域にも項目を割いた。さらに歯科医師に必要な児童虐待の知識、死因究明に関連する薬毒物についても記述し、歯科法医学の広い社会的必要性が理解できるようまとめられ、歯科法医学を学ぶための最適な書となっている。

　医科・歯科学生、医師・歯科医師のみならず、遺体関連業務に従事する検察・警察、海上保安官など捜査関係者にも必携の教科書となることを願っている。

　最後に、執筆の分担に快く応じて下さった先生方および本書の発行にあたり企画・編集・制作に多大なご尽力をいただいた永末書店の笹谷道弘氏をはじめ編集部・制作部の皆様に、心より感謝申し上げる。

平成29年10月
髙橋　雅典

目次

序章 … 1
- 1　歯科法医学（法歯学）の歴史　　　　　　　　　　　　　　　　　　　髙橋雅典 … 1
  - 1）欧米の歯科法医学 … 1
  - 2）日本における歯科法医学 … 2
  - 3）歯科法医学の名称と最初の講義 … 2
  - 4）昭和期の歯科法医学 … 3
  - 5）歯科法医学の研究機関の設立 … 3
- 2　名称 … 4
- 3　「日本法歯科医学会」の設立 … 4

第1章　人の死と関連法 … 6
- 1　検案と解剖　　　　　　　　　　　　　　　　　　　　　　　　　　髙橋雅典 … 6
  - 1）死因究明 … 6
    - （1）各国における死因究明制度 … 6
  - 2）検死と解剖 … 10
    - （1）検死の目的・10　（2）監察医制度・10
  - 3）解剖の種類 … 11
  - 4）異状死体 … 12
- 2　死の定義（心臓死） … 12
  - 1）死とは … 12
  - 2）死の判定 … 13
  - 3）脳死 … 14
    - （1）脳死とは・14　（2）脳死判定基準・14
- 3　死亡診断書（死体検案書） … 14
  - 1）「医師による死亡診断書・死体検案書の交付」 … 14
  - 2）「歯科医師による死亡診断書の交付」 … 15
- 4　死亡診断書と死体検案書の違い … 15
- 5　死亡診断書（死体検案書）の意義 … 15

第2章　死体現象 … 16
- 1　概説　　　　　　　　　　　　　　　　　　　　　　　　　福井謙二、大谷真紀 … 16
  - 1）死体現象の法医学的意義 … 16
  - 2）死体現象の種類 … 16
- 2　早期死体現象 … 16
  - 1）死斑 … 16
    - （1）死斑の強さ・16　（2）死斑の消退と固定・17　（3）死斑の色調・17
  - 2）死体硬直 … 17
    - （1）死体硬直の機序・17　（2）死体硬直の経時的変化・17　（3）鑑別すべき硬直・17
  - 3）死体の冷却 … 17
    - （1）経時的な体温低下・17　（2）体温低下速度に影響する諸要因・17
  - 4）乾燥 … 18
  - 5）角膜混濁 … 18

3	晩期死体現象	18
	1）自家融解	18
	2）腐敗	18
	（1）腐敗性変色・18　（2）腐敗網・18　（3）腐敗ガス・18　（4）Casperの法則・18	
	3）白骨化	18
4	特殊死体現象	19
	1）ミイラ化	19
	2）死ろう化	19
	3）第三永久死体	19
5	死体の損壊	19
	1）動物による損壊	19
	2）物理的損壊	20
6	死後経過時間の推定	20
	1）死体現象の利用	20
	（1）死体の冷却・20　（2）その他の死体現象・21	
	2）その他死体からの情報の利用	21
	3）死体以外の情報の利用	21
7	エンバーミング、遺体衛生保全　　　　　　　　　　　　　　　　岩原香織	22

第3章　損傷　　　　　　　　　　　　　　　　　　　　　　　　　　　　25

1	損傷の定義　　　　　　　　　　　　　　　　　　　　　　　　　斉藤久子	25
2	創傷の定義	25
3	創の各部の名称	25
4	損傷の生活反応	26
	1）局所的所見	26
	2）全身的所見	26
5	損傷の検査、記録および評価	26
6	損傷の成傷器による分類	26
	1）鋭器損傷	26
	（1）刺創・26　（2）切創・27　（3）割創・27	
	2）鈍器損傷	27
	（1）表皮剝脱・27　（2）皮下出血・27　（3）挫創・28　（4）裂創・28　（5）挫裂創・29	
	3）銃器損傷	29
	4）その他の損傷	29
	（1）交通損傷・29　（2）墜転落損傷・30	
	5）自他為の鑑別	30
	（1）自為損傷・30　（2）他為損傷・30	
7	頭部損傷　　　　　　　　　　　　　　　　　　　　　　　　　　咲間彩香	31
	1）頭皮の損傷	31
	（1）頭皮下血腫・31　（2）帽状腱膜下血腫・31　（3）骨膜下血腫・31	
	2）頭蓋骨骨折	31
	（1）屈曲骨折・31　（2）破裂骨折・32　（3）頭蓋底骨折・32　（4）その他の骨折・33	
	3）頭蓋内の損傷	34
	（1）脳膜の損傷・34　（2）脳の損傷・36	
8	咬傷、咬痕　　　　　　　　　　　　　　　　　　　　　　　　　都築民幸	37
	1）咬傷（バイトマーク：bite mark）とは	37
	（1）動物咬傷・37　（2）ヒト咬傷・37	
	2）咬傷の歯科法医学的意義	37
	3）咬傷の検査と記録	38

　　　　　　　　（1）唾液の採取・38　（2）写真撮影・38　（3）トレース・38　（4）印象採得・38
　　　　　　　　（5）皮膚組織の採取・39
　　　　4）咬傷の評価、同定　　　　　　　　　　　　　　　　　　　　　　　　　　　　　　39

第4章　異常環境下の障害　　　　　　　　　　　　　　　　　　　　　　　　　　　　　　40

1　熱傷　　　　　　　　　　　　　　　　　　　　　　　　　　　　　　　　　中留真人　40
　　1）定義と分類　　　　　　　　　　　　　　　　　　　　　　　　　　　　　　　　　　40
　　　　（1）火炎（焰）熱傷（狭義の火傷）・40　（2）湯傷（熱湯熱傷）・40　（3）接触熱傷・40
　　　　（4）輻射熱傷・40　（5）化学熱傷・40
　　2）局所障害　　　　　　　　　　　　　　　　　　　　　　　　　　　　　　　　　　　40
　　　　（1）熱傷の深度・40　（2）熱傷の範囲・41　（3）熱傷の重症度・42
　　3）全身性障害　　　　　　　　　　　　　　　　　　　　　　　　　　　　　　　　　　42
　　　　（1）循環障害・42　（2）腎不全、尿毒症・42　（3）感染、敗血症・42
　　　　（4）気道の炎症性浮腫（呼吸機能障害）・42　（5）肝障害・42　（6）消化管出血および潰瘍・42
　　　　（7）代謝障害・42

2　焼死　　　　　　　　　　　　　　　　　　　　　　　　　　　　　　　　　　　　　43
　　1）熱の直接作用　　　　　　　　　　　　　　　　　　　　　　　　　　　　　　　　　43
　　2）有毒ガスの吸引　　　　　　　　　　　　　　　　　　　　　　　　　　　　　　　　43
　　3）酸素欠乏　　　　　　　　　　　　　　　　　　　　　　　　　　　　　　　　　　　43

3　焼死体の所見　　　　　　　　　　　　　　　　　　　　　　　　　　　　　　　　　43
　　1）熱作用による所見　　　　　　　　　　　　　　　　　　　　　　　　　　　　　　　43
　　　　（1）第1～第4度熱傷・43　（2）骨格筋の熱硬直（拳闘家姿勢）・43　（3）死体トルソー・43
　　　　（4）皮膚亀裂・43　（5）諸臓器・諸組織の熱硬化・43　（6）燃焼血腫・44
　　2）熱気吸引による所見　　　　　　　　　　　　　　　　　　　　　　　　　　　　　　44
　　3）煙吸引による所見　　　　　　　　　　　　　　　　　　　　　　　　　　　　　　　45
　　　　（1）気道内の煤・45　（2）一酸化炭素ヘモグロビンの検出・45　（3）有毒ガスの検出・45
　　4）その他　　　　　　　　　　　　　　　　　　　　　　　　　　　　　　　　　　　　45

4　焼死体の個人識別　　　　　　　　　　　　　　　　　　　　　　　　　　　　　　　45

5　凍死　　　　　　　　　　　　　　　　　　　　　　　　　　　　　　　　　　　　　45
　　1）定義　　　　　　　　　　　　　　　　　　　　　　　　　　　　　　　　　　　　　45
　　2）死体所見　　　　　　　　　　　　　　　　　　　　　　　　　　　　　　　　　　　46

第5章　窒息　　　　　　　　　　　　　　　　　　　　　　　　　　　　　　　　　　　47

1　窒息　　　　　　　　　　　　　　　　　　　　　　　　　　　　　　　　　中留真人　47
　　1）定義と分類　　　　　　　　　　　　　　　　　　　　　　　　　　　　　　　　　　47
　　　　（1）外窒息・47　（2）内窒息・50

2　窒息の症状　　　　　　　　　　　　　　　　　　　　　　　　　　　　　　　　　　51
　　1）第Ⅰ期（前駆期）　　　　　　　　　　　　　　　　　　　　　　　　　　　　　　　51
　　2）第Ⅱ期（呼吸困難および痙攣期）　　　　　　　　　　　　　　　　　　　　　　　　51
　　　　（1）呼吸・51　（2）痙攣・51　（3）血圧・51　（4）脈拍・51　（5）その他・51
　　3）第Ⅲ期（終末呼吸前呼吸停止期）　　　　　　　　　　　　　　　　　　　　　　　　51
　　4）第Ⅳ期（終末呼吸期）　　　　　　　　　　　　　　　　　　　　　　　　　　　　　51

3　窒息死の死体所見　　　　　　　　　　　　　　　　　　　　　　　　　　　　　　　51
　　1）外表所見　　　　　　　　　　　　　　　　　　　　　　　　　　　　　　　　　　　51
　　　　（1）顔面のうっ血・51　（2）溢血点・52　（3）死斑・52　（4）その他・52
　　2）内景所見（窒息の三主徴）　　　　　　　　　　　　　　　　　　　　　　　　　　　52
　　　　（1）暗赤色流動性血液・52　（2）諸臓器のうっ血・52　（3）粘膜、漿膜下の溢血点・52

第6章　虐待　53

1. 虐待とは　　都築民幸　53
    1) 法令による虐待の定義　53
    2) 虐待と医療　53
    3) 子どもマルトリートメント　55
2. 子ども虐待の発見、証明　56
    1) 子ども虐待の発見　56
    2) 子ども虐待の証明　57
3. 身体的虐待、ネグレクトの身体所見　57
    1) 身体的虐待、ネグレクトの全身所見　57
        (1) 身体的虐待の全身所見・57　(2) ネグレクトの全身所見・58
    2) 身体的虐待、ネグレクトの歯科所見　58
        (1) 身体的虐待の歯科所見・61　(2) ネグレクトの歯科所見・61
4. 子ども虐待への対応　62

第7章　中毒　65

1. 中毒の定義　　寺田　賢　65
2. 毒物の分類および種類　67
3. 毒物の強さ　67
4. 中毒死亡者の動向　67
5. 中毒作用の要因　68
    1) 毒物側の要因　68
        (1) 量・68　(2) 性質・69　(3) 用法・69　(4) 相互作用・69
    2) 生体側の要因　69
        (1) 加齢・69　(2) 性差、種差、人種差・69　(3) 栄養状態・69　(4) 妊娠・69
        (5) 疾患・69　(6) 遺伝的多型・69
6. 代表的な中毒　70
    1) 一酸化炭素（CO）　70
        (1) 性状・70　(2) 発生源・70　(3) 中毒作用・70　(4) 症状・70　(5) 死体所見・70
    2) 硫化水素（H_2S）　71
        (1) 性状・71　(2) 発生源・71　(3) 中毒作用・71　(4) 中毒症状・71　(5) 死体所見・71
    3) 青酸化合物　71
        (1) 中毒作用・71　(2) 中毒症状・72　(3) 死体所見・72
    4) 有機リン系殺虫剤　72
        (1) 性状・72　(2) 中毒作用・72　(3) 症状・72　(4) 死体所見・74
    5) アセトアミノフェン　74
        (1) 中毒作用・74　(2) 症状・74　(3) 死体所見・75
    6) アルコール　75
        (1) 急性アルコール中毒者の実態・75　(2) 飲酒による交通事故および死亡事故・76
        (3) アルコールの代謝および消失パラメーター・76　(4) 中毒作用・77
        (5) 血中アルコール濃度と症状・77　(6) 死体所見・78
    7) 覚せい剤　78
        (1) 性状・78　(2) 中毒作用・78　(3) 症状・78　(4) 死体所見・79
    8) 危険ドラッグ　79
        (1) 合成カンナビノイド系化合物・79　(2) カチノン系化合物・79　(3) トリプタミン系化合物・79
        (4) 症状・80　(5) 毒作用・80　(6) 危険ドラッグの法規制の現状・80
    9) 水銀　80
        (1) 水俣病・80　(2) 吸収と排泄・81　(3) 毒作用・81　(4) 中毒症状・81　(5) 死体所見・81
    10) ヒ素　81
        (1) 毒作用・82　(2) 中毒症状・82　(3) 死体所見・82

11）アコニチン　　　　　　　　　　　　　　　　　　　　　　　　　　82
　　　　　（1）毒作用・82　（2）症状・82
　　　12）テトロドトキシン　　　　　　　　　　　　　　　　　　　　　　83
　　　　　（1）毒作用・83　（2）症状・83
　　　13）医原病としての薬物中害　　　　　　　　　　　　　　　　　　　83
　　　　　（1）医療事故・過誤・83　（2）薬害・84

第8章　個人識別（身元確認）　　　　　　　　　　　　　　　　　　　86

　1　個人識別　　　　　　　　　　　　　　　　　　　　　山田良広　　86
　　　1）定義　　　　　　　　　　　　　　　　　　　　　　　　　　　　86
　　　2）個人識別の必要性（死体）　　　　　　　　　　　　　　　　　　86
　　　3）個人識別の対象　　　　　　　　　　　　　　　　　　　　　　　86
　　　　　（1）生体・86　（2）死体・87　（3）部分死体・87　（4）体液や皮膚紋理・87
　2　個人識別の3大手法　　　　　　　　　　　　　　　　　　　　　　　87
　　　1）3大手法とは　　　　　　　　　　　　　　　　　　　　　　　　87
　　　　　（1）指紋・87　（2）歯科所見・87　（3）DNA鑑定（遺伝標識）・87
　　　2）死体の状況と3大手法の適否　　　　　　　　　　　　　　　　　88
　3　個人識別の手順　　　　　　　　　　　　　　　　　　　　　　　　　88
　　　1）候補者探しの方法　　　　　　　　　　　　　　　　　　　　　　88
　　　　　（1）外観的特徴・88　（2）指紋（皮膚紋理）・88　（3）血液型・89　（4）性別・89
　　　　　（5）年齢・89　（6）身長・89　（7）人種の鑑別・89
　　　2）本人であるか否かの異同識別の手順　　　　　　　　　　　　　　89
　4　個人識別に役立つ検査の種類と特徴　　　　　　　　　　　　　　　　89
　　　1）ラセミ化反応による年齢推定　　　　　　　　　　　　　　　　　89
　　　2）特定個人の識別　　　　　　　　　　　　　　　　　　　　　　　90
　　　　　（1）復顔法・90　（2）スーパーインポーズ法・90
　5　遺伝形質による個人識別　　　　　　　　　　　　　　櫻田宏一　　91
　　　1）遺伝形質　　　　　　　　　　　　　　　　　　　　　　　　　　91
　　　2）血液型　　　　　　　　　　　　　　　　　　　　　　　　　　　91
　　　　　（1）ABO式血液型・92　（2）MN式血液型とSs式血液型・94　（3）Lewis式血液型・95
　　　　　（4）P式血液型・96　（5）Rh式血液型・96　（6）血清型、酵素型および白血球型・97
　　　3）ABO式血液型検査法　　　　　　　　　　　　　　　　　　　　98
　　　　　（1）凝集試験法・99　（2）解離試験法・99
　　　　　（3）MCAR法（Mixed Cell Agglutination Reaction：微量混合凝集反応法）・100
　　　　　（4）吸収試験法・100　（5）酵素抗体法・101
　　　4）歯や骨からの血液型検出法　　　　　　　　　　　　　　　　　102
　　　5）親子鑑定　　　　　　　　　　　　　　　　　　　　　　　　　103
　　　　　（1）父権肯定確率　　　　　　　　　　　　　　　　　　　　103
　　　　　（2）確率の評価　　　　　　　　　　　　　　　　　　　　　103

第9章　白骨死体の鑑定　　　　　　　　　　　　　　　　　　　　　104

　1　人種別の骨の特徴、頭蓋形態の違いを知る　　　　　　宮坂祥夫　　105
　2　性別推定　　　　　　　　　　　　　　　　　　　　　　　　　　　107
　　　1）頭蓋の性別推定　　　　　　　　　　　　　　　　　　　　　　108
　　　2）骨盤の性別推定　　　　　　　　　　　　　　　　　　　　　　110
　　　3）人類学的計測値を用いた性別推定　　　　　　　　　　　　　　112
　3　年齢推定　　　　　　　　　　　　　　　　　　　　　　　　　　　112
　　　1）成長期にある骨の年齢推定　　　　　　　　　　　　　　　　　112
　　　　　（1）化骨核の出現と癒合の状態・113　（2）乳歯・永久歯の石灰化と萌出の状態・113
　　　　　（3）四肢長骨における骨幹と骨端の癒合状態・114

2）成人骨の年齢推定	115

　　　　　　　（1）頭蓋の縫合の閉塞状態・115　（2）歯の咬耗状態と歯髄腔の退縮状態・118
　　　　　　　（3）恥骨結合面の形態所見・119　（4）上腕骨近位端部の骨梁構築所見・120
　　　　　　　（5）その他の骨の加齢的変化・120　（6）年齢推定のための検査の手順・122

4　身長推定	123
5　死後経過年数の推定	125
6　その他の個人情報	127
7　白骨死体からの個人識別	128
1）頭蓋/顔画像スーパーインポーズ法	129
2）エックス線画像の異同比較	130

　　　　　　　検査結果の解釈と評価・131

3）歯科所見による異同識別	131
4）復顔法	132

　　　　　　　検査結果の解釈と評価・132

8　骨および歯による年齢推定　補遺　　　　　　　　　　　　　　　　　　　　坂　英樹	134
1）顎骨の加齢変化	134

　　　　　　　（1）上顎骨・134　（2）下顎骨・134

2）歯の加齢変化	134

　　　　　　　（1）歯の萌出、交換・134　（2）永久歯の加齢変化・135

3）その他の部位の加齢変化	136

　　　　　　　（1）椎骨・136　（2）顎関節・137

第10章　指紋（皮膚紋理）による個人識別　　　　　　　　　　　　　　　　138

1　皮膚紋理　　　　　　　　　　　　　　　　　　　　　　　　　　　　　　髙橋雅典	138
2　指紋	138
1）分類法	138

　　　　　　　（1）弓状紋・138　（2）蹄状紋・139　（3）渦状紋・139　（4）変体紋・139

2）指紋採取法	139
3）潜在指紋（現場指紋）採取法	140

　　　　　　　（1）粉末法・140　（2）気体法・140　（3）液体法・140　（4）染色法・140

3　掌紋・足紋	140
4　指紋による個人識別法	140
1）一指指紋法	140
2）十指指紋法	141

第11章　歯科所見と個人識別　　　　　　　　　　　　　　　　　　　　　　142

1　「歯型による身元確認」と「歯科的個人識別」　　　　　　　　　　　　　　花岡洋一	143
2　歯科所見と個人識別（知識）	143
1）高い安定性	143
2）高い固有性	143
3）記録の保存性	144
3　閉鎖型災害と開放型災害	144
4　歯から何がわかるのか	144
1）年齢	144

　　　　　　　（1）発生と萌出・144　（2）咬耗・145　（3）歯髄の狭窄・145　（4）ラセミ化・146
　　　　　　　（5）口蓋縫合の癒合・消失・146　（6）歯槽骨の吸収・146　（7）下顎枝角の変化・146
　　　　　　　（8）オトガイ孔の開口方向・146

2）性別	147

　　　　　　　（1）性染色質（Sex chromatin, Barr 小体）・147　（2）Drum stick・147
　　　　　　　（3）F-body（Y chromatin, Y-body）・147　（4）DNA 分析・147

3）人種	147
4）血液型	147
5）習慣・習癖	148
6）風俗・風習	148
7）社会経済状態	148
8）DNA型	149
9）その他の口腔領域の特徴	149

第12章　歯科情報による個人識別の実際　　150

1. 歯科的個人識別（歯科情報による身元確認）　　岩原香織　150
2. 死体情報の収集　　150
    1）頭部顔面の肉眼的検査　　150
    2）口腔内の肉眼的検査　　151
    3）歯科エックス線画像撮影　　153
3. 生前資料の整理　　154
4. 照合・異同判定　　155
5. デンタルチャート　　159

第13章　DNA多型解析による個人識別　　162

1. 法医学試料の特徴　　山田良広　162
    1）検査試料としてのDNAの特徴　　162
    2）現場試料と対照試料　　162
        （1）現場試料・162　（2）対照試料・163　（3）硬組織試料・163　（4）FTAカード・163
    3）各種の分析法に必要なDNA量の目安　　163
2. 常染色体多型　　163
    1）サザンブロッティング法による検出　　163
        （1）DNA指紋法・163　（2）DNA指紋法の原理と法医学における限界・164
    2）PCR法による検出　　164
        （1）PCR法とは・164　（2）PCR阻害物質・165　（3）阻害物質の除去・165
        （4）MCT118法（ミニサテライト法）・165　（5）STR法（マイクロサテライト法）・166
        （6）SNPs法・166
3. 性染色体多型　　167
    1）アメロゲニン　　167
    2）性染色体上のSTR　　167
        （1）性犯罪・167　（2）血縁関係・168
4. ミトコンドリアDNA多型　　水口清　168
    1）検査方法　　168
    2）ミトコンドリアDNA多型の出現頻度　　170
    3）ミトコンドリアDNA多型の遺伝と対象者の地理的起源の推定　　170
5. 硬組織からのDNA抽出とDNA型判定　　福井謙二　171
    1）硬組織からのDNA抽出　　171
    2）歯の材料選択　　171
    3）抽出の実際　　172
        （1）DNA抽出キット・172　（2）歯の脱灰処理・172
    4）硬組織を材料としたDNA型判定　　172

第14章　災害時の歯科医師の活動　173

- 1　災害とは　岩原香織　173
- 2　災害時の医療救護活動　173
  - 1）医療救護（緊急処置が必要な被災者への対応）　175
  - 2）歯科医療救護（歯科治療等が必要な被災者への対応）　177
  - 3）歯科的個人識別　179
- 3　災害時の活動を的確に進め、目的を確実に達成するために　181

第15章　医事法学　183

- 1　歯科医師のコンプライアンス（法令遵守）と罰則規定（抜粋）　大平 寛　183
  - 1）歯科医師の業務・義務　183
    - （1）歯科医師法・183　（2）刑法・185　（3）個人情報の保護に関する法律・185
  - 2）インフォームド・コンセント（IC）　185
  - 3）医療契約　186
  - 4）医道審議会（厚生労働省設置法第10条）　186
  - 5）行政処分　186
  - 6）正当行為と不法行為　186
- 2　歯科における医療事故の原因と医事紛争の事例および帰結　187
  - 1）医療事故の原因　187
    - （1）窒息・187　（2）アナフィラキシーショック、局所麻酔・187　（3）知覚麻痺・188
    - （4）その他の治療行為・189　（5）医療過誤・189
  - 2）医事紛争の帰結　189
    - （1）刑事裁判・189　（2）民事裁判・189　（3）損害賠償・190　（4）和解・190
    - （5）調停・190

第16章　歯科医療安全　歯科医療の質と安全の確保　191

- 1　歯科医療の質の確保　大平 寛　191
  - 1）患者満足度　191
  - 2）インフォームド・コンセントと患者の自己決定権　191
  - 3）セカンド・オピニオン　192
  - 4）クリニカルパス　192
  - 5）歯科医療情報管理（診療録開示）　192
  - 6）EBM（Evidence-based medicine：科学的根拠に基づいた医療）　192
- 2　歯科医療の安全の確保　192
  - 1）安全基準　193
- 3　医療事故の防止　193
  - 1）院内感染対策　193
  - 2）リスクマネジメント（医療安全管理）　194
  - 3）ヒヤリハット、インシデント、アクシデント　194
    - （1）ヒヤリハット・194　（2）インシデント・194　（3）アクシデント・194
- 4　医療訴訟　194
  - 1）医療水準　194
  - 2）偶発症、歯科医療関連死　196

付章　関連法規（抜粋）　197

- 死体解剖保存法（抄）　髙橋　雅典　197
- 検視規則（抄）　198
- 死体取扱規則（抄）　199
- 【死体取扱規則の一部改正に伴う経過措置】（抄）　201
- 刑事訴訟法（抄）　201
- 警察官が取り扱う死体の死因又は身元の調査等に関する法律（抄）　202
- 死因究明等の推進に関する法律　203
- 歯科医師法（抄）　203
  - 第1章　総則　203
  - 第2章　免許　204
  - 第4章　業務　205
- 歯科医師法施行規則（抄）　206
  - 第3章　業務　206
- 追記）エックス線写真等の保存および取扱に関する法律　208
  - 医療法施行規則　208
  - 保険医療機関及び保険医療養担当規則　208

索引

column

仮死・14　被害者の反撃・39　DVと歯科・64　障害者虐待・高齢者虐待と歯科・64
指紋認証のリスク・141　足利事件・172　エックス線写真の保存期間・208

memo

（190、206）

序章

- 明治時代、法医学は裁判医学、歯科法医学は裁判歯科学と称された。
- 日本で初めて歯科法医学の講義を行ったのは野口英世である。
- 日本で最初に歯科法医学の教育研究機関が開設されたのは昭和39年である。
- 日本法歯科医学会が設立されたのは平成19年である。
- 歯科法医研究機関は増えつつあるも、全歯科大学（歯学部）の半数に満たない。

1 歯科法医学（法歯学）の歴史

　歯科法医学は、世界的に法医学を母体として発展してきた。日本における法医学は、明治8年（1875）、東京医学校の解剖学教師 Wilhelm Doenitz が、警視庁病院に付設された裁判医学校で法医学の講義や解剖および実地指導を行ったのが法医学の最初といわれている。日本人として初めて法医学の講義をしたのは、明治15年（1882）、東京帝国大学医科大学助教授片山国嘉であった。その後、明治21年（1888）ドイツ、オーストリア留学より帰国し、教授に昇進して裁判医学教室を創設した。明治24年（1891）に裁判医学は法医学と改称されて今日におよんでいる。したがって、片山教授は日本における法医学の祖とされている。のちに、同大学の二代目教授、三田定則によって、歯科法医学の講演・講義が始められているが、このことについては後述する。

1）欧米の歯科法医学

　欧米での歯科法医学（法歯学）の発祥については、アメリカでは、ボストンの歯科医 Paul Revere が先駆者と言われている。彼は、1775年6月、アメリカ独立戦争に従軍して、戦死した Joseph Warren 将軍の遺体を識別することになった。将軍の死体は火葬処理されていたが、死亡の2年前に製作した銀と象牙を用いた固定義歯の所見から、身元確認に成功した。その他、歴史的に有名な歯科所見での識別例として、リンカーン大統領暗殺事件（1865）、ナポレオン四世の身元確認（1879）などがみられる。

　ヨーロッパの歯科法医学の創始者とされているのは、1897年5月に発生したパリ・バザー会場の火災に際して、焼死体の識別を歯科的所見から成功させた事例を報告したパリの歯科医 Oscar Amoëdo である。パリで開かれた慈善バザー会場において、上映中の映画フィルムに引火したため、わずか10分ほどで火の海となり、126人の死者と200人以上の負傷者を出すという大惨事が発生した。死者のうち約30体は黒コゲとなり、身元が

判別できない状態であった。パリの名士や高官、富豪達の集った会場での事件ということで、身元の識別にはあらゆる手段がとられ、かかりつけの歯科医が呼び出されて、識別のための検死が行われた。歯科医達は、死体の歯の所見、修復物、補綴物の状態などについてカルテと照合し、ほとんどの死者の識別に成功した。歯科所見によって、組織的に身元確認が行われた歴史的事件となった。

　この事例の報告をした Oscar Amoëdo は、1863 年キューバの生まれでパリの開業医でありパリ歯科大学の教授でもあったが、1945 年に亡くなるまで、数多くの業績を残している。特に、『L' Art Dentaire en Médecine Légale』という著書は、世界の法医学者たちに評価され、歯科法医学界にも大きな足跡を残した。

2）日本における歯科法医学

　日本において、歯科法医学的な記載が登場したのは、小島原泰民がアメリカの Garison G の原著、『American System of Dentistry』の中にある「Dental Jurisprudence」を翻訳し『裁判歯科学』として明治 27 年（1894）に発刊したのが、わが国における歯科法医学関係の図書としては最初のものとされている。これには、米国の歯科裁判の原則や応用例が記載されている。特にその第 20 節の「歯牙に依てせる同体の挙証」には、米国刑事裁判史上有名なウェブスター対パークマン審判を掲載している。この事件は、1849 年 11 月、ボストンの富豪ジョージ・パークマンがハーバード大学の教授、ジョン・ウェブスターに殺され、バラバラに切断され、炉中で焼かれた事件で、炉灰中から多くの骨片、焼かれた歯、充填された歯や金属のかけらなどが発見された。かかりつけの歯科医師によって、パークマンのものであることが同定され、裁判での歯科情報の必要性が実証された事例である。

3）歯科法医学の名称と最初の講義

　明治 28 年 10 月（1895）、歯科医学叢談第 1 号において、高山歯科医学院（現、東京歯科大学）の広瀬武次郎講師が、「法律上歯科医の責任を論ず」という論説を発表し、さらに明治 32 年 5 月 25 日（1899）、東京帝国大学法医学教室で開かれた国家医学会の席上で、高山歯科医学院講師、山村梅次郎が、「歯科法医学について」と題する講演を行い、歯科裁判医術において歯牙を鑑識する順序は、①口腔内に歯牙存在の有無、②歯槽突起の形状、③義歯充填そのほか器械的製作物の存在、④歯牙の排列、う蝕およびその特質などを検査して、これを明細に表記し、または石膏そのほかの印象剤を用いて歯牙模型を採って、屍体鑑別の用に供すべきである、と述べている。翌明治 33 年（1900）、当時、東京歯科医学院（現、東京歯科大学）で薬物学、病理学講座を担当していた伝染病研究所助手の野口英世が、前述の Oscar Amoëdo の図書を翻訳して「年齢と歯科法医学」、「咬傷の法医学的関係」という講義を行った。したがって、日本において初めて歯科法医学という名称を用いたのは、山村梅次郎が最初であり、最初に歯科法医学の講義を行ったのは、野口英世といえる。

　明治 36 〜 37 年（1903 〜 1904）、東京歯科医学専門学校（現、東京歯科大学）の歯科学講義録に、東京帝国大学法医学の第 2 代目教授三田定則が、歯科法医学上の検査および鑑定、歯の折傷および脱臼、咬傷の分類、さらに生前の損傷と死後損傷との区別などにつ

いて分担執筆されている。明治42年（1909）、三田教授は歯科研究会の席上、「歯科における法医学に就て」という演題で、つぎの4項目を講演した。

第1：法医学上における白痴者および犯罪者の歯牙との関係に就いて、第2：法医学上における歯牙と職業との関係、第3：死体の異同決定（歯牙によって、その誰なるかを知る）、第4：歯牙に依りて年齢不詳なる死体年齢の決定。

さらに同教授は、大正6年（1917）、東京歯科医学専門学校より出版された『歯科学講義19巻』に、「歯科法医学」を分担執筆した。そして、大正11年（1922）から昭和11年（1936）まで東京歯科医学専門学校において法医学の講義を担当した。その後、この講義は東京大学3代目の古畑種基教授、4代目上野正吉教授へと引き継がれた。上野教授の講義は、のちに設立される法歯学研究室が講座となる昭和45年まで続けられた。

4）昭和期の歯科法医学

昭和に入り、歯科法医学に関する論説・論文も次第に増えて、昭和5年（1930）、日本大学歯科の押鐘篤教授の「歯科学の法医学的観察」、続いて「歯科学の犯罪学的考察」という論説が『臨床歯科』に連載された。また、同年、大島新平は「法医学上より見たる歯科医学に就て」の論文で、歯科法医学が将来、法医学と共存あるいは独立して発展、進歩するであろうと論じている。さらに、昭和12年（1937）、大平実の「歯科医学と法医学並びに犯罪学」という論文など、多くの歯科法医学に関する報告、発表がなされている。なお、昭和16年（1941）、加藤清利は、「窒息死特に頸部圧迫に依る窒息死の歯牙並びに歯牙支持組織に及ぼす影響の実験的研究」など数編の業績によって、歯科医師として歯科法医学領域で初めて学位を受領された。

昭和21年（1946）、京都大学法医学の小南又一郎教授著『歯科法医学講義』が出版され、第二次世界大戦直後の歯科法医学における光明となった。歯科法医学の研究が活発性を増してきたのは、昭和30年（1955）、文部省科学研究費を得て、東京大学法医学の上野正吉教授を中心として「歯科法医学の総合研究班」が組織された。その後、歯科領域における法医学的研究が飛躍的発展を遂げることになった。

5）歯科法医学の研究機関の設立

わが国では、法医学が歯学教育に必修ではなかったこともあり、一部の歯科医学専門学校や歯科大学において法医学が講義されていただけで、大学に研究機関が設置されることはなかった。しかし、法医学における個人識別（身元確認）において歯科所見の重要度が認識されるにおよび、専門の教育研究機関の設置が必要との機運が盛り上がっていった。

昭和39年（1964）、東京歯科大学に歯科法医学研究室（現、法歯学・法人類学講座）が誕生した。これは、日本で最初の歯科法医学の教育研究機関である。

翌40年（1965）には、日本大学歯学部法医学教室（現、法医学講座）が、43年（1968）、神奈川歯科大学歯科法医学教室（現、災害医療歯科学講座法医歯科学分野）が相次いで設立され、わが国の歯科法医学の教育研究機関は3施設となった。その後長らく、教育研究機関が設置されることはなかったが、平成10年（1998）になって、日本歯科大学歯学部（現 生命歯学部）に歯科法医学センター（現、歯科法医学講座）が開設された。実に30年ぶ

りの歯科法医学の教育研究機関の新設であった。

　同 12 年（2000）東京医科歯科大学に法歯学分野が、15 年（2003）には明海大学歯学部に歯科法医学センター（現、歯科法医学分野）が、16 年には鶴見大学歯学部に法医歯学研究室（現、法医歯学教室）が相次いで開設された。これにより、歯科法医系教育研究機関は 7 機関となった。

　平成 20 年代に入り、平成 25 年（2013）、朝日大学歯学部に歯科法医学教室、東北大学歯学部に歯科法医情報学分野、大阪歯科大学に歯科法医学室が、平成 27 年（2015）に長崎大学歯学部に歯科法医学分野、平成 28 年（2016 年）に鹿児島大学歯学部に解剖法歯学分野、平成 29 年（2017 年）に岩手医科大学に法歯学・災害口腔医学分野が相次いで設立され、これで歯科法医学の教育研究機関を有する大学は 13 大学となったが、全国の歯学部・歯科大学 29 校の半分にも至らず、今後の増設が期待される。なお、東京医科歯科大学法歯学分野は、設立後まもなく常勤の教職員が不在のままとなっていたが、平成 27 年 3 月に教授が着任し、活動を再開した。

2　名称

　講義の名称については、歯科法医学、法歯学、法医歯学、法医歯科学、法歯科医学などの名称が用いられているようである。歯科医学教授要綱平成 11 年（1999）改訂版には、「歯科法医学／法歯学」と記載されていたが、19 年改訂版からは、社会系歯科医学領域「歯科法医学分野」となっている。そして、平成 26 年の歯科医師国家試験出題基準では、初めて「歯科法医学」として「死体解剖と死因究明制度」、「死後変化」、「個人識別、身元確認」の 3 項目が記載され、関連問題が出題された。

3　「日本法歯科医学会」の設立

　昭和 35 年に、医学部で法医学を学んだ歯科医師や一部の歯科大学で行われていた歯科法医学の講義に影響を受けた歯科医師らにより歯科法医談話会が立ち上げられた。この談話会は、何度か開会され、その間に前述の 3 つの研究機関が設立されているが、研究者が少ないこともあり、学会組織に発展することはなかった。

　平成 4 年〈1992〉になり、歯科法医学および医学部法医学の歯科医師や大学院生が中心となり、さらに歯科法医学に関心の高い歯科開業医達が参加して「法医学歯科研究会」が設立された。この研究会は、年次の日本法医学会総会における分科会形式で行われ、さらに秋季例会との年 2 回のセミナーが開催されていった。講演、研究発表そして事例報告など、学会さながらの盛況を続けた。また、大学に所属する歯科医師と警察歯科など歯科法医学に関心の高い開業歯科医との交歓の場として貴重な存在となっていった。そして、平成 18 年の 28 回セミナーをもって日本法歯科医学会に移行する形で発展的に解散したが、学会創立の礎となったといっても過言ではない。

　平成 18 年 6 月、歯学部歯科法医学、医学部法医学、科学警察研究所および歯科医師会の警察歯科組織に所属する 11 名の歯科医師による「専門学会設立準備委員会」が発足した。

10回の会議を重ね、新学会の名称を「日本法歯科医学会」とし、活動内容を"歯科医と法律"、"歯科医療安全"および"警察歯科活動"の3本柱とすることが合意された。

　平成19年4月1日、社会の安心・安全をスローガンに「日本法歯科医学会」が発足した。同21日、発会式および設立記念大会が新歯科医師会館（東京）において開催された。

　以来、年一回の学術大会が開催され、その発表内容は、個人識別、DNA・物体検査、警察歯科、医療安全・医事法、虐待、災害など多岐に及んでいる。そして、平成28年11月に第10回記念大会が開催された。

〔髙橋雅典〕

参考文献
1）　鈴木和男：法歯学．改訂3刷, 京都：永末書店, 1996.
2）　山本勝一, ほか：法医歯科学. 第6版（補訂）, 東京：医歯薬出版, 2006, 36.
3）　歯科大学学長・歯学部長会議 編：平成19（2007）年改訂　歯科医学教授要綱. 東京：医歯薬出版, 2008.
4）　髙橋雅典：日本法歯科医学会、設立までの経緯．Forensic Dental Science（日本法歯科医学会雑誌）1（1）：35, 2008.

1　人の死と関連法

- 異状死体とは、内因性疾患で死亡した死体を除くすべての死体である。
- 日本では、異状死体の犯罪性を医師でない警察（検視官）が振分けている。
- 死因究明は、国民の安全や権利を守るといった公益を目的に実施され、特に重要なことは、犯罪や事故等の異状死体を見逃さないことである。
- 解剖には、法医解剖（司法解剖、行政解剖および調査法／新法解剖）、承諾解剖、病理解剖、系統解剖があり、刑事訴訟法や死体解剖保存法などに基づいて行われる。
- わが国の解剖率は先進諸国に比べ低く、解剖医は大都市圏に偏在している。

1　検案と解剖

1）死因究明

　生前に何らかの疾病で受診し、医師に看取られて亡くなるような場合は、法的・社会的にも明らかな病死として受け入れられる。

　一方、自宅や路上、たとえ病院内であっても、明らかな病死とはいえない亡くなり方をする場合がある。このような不自然な状況下で亡くなった場合、不慮の事故、何者かに殺害されたなどといった可能性が否定できず、法的・社会的に自然な死として受け入れにくいので、死因究明が必要となる。人が死亡すると故人が生前に有していた法律上の権利・義務が消滅するとともに、死亡に関連した人権・社会保障・労災保険・生命保険などにかかわる問題が生じることがある。死因判定をおろそかにすると、犯罪や事故が見逃されたり繰り返されたりして、死者の尊厳はもとより生きている者の権利が損なわれたりする可能性がある。そのため、自然な死を遂げなかった非自然死あるいは異状死については、正確に死因を判定するために、医学的な知見にもとづく調査が実施されなければならない。このように、法医学における死因の究明は、国民の安全や権利を守るといった公益を目的に実施されるものである。

（1）各国における死因究明制度

a．ヨーロッパ諸国

　ヨーロッパ諸国における死因究明制度は、主に犯罪性の有無を見極めることを目的に実施されている。明らかな病死と判定しにくい場合は、薬毒物などによる他殺の可能性も残されるので、まずは法医解剖とそれに付随した薬物検査などの諸検査が実施され、医学的

に死因が判断されたのち、犯罪性の有無について死亡した状況の捜査結果と併せて検討されている。解剖率は高く、スウェーデンやフィンランドにおいては警察に届け出られた異状死体のうち約80〜90％程度が法医解剖されている。

b. 英米系諸国

英米系諸国では、民事・刑事裁判以外に、死因判定のための裁判を行う権限を有するコロナーという行政官が存在し、死因が明らかでない死体についてはコロナー（検死官；coroner、米国はMedical examiner）が主体となり、法医学研究所や警察と連携しつつ死因を究明している場合が多い。コロナーが非犯罪死と判断する場合は、事故死や流行病などの予防のために死因情報を活用し、犯罪死を疑う場合はすみやかに警察捜査に移行する。なお、これら英米系諸国では、およそ50〜60％の異状死事例について法医解剖が実施されている（表1）。

c. 日本における死因究明制度

日本では、刑事訴訟法229条により、検察官は変死者又は変死の疑いのある死体の検視をしなければならないとされている。そして、検察事務官または司法警察員にこれを代行させることができるとされ、ほとんどの場合、司法警察員である検視官が検視を行っている。検視官が遺体の外表を検査し、現場の状況から、犯罪性が疑われる事例について司法解剖を実施するという、ヨーロッパ諸国とは異なった独特の運営がなされてきた。その結果、初動段階において警察が犯罪性なしと判断した場合、解剖などによる正確な死因究明をしないで済ますことが常態化してきた。そのため犯罪、事故死や流行病などにおいても死因が曖昧となり、結果として死因統計も不正確な状況となっていた。

表1　諸外国（および日本）における法医解剖の状況

	人口	異状死体の解剖率	全死体に占める異状死体の解剖率
米国：ワシントン州キング郡	約188万人	12.50%	9.20%
英国：イングランド＆ウェールズ	約5,500万人	45.80%	21.10%
ドイツ：ハンブルク州	約174万人	19.30%	5.80%
スウェーデン	約930万人	89.10%	5.90%
フィンランド	約500万人	78.2%（ただしヘルシンキ市）	24.40%
オーストラリア：ビクトリア州	約500万人	53.50%	7.60%
日本	約13,000万人	11.20%	1.60%
東京都内	約895万人	20.20%	4.40%
大阪市内	約267万人	32.70%	6.30%
神戸市（7区）内	約107万人	67.10%	10.10%

＊異状死体の定義は国により相違しているため、異状死体数は第一次死体取扱機関（日本における警察）に対する届出数で計算。
＊解剖率は、アメリカ2008年中、英国、ドイツ、スウェーデン、フィンランド2009年中（ただしヘルシンキ2008年中）。
＊東京都区内については、東京都区内に所在する警察署が取り扱った死体数を基に計算。
＊大阪市内については、大阪市内に所在する警察署が取り扱った死体数を基に計算。
＊神戸市（7区）内については、神戸市のうち、東灘区、灘区、中央区、兵庫区、長田区、須磨区および垂水区内に所在する警察署が取り扱った死体数を基に計算。
（警察庁ホームページ：「警察における死因究明等の推進」．平成24年（2012年）より

d. 日本における死因究明推進の流れ

　　平成18年に発覚した瞬間湯沸かし器による一酸化炭素中毒事故や、平成19年に発生した時津風部屋暴行事件など、事故原因や犯罪を見逃してしまったケースも見受けられたことから、死因究明体制の強化が求められるに至った。また、東日本大震災などの大災害においては、身元の確認作業が困難を極めたことから、平素から身元確認のための態勢を整備しておくことの重要性が改めて認識された。

e. 死因究明関連法の制定

　　死因又は身元が明らかでない死体について、その死因または身元を明らかにする警察の体制や法制上の問題点について法整備がなされ、平成24年9月「死因究明等の推進に関する法律」（死因究明推進法）が、平成25年4月「警察官が取り扱う死体の死因又は身元の調査等に関する法律」（死因・身元調査法）が相次いで施行された（付章を参照）。

　　この法律の特筆すべきことは、従来の「死体取扱規則」および「検視規則」には、「医師の立会いのみが記載されていたが、上記2法には、医師のみならず歯科医師に対してもその協力が明記された点にある。しかし、日本法医学会では、これら2法を、わが国の死因究明制度充実の第一歩として評価しつつも、増加の一途をたどる法医解剖に対応すべく、さらなる死因究明体制の強化・構築を求め「死因究明二法に関する提言」を行った（平成24年8月、死因究明二法に関する提言、日本法医学会）。これらの提言および平成26年に「死因究明推進法」が失効したことなどの流れのなか、新たな立法化に向けて平成26年、内閣府から「死因究明等の推進」の提言がなされた。

f. 「死因究明等の推進」平成26年内閣府　死因究明推進室より抜粋

① 社会の変化と死因究明

　　わが国における年間死亡数（約126万人）は人口の高齢化を反映して増加傾向にあり、警察の死体取扱数（約17万体：交通関係および東日本大震災の死者を除く）も過去10年間で約24%の増加となっている。また、東日本大震災などの大災害においては、身元の確認作業が困難を極めたことから、平素から身元確認のための態勢を整備しておくことの重要性が改めて認識された。

　　わが国の死因究明制度は、諸外国に比べて十分なものとは言いがたい状況にあり、犯罪を見逃してしまったケースも見受けられたことから、死因究明体制の強化が求められる。

② 期待される方向性

　　ⅰ．重要な公益性を有することが社会に認識され、位置づけられること。
　　ⅱ．国と地方における実施体制が強化されること：国の関係省庁、地方の行政部局、警察、大学、医療機関、医師、歯科医師その他の関係者の連携が期待される。
　　ⅲ．人材の育成・資質向上：死因究明等にかかわる教育および研究拠点の整備とともに、医師、歯科医師、警察職員などの育成・資質向上を図る。

③ 3つの基本理念

　　ⅰ．死因究明の推進は、死因究明が死者の生存していた最後の時点における状況を明らかにするものであるから、死者とその遺族らの権利利益をふまえてこれを適切に行うことが生命の尊重と個人の尊厳の保持につながるものである。
　　ⅱ．死因究明の推進は、高齢化の進展等の社会情勢の変化をふまえ、人の死亡が犯罪行

為に起因するものであるか否かの判別の適正の確保、公衆衛生の向上その他の死因究明に関連する制度の目的を適切に実現することに寄与する。

iii．身元確認の推進は、遺族らに死亡の事実を知らせることなどを通じて生命の尊重と個人の尊厳の保持につながるとともに、国民生活の安定および公共の秩序の維持に資する。

④ 8つの重点施策

i．法医学に関する知見を活用して死因究明を行う専門的な機関の全国的な整備。

ii．法医学にかかわる教育研究の拠点の整備：文部科学省による人材養成の支援校（26年）は東北大学、東京医科歯科大学、長崎大学、千葉大学、大阪大学の5施設である。

iii．死因究明などにかかわる警察などの職員、医師、歯科医師などの人材の育成・資質の向上。

iv．警察などにおける死因究明などの実施体制の充実。

v．死体の検案および解剖の実施体制の充実。

vi．薬物・毒物検査、死亡時画像診断などの死因究明のための科学的な調査の活用。

vii．遺伝子構造検査、歯牙調査などの身元確認のための科学的調査の充実、データベースの整備。

viii．死因究明により得られた情報の活用、遺族らに対する説明の促進。

これら死因究明および身元確認体制の充実を目指した方針は、警察においては、検視官の増員と臨場率そして解剖率の増加など一応の成果を上げつつある（図1、表1）。

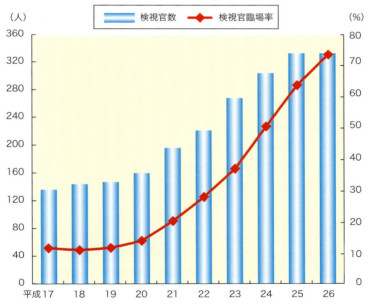

	19	20	21	22	23	24	25	26	27	28
検視官数	147	160	196	221	268	304	333	333	34.0	34.1
検視官臨場率	11.9	14.1	20.3	27.8	36.6	49.7	62.7	72.3	76.0	78.2
解剖率	9.5	9.7	10.1	11.2	11.0	11.1	11.3	11.7	12.4	12.7

図1　検視官の増員と現場臨床率の推移
(内閣府死因究明等施策推進室：死因究明等の推進推移リーフレット．2015 より引用し、さらに表のみ27, 28年を追加した。)

g. 日本法医学会の提言

　　一方で、日本法医学会からは、法医解剖などを受け持つ大学の法医学教室は、本来の業務は教育や研究であり、死因究明の業務受託に対応しきれない現状を抱えている。解決策として、死因究明専従者の安定的な人員の確保のため、医療職と同等以上の待遇を求め、新たに死因究明業務を担う機関「死因究明医療センター」などの構想案を掲げている。また、死体からの体液の穿刺検査や組織の採取を警察官にも認めた点にも、大規模災害時に身元確認を容易にする半面、「解剖実施前に貴重な所見を破壊することにつながりかねない」、「検視や死体見分を行う際は、医師および歯科医師と警察官の役割を再定義し、責任主体を明らかにすることが必要」と改善を求めている（**死因究明二法に関する提言**）。

2）検死と解剖

　　検案、検死（検屍）とは、医師が死体を医学的に検査することをいう。

　　一方、検視とは、検察官または警察官が死体の外表を検査することである。日本では、司法警察員である検視官によって、まず死体が検分され、犯罪死体か非犯罪死体かを振り分けられる。欧米のような医師である検死官（コロナー）はいない。

（1）検死の目的

a. 人の死を医学的・法律的に証明する

　　これにより死亡届が提出され、戸籍が抹消され、法律上の権利・義務が消滅する。死亡に関連して人権擁護・社会保障・労災保険・生命保険などにかかわる問題が生じることがあり、正確な死因究明が行われなければならない。

b. 司法上の検視

　　異状死体は、警察によって、犯罪によることが明らかな死体（犯罪死体）、犯罪の疑いのある死体（変死体およびその疑い）、犯罪によらないことが明らかな死体（非犯罪死体）に3分類される（図2）。

　　犯罪死体は刑事訴訟法第189条2項により捜査が行われ、変死体およびその疑いでは同法第229条および検視規則により検視（司法検視）が行われる。

　　非犯罪死体は死体取扱規則により死体見分（行政検視）が行われる。司法検視および行政検視では医師の立ち会い（検視の補助行為としての死体検案）が必要とされ、必要な場合は司法解剖が行われる。

c. 公衆衛生上の検死

　　死体解剖保存法により、公衆衛生上の目的のために死因究明が行われる。また、感染症および食中毒による死亡原因を調べるために、検疫法・食品衛生法に基づく行政解剖も規定されているが、まれである。

（2）監察医制度

　　警察により犯罪の疑いがないと判断された場合は、死体解剖保存法第8条に基づき、監察医によって伝染病、中毒または災害により死亡した疑いのある死体、その他死因の明らかでない死体として検案や行政解剖により死因を明らかにする制度である。主に公衆衛生の維持を目的として、監察医が解剖できるとされているが、設置が義務づけられているわけではない。したがって、現在監察医制度にあるのは4都市（東京都23区・名古屋市・

I｜人の死と関連法

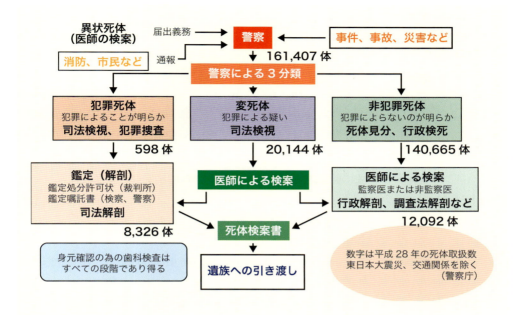

図2　異状死体取扱いの流れ

大阪市・神戸市）のみである。なお、東京都三多摩地区、沖縄県、茨城県、神奈川県では、大学法医学教室関係の医師が検案に関与し、監察医制度に準じた解剖が行われている。また、名古屋市では制度はあるものの、監察医ではなく検視立会医が検案を行っている。

　監察医制度は、第二次世界大戦後に浮浪者の餓死が続出し、これらは一般に非犯罪死とされ正確な死因究明がなされることはなかった。しかし、結核などの流行病も含まれ、犯罪の見逃しを危惧したGHQの指示によって設置された。米国の監察医制度では、犯罪死・非犯罪死にかかわらず解剖して死因究明が行われ、Medical examinerは公衆衛生上の活動のみならず、犯罪が疑われるか否かの判断および捜査にかかわることができる。しかし、日本では監察医にこのような権限は与えられず、まず警察あるいは検察が犯罪死体か非犯罪死体かを判断し、犯罪死体は主に大学へ、非犯罪死体は監察医が行政解剖するというシステムになった。

3）解剖の種類

　解剖には、法医解剖（司法解剖、調査法／新法解剖、行政解剖および承諾解剖）、病理解剖、系統解剖があり、刑事訴訟法や死体解剖保存法等に基づいて行われる。

　（1）司法解剖は、犯罪やその疑いのある死体について死因などを精査し、証拠を採取する犯罪捜査のために行われる解剖で、刑事訴訟法129条、同法168条の規定に基づいて行われる。検察・警察が法医学者や警察医などの学識経験者に鑑定嘱託し、裁判所の鑑定処分許可状の発行により解剖するもので、遺族の同意がなくても行うことができる。

　（2）調査法／新法解剖（通称）は、平成25年に施行された「警察官が取り扱う死体の死因又は身元の調査等に関する法律」にもとづく解剖である。犯罪の疑いが明確とは言えないが死因に不審な点がある遺体について、警察署長の判断で行われる。犯罪の見逃し

の防止と、解剖率の向上が期待されるが、地域によっては解剖医の不足が問題となっている。

　（3）行政解剖は、主に死体解剖保存法第8条の規定による死因究明のために行われるが、ほかに検疫法第13条と食品衛生法第59条の規定によって実施されることもある。監察医制度のある地区では、遺族の承諾を必要としない。監察医制度のない地区では、警察に嘱託された警察医などの医師が遺族の承諾のもとに解剖を行ってきたが、平成25年の死因・身元調査法の施行により、死因究明を必要とする場合は、遺族への説明は必要だが承諾は不要とされた。なお、行政解剖の実施中に犯罪性が発見された場合には、司法解剖に移行することになる。

　（4）承諾解剖は、主に監察医制度のない地区で死体解剖保存法第7条により、死因究明を目的として行われる解剖で遺族の承諾に基づき行われてきたが、前述したように、死因究明の必要がある解剖では承諾が必要でなくなった。しかし、実務上は説明の後、承諾を得て解剖する場合が多い。

　（5）病理解剖は、病院で亡くなった人を対象に遺族の承諾のもとに、臨床診断の妥当性、治療の効果の判定、死因、合併症などの検査などを目的に行われる解剖である。死体解剖保存法第1、2、7条に基づいて行われ、結果は医学および歯学の医療の向上、教育や医学研究の進歩に役立てられる。

　（6）系統解剖は、医学部や歯学部などにおいて学生の教育目的のために人体を系統的に解剖することをいう。

4）異状死体

　異状死体とは「確実に診断された内因性疾患で死亡したことが明らかである死体を除くすべての死体」と定義される。異状とは病理学的な異常ではなく、法医学的異状である。法医学的異状は、日本法医学会が定めた「異状死ガイドライン」（日本法医学会、1994）が参考にされる（表2）。

　これによると、診療中の患者では、その病気で死亡することが「ふつうの死」であるとされている。なお、4項の「診療行為に関連した予期しない死亡およびその疑いのあるもの」を異状死とすることに対し、日本外科学会などから異議が出されている。なお、監察医制度がある地区においては、異状死については監察医により検案を受けるため、死体検案書は監察医により交付される。

2　死の定義（心臓死）

1）死とは

　人体は多数の細胞のつくる臓器や器官によって構成されており、それらの細胞の生命維持活動には酸素が必要不可欠である。すなわち、酸素を体外から摂取する肺、酸素を全身に送り出す心臓、そしてこれら器官の機能を制御する脳の三者が互いに連携・依存し合って生命が維持されている。疾患あるいは傷害の転機により、肺、心臓、脳それぞれの機能停止に時間差が生じる場合があるので、肺臓死（pulmonary death）、心臓死（cardiac

表2 異状死ガイドライン（抄）

1. 外因による死亡（診療の有無、診察の期間を問わない）（略）
　①不慮の事故、②自殺、③他殺、④不慮の事故、自殺、他殺のいずれかで死亡に至った原因が不詳の外因死

2. 外因による傷害の続発症、あるいは後遺傷害による死亡
　たとえば、頭部外傷や眠剤中毒などに続発した気管支肺炎。パラコート中毒に続発した間質性肺炎・肺線維症。外傷、中毒、熱傷に続発した敗血症・急性腎不全・多臓器不全、破傷風、骨折に伴う死亡塞栓症、など。

3. 上記1．または2．の疑いがあるもの
　外因と死亡との間に少しでも因果関係の疑いのあるもの。
　外因と死亡との因果関係が明らかでないもの。

4. 診療行為に関連した予期しない死亡、およびその疑いがあるもの
　注射・麻酔・手術・検査・分娩などあらゆる診療行為中、または診療行為の比較的直後における予期しない死亡。
　診療行為自体が関与している可能性のある死亡。
　診療行為中または比較的直後の急死で、死因が不明の場合。
　診療行為の過誤や過失の有無を問わない。

5. 死因が明らかでない死亡
　①死体として発見された場合。
　②一見健康に生活していた人の予期しない急死。
　③初診患者が、受診後ごく短期間で死因となる傷病が診断できないまま死亡した場合。
　④医療機関への受診歴があっても、その疾病により死亡したとは診断できない場合（最終診療後24時間以内の死亡であっても、診断されている疾病により死亡したとは診断できない場合）。
　⑤そのほか、死因が不明な場合。病死か外因死か不明の場合。

（日本法医学会：日法医誌 48（5）：357-358, 1994 より引用）

death）、脳死（brain death）の概念もある。いずれにしても、どれか一つの機能が一定時間停止すると個体の死（somatic death）が避けられない。特に脳細胞は最も酸素欠乏に弱いために、血流が約5分途絶えると脳虚血から脳幹機能の不可逆的障害に陥り脳死状態となる。成人で約15分以内の心停止であれば蘇生により心拍が再開する可能性があるが、約15分以上経過すると不可逆的な心停止に至る。すなわち、呼吸と循環が永久的に停止した場合は確実に個体の死に至るため、これを従来の心臓死とみなしている。したがって、個体の死とは「肺、心臓、脳のうちいずれか一つの永久的（不可逆的）に停止」した状態と定義することができる。

2）死の判定

　死の判定は、①心拍動の停止、②呼吸の停止、③瞳孔散大・対光反射の消失で確認されるが、これらは「死の三徴」と呼ばれ、古典的な死の定義として用いられている。なお、対光反射の消失は脳中枢機能の停止と記載されることもある。ベットサイドでは、これら三つの停止が一定時間持続するとき死と判定している。
　一方、後述する脳死の際は、人工的手段で呼吸および循環機能が維持されているので、三徴による死の判定が不可能となる（コラム「仮死」を参照）。

3）脳死

（1）脳死とは

　　医学の進歩に伴い、肺や心臓の機能は機械で代行できるようになったが、脳の機能は代償することができない。なんらかの原因で循環が停止した場合、前述のように、脳は約5分で不可逆的機能停止に陥る。これがいわゆる脳死である。わが国も含め、多くの国において脳が機能を失った「全脳死」を脳死と定めているが、イギリスでは脳幹の機能低下を条件とする「脳幹死」を採用している。なお、脳死の原因には、他部位に大きな損傷を伴わない頭部外傷や、くも膜下出血などの中枢神経疾患であることが多い。

　　わが国では、1997年に制定された「臓器の移植に関する法律」（2009年改正）において初めて脳死が人の死である旨が記載された。これは臓器提供を前提とする場合に限られているが（脳死二元論）、多くの国々では移植の有無にかかわらず脳死を人の死とする「脳死一元論」が採られている。

　　わが国において「脳死」の判定は、臓器移植の前提がなければ実施されないこととなった。すなわち、法的には臓器移植を前提とする脳死判定された場合のみが法的「脳死」であり、それ以外に脳死と認定されても「脳死状態」とされ、「脳死」という用語は適用されないと解釈される。

（2）脳死判定基準

　　わが国では1985年に発表された「厚生（現厚生労働）省「脳死に関する研究班（班長竹内一夫）』報告書」に記された脳死判定基準（いわゆる竹内基準）がスタンダードとなり、これが現在の「法的脳死判定基準」の基本となっている。臓器を提供する場合、法に定められた厳格な脳死判定を行い、脳死であることを確実に判定する（法的脳死判定）。

法的脳死判定

　　手順の詳細については、「法的脳死判定マニュアル」（平成22年厚労省）を参照。
　　（https：//www.jotnw.or.jp/jotnw/law_manual/pdf/noushi-hantei.pdf）

3 死亡診断書（死体検案書）

1）「医師による死亡診断書・死体検案書の交付」

　　医師が自分の治療している疾患により患者が死亡した場合に記入するものである。なお、

---

column　コラム　仮死

　ある瞬間に「死の三徴」が揃っていても個体の死に至らないことがある。たとえば、低体温状態では細胞機能が弱くなり、長時間微弱な呼吸・循環機能が続いても不可逆的死に至らない。このような状態を仮死と呼ぶ。結果的に生命活動を取り戻すことになるので、死の判定は慎重に行われるべきである。臨床現場では．心肺停止状態の患者に対しては、一定時間は心肺蘇生術が施され、その後に三徴を確認している。

最終診療から24時間以内の死亡の場合は、死体を自ら確認したうえで異状がないと判断できれば、死亡診断書または死体検案書を発行すべきとされる（医師法19条、20条）。

2）「歯科医師による死亡診断書の交付」

歯科医師は死亡診断書を作成することができる（歯科医師法第19条および20条）。歯科医師が自ら診療を継続し死に至る疾患は、歯科・口腔外科領域における悪性腫瘍がほとんどである。また、歯科医師法第20条には検案および検案書の記載がないことから死体検案書を作成することはできない。さらに、診療中の患者が受診後24時間以内に死亡した場合に交付する死亡診断書についても医師法のような記載がなく、このような場合での死亡診断書も交付することはできないと解釈される（p206のメモを参照）。

＊付章（p207）に死亡診断書（死体検案書）を添付。書き方については、厚生労働省「死亡診断書（死体検案書）記入マニュアル」を参照（http：//www.mhlw.go.jp/toukei/manual/）

4 死亡診断書と死体検案書の違い

死亡診断書は、診療継続中の患者がその診療にかかわる傷病で死亡した場合に死亡診断した医師または歯科医師が交付する。これに対し、死体検案書は、診療継続中の患者であっても診療にかかわる傷病とは関連しない原因により死亡した場合、あるいは診療継続中の患者以外の者が死亡した場合に死体を検案して、医師（歯科医師は含まれない）が交付する。

医師が死体検案ないし死後診察によって異状死体であると判断したときは、当然死体検案書を交付することになるが、医師法第21条の「異状死体等の届出義務」に基づき、24時間以内に所轄警察署に届け出なければならない。なお、歯科医師法には、この「異状死体の届出義務」の記載はない。

5 死亡診断書（死体検案書）の意義

①人の死亡を医学的・法律的に証明するものである。

死亡診断書（死体検案書）は、死亡届とともに戸籍係に届出され戸籍が抹消される。

②国民の保健・医療・福祉に関する行政の資料となる公衆衛生学的な意義をもっている。さらに、世界保健機構（WHO）にも報告され世界各国の保健衛生の資料として役立てられる。

（髙橋雅典）

参考文献
1) 池田典昭, 鈴木廣一 編：標準法医学. 第7版, 東京：医学書院，2013, 81-21.
2) 寺野 彰, 一杉正仁 編：医事法学・法医学.東京：メジカルビュー，2012, 48-55, 72-79.
3) 日本法医学会：「異状死」ガイドライン：日本法医学雑誌 48（5）：357-358，1994.
4) 内閣府：死因究明の推進 リーフレット. 2015.12月
5) 内閣府死因究明等推進計画検討会 最終報告書. 2014.4月.
6) 警察庁第2回死因究明等推進計画検討会：警察における死因究明等の推進. 2012.11月.
7) 日本法医学会：死因究明二法に関する提言：日本法医学会, 2012.8月.

2 死体現象

- ▸ 死体に現れるさまざまな変化を死体現象といい、死後経過時間の推定に役立つ。
- ▸ 死後早期に現れる早期死体現象には、死斑、死体硬直、冷却、乾燥、角膜混濁がある。
- ▸ 早期死体現象に引き続き起こる晩期死体現象には、自家融解、腐敗、白骨化がある。
- ▸ 特殊な環境下での死体に現れる特殊死体現象には、ミイラ化、死ろう化などがある。
- ▸ 死体は、さまざまな生物による損壊や物理的損壊を受ける場合がある。

1 概説

死体現象とは、死の直後から死体に現れるさまざまな変化をいう。

1）死体現象の法医学的意義

特に早期死体現象は死の確徴（死の確認の根拠）となる。また、死体に現れる経時的な変化から、法医学的には主に死後経過時間の推定に寄与する。さらに、死因の推定に役立つこともある。

2）死体現象の種類

人の死の直後から比較的早期に現れる早期死体現象、それに引き続き死体の崩壊、分解が主体となる晩期死体現象に分類される。また、特殊な環境下に置かれた死体に現れる特殊死体現象や、さまざまな生物による損壊や物理的損壊などがある。

2 早期死体現象

1）死斑

死斑とは、死後循環が停止すると、血管内の血液が重力によって低位置に移動し、その血液色が皮膚を介して認められる現象をいう。血液が血管内にあるため、たとえば、仰臥位での胸背部や臀部など、床面で圧迫されている部分には発現しない。また、死斑は皮下出血や皮膚の点状出血との鑑別が重要となる。

（1）死斑の強さ

死斑発現の程度は、急死では強く、多量の出血など循環血液量の減少がみられる場合は軽度である。経時的には、死斑発現開始から、体位変換による死斑の完全移動の時期を経

て、最高度に達する。

（2）死斑の消退と固定
死斑発現後、一定の時間は指などで圧迫すると消退するが、時間の経過とともに血管内の血液が溶血し、ヘモグロビンが血管外に漏出し、次第に消退しなくなる。また、その過程では、体位変換によって、初めに発現していた死斑は消え、新たに低位置となった部分に発現（死斑の完全移動）する時期がある。

（3）死斑の色調
死斑の色調は血液色を反映しており、通常、紫赤色調であるが、異常な色調を呈する場合は、死因推定の所見となりうる。たとえば、一酸化炭素中毒、青酸中毒、凍死では鮮紅色調、硫化水素中毒では緑色調を帯びる。

2）死体硬直

筋肉は、死亡直後いったん弛緩するが、その後徐々に硬くなっていく現象をいう。関節の可動性を観ることで硬直の発現の状態が判断できる。

（1）死体硬直の機序
生体での筋肉収縮と同様の機序で、それが不可逆的に進行することで起こると考えられている。

筋肉はATPの分解によるエネルギーで、Caイオン存在下、アクチンがミオシン側に引き込まれ収縮状態となる。また、弛緩するときもATPをエネルギー源とする。死後、筋小胞体の崩壊に伴いCaイオン濃度が上昇し筋肉が収縮するが、やがてATPの供給が減少してくるとアクチン、ミオシン間の架橋が形成されたままの状態となる。

死体硬直は、死後のタンパク質分解酵素や腐敗によって解けていく（死体硬直の緩解）。

（2）死体硬直の経時的変化
死体硬直は顎関節から始まり、上肢、下肢へと下行性に発現する（Nystenの法則）。その後、時間経過とともに発現した順序、すなわち顎関節、上肢、下肢へ緩解が進む。

（3）鑑別すべき硬直
焼死などで観られる筋組織タンパクの熱凝固による熱硬直、寒冷下の環境に置かれた死体などで観られる筋組織の凍結による凍結硬直、あるいは、低温の環境下で皮下脂肪の硬化による脂肪硬化などがある。これらは、本来の死体硬直ではないが、筋肉などが硬くなる現象であり鑑別が必要である。

3）死体の冷却

死後の熱産生の停止と、熱の放散によって体温が低下していく現象をいう。最後は環境温度と平衡化するまで持続する。死体の体温は深部温度として、直腸内温度を測定する。

（1）経時的な体温低下
生体の直腸内温度を37.0℃として、経時的な体温低下の傾向から、死後経過時間の推定に用いられる重要な項目の一つである。

（2）体温低下速度に影響する諸要因
死体のおかれた環境（温度、湿度、通風、着衣など）、死体自体のもつ要因（体格、性、年

齢など）とともに、死因（凍死、熱中症、覚せい剤中毒など）が体温の低下速度に影響を与える。

4）乾燥

　　死後、代謝の停止と体表面からの水分の蒸発によって、経時的に体表面が乾燥していく現象をいう。口唇、陰嚢、あるいは皮膚損傷部（表皮剝脱部、破れた水疱部、開放創の創角、創縁）などでは乾燥が強く、褐色調でなめし革のように硬くなるため、革皮様化と表現される。

5）角膜混濁

　　死後、角膜の乾燥や角膜のタンパクの変性により角膜は混濁し、経時的に瞳孔の透見が不可能となっていく現象をいう。閉眼状態より開眼状態の方が混濁の進行は早い。

3　晩期死体現象

1）自家融解

　　死後、組織中の酵素によって無菌的、嫌気的に分解される現象をいう。溶血によって暗赤色に着染し（血色素浸潤）、胃液によって胃粘膜が融解し、また、全身の臓器組織（特に膵臓や副腎髄質で顕著）が軟化、融解する。

2）腐敗

　　腸内細菌や常在菌、環境中の微生物によって組織のタンパク質が分解される現象をいう。

（1）腐敗性変色
　　タンパク質の分解で生じた硫化水素により、硫化ヘモグロビンや硫化メトヘモグロビンが形成され、皮膚は淡青藍色調を帯びる。この皮膚変色は下腹部から始まり全身に広がる。

（2）腐敗網
　　皮静脈の走行に沿ってヘモグロビンや硫化ヘモグロビンが浸潤し、外表から樹枝状模様として観察されるものをいう。

（3）腐敗ガス
　　主に腐敗菌によって産生される硫化水素、二酸化炭素、アンモニアなどが臓器、組織、体腔に貯留する。顔面、腹部、陰嚢は膨張し、眼球突出、舌挺出が観られる（巨人様観）。

（4）Casperの法則
　　死体の置かれた環境と、腐敗の進行速度との関係が簡易に示された法則である。空気中（地上）での腐敗の程度に達するには、水中ではその2倍、土中ではその8倍の時間を要するとされる。

3）白骨化

　　軟組織の分解、消失により、硬組織（骨や歯）あるいは爪や毛髪のみが残存する現象をいう。白骨化する時間は、死体の置かれた環境やさまざまな要因によって大きな幅をもつ。

4 特殊死体現象

1）ミイラ化

　　ミイラ化とは組織が高度に乾燥する現象で、皮膚は革皮様化する。乾燥していて通気性がよい環境で起こりやすい。

　　完全にミイラ化すると、自家融解や腐敗が停止し死体の形態が長期間維持される永久死体となる。ただし、死体の置かれていた環境によって、同一死体に腐敗、白骨化、死ろう化などが共存する場合がある。

2）死ろう化

　　死ろう化とは脂肪組織がワックス状物質（死ろう）に変化する現象で、皮膚は灰白色のチーズ様〜石膏様となる。湿潤で通気性が悪い環境で起こりやすい。

　　死ろうは、不飽和脂肪酸が細菌によって飽和脂肪酸に変化したり、中性脂肪から分解された脂肪酸が土中や水中の Ca^{2+} や Mg^{2+} と結合してけん化することによって生じたものである。完全に死ろう化すると、死体の形態が長期間維持される永久死体となる。ただし、死体の置かれていた環境によって、同一死体に腐敗、白骨化、ミイラ化、死ろう化などが共存する場合がある。

3）第三永久死体

　　ミイラ化でも死ろう化でもないが、長期間一定の形状を保っている死体をいう。中国の馬王堆古墳から発掘された死体などが報告されている。

5 死体の損壊

　　死体は、生物による蚕食や損壊、物理的損壊を受けることがあり、死体現象の進行に影響を及ぼす。生活反応の有無を確認し、生前に受傷した損傷と鑑別する必要がある。

1）動物による損壊

　　陸上では、昆虫類、鳥類、哺乳類による蚕食や貧食損壊がしばしば認められる。蚕食する動物の種類は死体の状態、死体が置かれた場所、気候などにより異なるが、昆虫ではハエの幼虫であるウジのほか、アリ、カツオブシムシ、ゴキブリなどによる蚕食が多い。また、カラスなどの鳥類、ネズミ、犬、猫などの哺乳類による貧食や損壊例も少なくない。水中では、エビ、カニなどの甲殻類、サメなどの魚類、貝類などの水棲小動物による蚕食や貧食損壊がしばしば認められる。

　　法医学実務においては、ウジの成長程度が死後経過時間の推定に役立つなど、蚕食する生物から有用な情報が得られる場合がある一方で、動物による損壊によって死後変化が促進され、死後経過時間の推定や死因の鑑定が困難になる場合も少なくない。

2）物理的損壊

陸上では家屋の倒壊などにより、また水中では漂流中に周囲の物体への衝突や船舶によるスクリュー損傷などにより、死体の損壊を生じる場合がある。

6　死後経過時間の推定

死後経過時間の推定、すなわち死亡時刻の推定は、法医学実務においては重要な鑑定項目の一つで、死体現象の進行程度から推定されている。しかし実際には、死体が置かれた環境などの外的要因、体格や死亡前後の全身状態などの内的要因によって、死体現象の進行程度は大きく異なってくる。したがって、死後経過時間は、新鮮な死体であってもある程度の幅をもたせて推定する。

1）死体現象の利用（表1）

（1）死体の冷却

早期死体現象のなかで、もっとも頻用されているのは死体の冷却程度である。直腸温を1回ないしは複数回計測し、推定式を用いて死後経過時間を算出する。しかし、体温低下は直線的に起こるわけではなく、死亡直後および体温が外気温に近づいた際に低下速度が緩やかになるため逆S字状カーブを描く。また、体温低下速度にはさまざまな要因が影響することから、死体の直腸温から死後経過時間を推定するのは必ずしも容易ではない。

複数報告されている死後経過時間推定法のなかで最も簡便な方法の一つは、死亡時直腸温37.0℃から死後10時間までは1時間に1℃、10時間以降は1時間に0.5℃下降してきたものと考えて、検査時に測定した直腸温から死後経過時間を算出する方法である。

なお、夏は1.4倍、冬は0.7倍、

表1　死体現象と死後経過時間[※]

死体現象		死後経過時間
超生体反応	薬剤点眼による縮瞳、散瞳	4時間まで
	精嚢内精子の運動能	1～4日まで
死体冷却	直腸温低下　1℃ / 時間	10時間まで
	0.5℃ / 時間	10時間以降
角膜	角膜微濁	12時間
	瞳孔透見不能	1.5～2日
死斑	死斑発現開始	30分
	死斑の完全移動	4～5時間まで
	両側性死斑（不完全移動）	8～10時間
	死斑最高	15時間
	指圧により退色しない	20時間以上
死体硬直	顎関節に発現	2～3時間
	全身諸関節に発現	6～7時間
	再硬直可能	7～8時間
	硬直最高	15～20時間
	硬直寛解開始	30時間
	硬直寛解完了	3～4日
腐敗	下腹部腐敗変色	1～2日
	腐敗血管網、腐敗水疱の出現	2～3日
白骨化	地上死体の白骨化	数ヵ月～1年
	土中死体の白骨化	3～5年
死ろう化	死ろう化開始（水中）	1ヵ月
	全身死ろう化（水中）	半年～1年
	全身死ろう化（土中）	2～3年
ミイラ化	成人のミイラ化	3ヵ月
	小児のミイラ化	2～3週間

※ 表に示した死後経過時間は、おおよその目安時間である。死体現象の進行は、外的要因（死体が置かれた場所、気候等）、内的要因（体格、疾病等）によって大きく変化する。

太った人なら 1.2 倍、痩せた人なら 0.8 倍した値とする[1)2)]。

（2）その他の死体現象

死後早期では、死体の冷却以外にも、超生体現象、死斑、硬直、角膜混濁などの早期死体現象の進行程度を観察し、複数の情報から総合的に判断して、死後経過時間を推定する。また、死後ある程度の時間が経過した死体の場合は、腐敗などの晩期死体現象の進行程度を利用して、死後経過時間を推定する。

2）その他死体からの情報の利用

死亡に伴って停止すると考えられる生体活動を、死後経過時間の推定に利用できる場合がある。

消化管内容の量や消化程度により、最終食物摂取から死亡までの時間が推定できる場合がある。一般に、米飯、野菜などは食後 2～3 時間、肉類は 4～5 時間で胃から腸に移行し、6 時間以上経過すると胃および空腸上部まで空虚となる。ただし、食物の量や質によって消化に時間を要したり、死亡直前の飲酒や精神状態などにより死亡前から消化機能が著しく低下する場合もある[1)]。

また、膀胱内の尿量から推定した最終排尿から死亡までの時間が、死後経過時間の参考となる場合がある。ただし、腎機能や死亡前の水分摂取量などによって尿量が変化したり、尿失禁などによって減量する場合もある[1)2)]。

さらに、頭毛やひげなどの長さが死後経過時間の参考となる場合がある。頭毛は染色や脱色後の日数の推定に利用できる。ただし、皮膚の乾燥などにより誤差が生じる場合がある[2)]。

3）死体以外の情報の利用

死体以外にも、死体を蚕食するウジの成長程度が死後推定時間の推定の参考となる場合がある。ウジの成長の速さは、ハエの種類や死体が置かれた環境により大きく変動する。また、死後経過時間が長くなると、二世代以上の卵、ウジ、サナギが混在するようになるので、利用の際には注意が必要である。

さらに死体の着衣や所持品、カレンダー、新聞や郵便物の取込、死体の下の地面が雨で濡れているかなど、死体周囲の状況が死後経過時間の参考となる場合もある。

（福井謙二、大谷真紀）

参考文献

1) 中園一郎：死体現象. 髙取健彦 監修, NEWエッセンシャル法医学. 第 5 版, 東京：医歯薬出版, 2014, 35-57.
2) 池田典昭：死体現象. 石津日出雄, 高津光洋 監, 標準法医学. 第 7 版, 東京：医学書院, 2013, 22-35.

7　エンバーミング、遺体衛生保全

　エンバーミングは、古代エジプト文明のミイラ作りに起源をもつと言われており、死体の経時的変化を防止、遅延させ、感染防止の観点だけでなく、死体の損壊や欠損部位の修復、化粧などを行うことを含め、遺体衛生保全とも言われる（表2）。
　一般的な葬儀の流れのなかにエンバーミングが定着している国もあるが、日本では、宗教的な考えや国土の問題、公衆衛生上の理由から、最終の遺体処理はほとんどが火葬であり、遺体の輸送距離が比較的短いため、エンバーミングは浸透しているとは言いがたい。

　日本においては、1988年に埼玉県で、北米の資格をもつエンバーマーにより、日本人に対して初めてのエンバーミングが行われたという（米軍基地や解剖学教室等での実施を除く）。その後、1990年には656件であったが、過去の自然災害により注目され始め、2000年には約15倍の10,187件に、2010年には、全国の死亡者数の約1.7％にあたる21,310件に増加している[1]。今後、エンバーミング処置前や処置後の遺体に歯科検査を行う機会が増加することも考慮しておかなければならないだろう。

　エンバーミングに関して法令が施行されている国もあるが、現在の日本では法整備が行われておらず、大学や医療機関、葬儀会社などで、医療関係者、エンバーマー、葬儀関係者によって、エンバーミングが行われている。

　日本では、IFSA（International Funeral Science Association in Japan：日本遺体衛生保全協会）が、エンバーミング処置が適切に行われるために「遺体衛生保全自主基準」を定めている。

　エンバーミングは、表3にあるように、まず、遺体を消毒、洗浄する。その後、依頼による剃毛、閉眼や閉口処置を行う。これは、修復や化粧時に行われることもある。閉眼処置にはアイキャップや瞬間接着剤を使用する。閉口処置には、金属とワイヤーによる上下顎の固定や上下顎の歯の結紮による固定、上下口唇内面の縫合や下顎の筋層もしくは下顎

表2　エンバーミング・遺体衛生保全の機能

エンバーミング・遺体衛生保全
消　毒
防　腐
修　復
化　粧

＊エンバーミングという表現で、上記処置のいずれか、もしくはすべてが行われている。また、防腐処置のみをエンバーミングと表現することもある。

表3　エンバーミングの流れ

基本的なエンバーミングの流れ（脈管エンバーミングの場合）	
消毒・洗浄	消毒スプレーの噴霧や消毒液による清拭、洗浄
整顔	閉眼・閉口処置や髭剃り
防腐処置	皮膚切開、血管剖出後、薬液の注入と血液の排出
縫合	切開部の縫合
洗浄	全身の洗浄
修復	損壊部等の修復
化粧	衣服や化粧による全身の整え

＊長期・永久保存のためには、定期的なメインテナンスが行われる。

骨と鼻腔とを結紮する縫合などが行われる。

　防腐処置のことをエンバーミングと表現することもある。基本的な脈管エンバーミングは、薬液を注入する動脈と血液を排出する静脈を剖出、切開し、それぞれに注入、排血器具を挿入、結紮、固定する。エンバーミングマシン（図1）で流速や流圧を調整しながら、血管内に薬液を注入し、血液と置換させることにより、防腐効果、感染防止効果を付与する。森は、病死した遺体の鼻腔、眼粘膜、口腔、皮膚などの細菌をエンバーミング（防腐・感染防止処置）前後で比較したところ、処置前に検出された細菌は、処置後では、ほとんど検出されなかったと報告している[2]。また、大規模災害時などにおける多数死体発生事案での、アロマオイルを用いた簡易的な遺体衛生保全に関する研究[3] や，頭頸部のみの防腐処置を目的とした研究[4] も行われている。

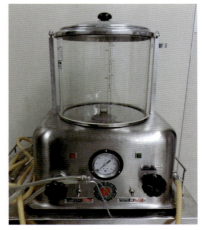

図1　エンバーミングマシン

　エンバーミング（防腐・感染防止処置）には、血管経由で薬液と血液の置換を行う方法のほか、病死した遺体に病院で行われるエンゼルケアに近いものや薬液等の体表塗布、筋層への薬液注入、体腔からの血液や体液の吸引および薬液の注入を行う方法など、さまざまあり、国や死体の状況により、その処置内容や方法、程度も違うことがある。

　使用する薬液は、防腐殺菌のためのアルデヒド類やアルコール類を主体とし、保湿剤や界面活性剤、肌色を整えるための漂白剤や着色剤などが使用される。死体の腐敗程度や状態により、使用する薬液が選択、調整される。

　エンバーミング（防腐・感染防止処置）を終えると、再度、全身を洗浄する。その後、必要に応じ、死体の損壊部位などに修復を行い、化粧を施す。生前の顔貌に近づけたり、故人や遺族の意向に沿うような口腔顔面形態の回復には、Esthetic-line や義歯作製時の指標など歯科の知識が役立つ。また、修復には、ワックスや組織修復剤などが使用されるが、皮膚の広範囲の欠損に、歯科用印象材を用いた修復も行われている（図2）[5]。歯科用印

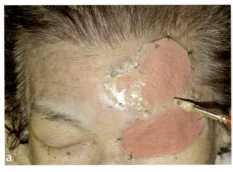
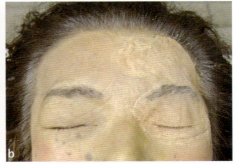

図2　歯科用印象材による修復
a：綿布に歯科用ゴム質弾性印象材を塗布したもので欠損部の対側健常皮膚の印象を採取し、人工皮膚とする。
　欠損部にあわせてトリミング後、接着、縫合し、接際部はワックスで補修する。
b：人工皮膚に健常皮膚に近い色調の化粧を施す。必要や依頼に応じ、全体に化粧を施す。

象材の活用は、審美的な回復のみならず体液の漏出（リーケージ）の防止にも寄与する。

　エンバーミングの前後を問わず、検査を行う者の装備や機器の防護については、通常の対応と変わらない。スタンダードプレコーションに則って、マスクやグローブ、ゴーグルなどを装着し、遺体に触れる機器は防護し、清潔、不潔を区別し、感染や汚染を防止する。また、エンバーミングが行われた遺体は、一般的な死後変化とは異なる経緯をとることを理解しておかなければ、検査から得られた情報を正しく分析し、判断することはできない。さらに、口腔顔面の修復や閉口処置が行われている可能性も考慮し、検査を行う。的確な検査を行い、その結果を遺族や社会に還元することは、エンバーミングの目的である、遺体の尊厳の遵守や遺族心情への配慮（グリーフケア）につながる。

（岩原香織）

参考文献
1) 宇屋　貴, ほか著, 佐藤喜宣 監：遺体衛生保全概論. 第一版, 神奈川：一般社団法人日本遺体衛生保全協会（IFSA）, 2012, 318, 393.
2) 森　吉臣, ほか著, IFSA技術教育委員会 編：遺体衛生保全の基礎. 第1版, 埼玉：IFSA（日本遺体衛生保全協会）, 1999, 58-59.
3) 岩原香織, 都築民幸：多数遺体に対する簡易的遺体衛生保全　－アロマオイルの効用－：日本学術振興会科学研究費助成事業科学研究費補助金 20791648（平成20年～平成21年）.
4) 松尾雅斗, 前田信吾, 飯村　彰, ほか：大規模災害時、遺体保全システムの確立について　－口腔内診査用頭頸部エンバーミングの考案－. 神奈川歯学 58：158-160, 2015.
5) 高篠　智, 都築民幸, 岩原香織, ほか：歯科用ゴム質弾性印象材を応用した人工皮膚を用いた遺体修復. 日本法医学雑誌 62：99, 2008.

3 損傷

- ▶ 損傷の種類は成因によって異なり、きわめて多岐にわたる。
- ▶ 損傷の検査には部位、形状、大きさ、位置、生活反応など細心の注意が必要である。
- ▶ 鈍器損傷における皮下出血と死斑との鑑別は重要である。
- ▶ 頭部損傷は、死因との関連を見極めるうえで非常に重要な所見となる。
- ▶ 咬傷は、可能なかぎりその形状を記録し、加害者特定のための情報を提示することが大切である。

1 損傷の定義

　損傷とは、組織の正常な連絡が絶たれた状態をいう。広義では胃潰瘍の穿孔や脳内出血などの疾患由来のものを含むが、狭義では外力によってできた外傷（trauma）を意味する。法医学領域での損傷は、外傷を意味するものであり、本書では機械的外力などによって生じたものを取り上げる。

2 創傷の定義

　創傷とは外傷とほぼ同義であり、狭義では開放性損傷を創といい、非開放性損傷を傷というが、広義にはすべてのきずに用いられる。

3 創の各部の名称

　創の各部には以下の名称が用いられる（図1）。
　創口：皮膚表面の創そのもの、すなわち創の入口。
　創縁：創口の辺縁。
　創端または創角：創縁で特に角をなす部分。
　創底：創の最も深い部分。
　創面または創壁：創縁から創底に至る創の壁面。
　創洞または創管：創口から創底に至るまでの空間。刺創や銃創のように創洞が細長いときは創管という。

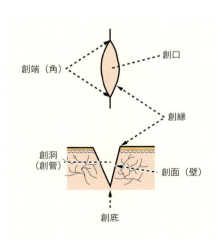

図1　創各部の名称

4 損傷の生活反応

　死体に認められた損傷がその人の生存中に生じたということを示す所見を、損傷の生活反応という。死体に外因作用の痕跡を認めたときは、その損傷の生じた時期が生前か死後かの鑑別は重要であるが、必ずしも容易ではない。

1）局所的所見

　損傷により血管が破綻すると、組織内、体腔内および体外に出血を認めるが、生存中の出血の場合は一般に凝血を形成する。生前の開放性損傷が、組織の攣縮により創口が大きく開くことを創口の哆開（しかい）というが、死後の創口は哆開の程度が小さい。そのほかには、発赤、腫脹などの炎症反応や痂皮・肉芽の形成なども生活反応である。また、熱傷の場合、第1度（紅斑）、第2度（水疱形成）は生活反応であるが、第3度（壊死）は死後も認めるので生活反応とは限らない。

2）全身的所見

　全身性感染症、全身性貧血、空気塞栓などは血液が循環していたことを示す。また、血液や異物の気道内吸引は呼吸運動を、焼死や一酸化炭素中毒死における血中一酸化炭素ヘモグロビン濃度高値、溺死における全身臓器へのプランクトン分布は呼吸および循環を示す所見であり、いずれも生活反応である。

5 損傷の検査、記録および評価

　損傷の検査は死体のみならず生体についても行われるが、その目的は損傷の客観的な所見から成傷器の種類、その作用や発生機転、発生時期を推定することである。損傷の数、損傷の部位、損傷の形状、創口周囲の感染および出血の有無、感染および出血があればその状態、損傷の種類、生活反応の有無を記録する。これらの検査の所見を基に、成傷器の種類およびその作用、受傷時期、自為損傷か他為損傷かの区別、損傷後の経過時間および損傷と死因その因果関係の有無などを評価する。

6 損傷の成傷器による分類

1）鋭器損傷

　刃あるいはこれに類する鋭い辺縁や尖端をもった器物を鋭器といい、鋭器によって生じる損傷を鋭器損傷という。鋭器としては、包丁、小刀、剃刀、ガラス片、注射針、千枚通し、アイスピック、ドライバーなどがある。鋭器損傷には、刺創・切創・割創の3種類があるが、実際にはこれらの2種が同時に生じて刺切創や割切創となることが多い。

（1）刺創

　細長く、先端の尖鋭な刺器が長軸方向に刺入されて生じる創を刺創という。創口を刺入

口、創洞を刺創管、体外へ突き抜けた場合には貫通刺創といい、出口を刺出口という。刺出口のないものを盲管刺創という。

（2）切創

刃器あるいはこれに類する鋭利な辺縁が、人体表面に押しつけられ、刃の長軸方向に引かれてあるいは押されて生じる創を切創という。一般には創縁に表皮剥脱はない。

（3）割創

重量のある刃器が体表面に打ちつけられることによって生じる創を割創という。典型的な刃器としては、日本刀・斧・薪割り・出刃包丁などが挙げられる。割創の創縁には表皮剥脱を伴うことが多い。

2）鈍器損傷

作用面が平坦、鈍円、鈍稜である物体すべてを鈍器といい、鈍器により生じる損傷を鈍器損傷という。鈍器としては、硬度に関しては石や金槌などの硬いものと手掌や膝などの軟らかいものがあり、作用面に関しては小石のような狭いものと、バット、床および路面のような広いものが挙げられる。

（1）表皮剥脱

鈍体が皮膚の表面に作用して、表皮が剥離し、真皮が露出した状態を表皮剥脱という（図2）。多くの表皮剥脱は、鈍体の擦過作用により生じるが、鈍体の強い圧迫によりその辺縁部に生じることもある。生体であれば、出血および組織液の滲出が起こり凝血などが痂皮を形成し1～2週間後に脱落する。死後に表皮剥脱が生じても、生活反応である痂皮形成は起こらない。死体の場合は時間が経過すると乾燥して固くなり、革皮様化と呼ばれる状態になる。死後に形成され出血を伴わない場合は黄褐色を呈し、出血を伴っていた場合は暗赤色調を呈する。

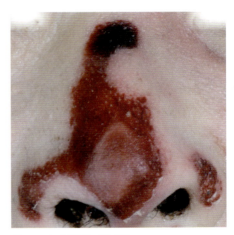

図2　表皮剥脱（鼻部）
（千葉大学法医学教室提供）

（2）皮下出血

鈍体が皮膚に衝突あるいは圧迫的に作用して、皮下の血管が破れて、皮下軟部組織内に出血した状態を皮下出血という（図3）。外見的には点状出血、出血斑、血腫などとして観察される。皮下出血の大きさと深さは、破綻した血管の大きさと数およびその部位の皮下組織の性状により決まる。人体の表面は丸みをもっている

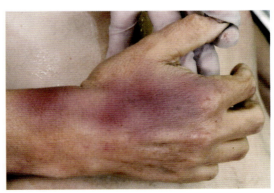

図3　皮下出血（右手背）
（千葉大学法医学教室提供）

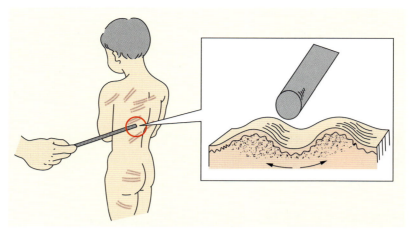

図4 二重条痕（Ponsoldによる）

ことが多く、出血した血液は皮下組織を浸潤するため、皮下出血の形は通常作用した物体の形を反映しないことが多い。

しかし、皮下組織が密な背部などでは、棒状の鈍体の強打により、その直下の血管が圧迫されるため、その辺縁部の血管が破れて出血し、打撲部位の両側に2条の皮下出血を見ることがある。これを二重条痕（double linear marks）という（図4）。色調は、新鮮なものでは暗赤色または青紫色を呈し、血色素の変化により、暗青色、緑黄色、褐色へと変化し、

表1 皮下出血と死斑との相違点

	皮下出血	死斑
部位	打撲・圧迫部のどこにでも生じる。	死体の下面で圧迫のないところに生じる。
色	新鮮なものは暗赤色または青紫色を呈し、時間の経過とともに褪色し、暗青色、緑黄色、褐色へと変化する。	一般には暗紫色である。凍死、一酸化炭素中毒死は鮮紅色、青酸中毒死では鮮紅色を呈することがある。
圧迫	消褪しない。	死後10時間以内の死体であれば消褪する。
皮膚切開	組織内に凝血があり、拭き取れない。	凝血はない。

2～5週間で消える。これは、ヘモグロビンがヘモジデリン、そしてヘモトイジンへと変化するためである。皮下出血は、損傷の生活反応として、法医学上きわめて重要な所見であり、死斑との鑑別が必要である（表1）。

（3）挫創

鈍体の打撲作用により皮膚および皮下組織が挫滅してできた創を挫創という。創口は不整形、創縁および創面は不整で、創縁に表皮剝脱や組織の挫滅を伴う。創洞内に神経、血管、結合組織などが切断されずに橋を架けたような状態で残存していることがあるが、これを組織の架橋状残存という（図5）。この所見は、挫創、裂創および挫裂創に特徴的であり、鋭器損傷には認めない。

（4）裂創

皮膚が過度に進展し、弾力性の限界を超えてできた創を裂創という。創口は線状で、創縁および創面は比較的不整、創端は比較的整鋭なことが多い。創縁に表皮剝脱を伴わない。

創洞内に組織の架橋形成を認める。

（5）挫裂創

鈍体の打撲と牽引との同時的作用によって皮膚に生じた破綻を挫裂創といい、挫創と裂創を併せもった性状を示す。

3）銃器損傷

さまざまな銃器から発射された弾丸によって生じる創を射創あるいは銃創（bullet wound, gunshot wound）という（図6）。銃器は、銃身の短い拳銃（ピストル）と、銃身の長いライフル銃や散弾銃がある。弾丸が身体へ侵入した時の入口を射入口、出口を射出口、弾丸により生じた創洞や射入口と射出口の間を射創管という。銃口と皮膚面との距離により接射、近射、遠射に区別され、射入口の性状はそれぞれ異なる。一般に、射出口の大きさは射入口より大きく、不整で、破裂状を呈する。ただし、接射の場合は射入口が射出口より大きい。

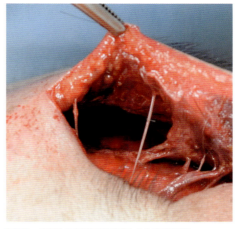

図5　組織の架橋状残存（左前額部）
（千葉大学法医学教室提供）

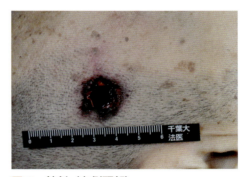

図6　銃創（右側頭部）
（千葉大学法医学教室提供）

4）その他の損傷

（1）交通損傷

交通事故は自動車、鉄道、航空機などによる損傷で、受傷原因から鈍的外力に属する。交通事故による損傷は、歩行者の損傷と運転者あるいは同乗者の損傷に分けられる。轢過時のタイヤの回転や圧迫により皮膚が強く接線方向に進展されると、皮膚は破綻しないが、皮下組織と筋膜とが剥離したデコルマンという状態を形成する。タイヤで大腿部や腰部などを轢過された場合に生じやすい（図7）。ただし、デコルマンは轢過以外に自動車との衝突や高所からの転落などでも生じる。

また、皮膚が接線方向に強く引っ張られると、轢過部から離れた場所の皮膚が裂けたり、

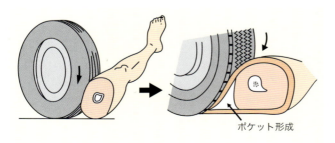

図7　デコルマン
（Ponsoldによる）

皮膚に多数の浅い裂創が生じたりすることがあるが、これを伸展創という。腹部や大腿部を轢過されたり、股関節が過度に伸展されたりした場合などに鼠径部に生じやすい。また、轢過事故では、体表面にタイヤの接地部の模様の一部が表皮剥脱や皮内・皮下出血として印像されることがあり、これをタイヤマークあるいはタイヤ痕（図8）という。体表面だけではなく、衣類にも泥などによるタイヤの凸部が印像されることがある。

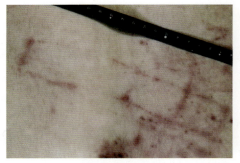

図8　タイヤマークあるいはタイヤ痕（背部）
（千葉大学法医学教室提供）

（2）墜転落損傷

身体が完全に宙に浮いた状態で落下する「墜落」、もしくは階段や坂道などに接しながら落ちる「転落」により生じる損傷をいう。

5）自他為の鑑別

（1）自為損傷

自らの意図で生じたか、もしくは自らの過失によって生じた損傷を自為損傷という。自為での切創の場合、前腕手掌側の手関節近くや頸部などに数条あるいは十数条の、平行してみられる切創群を認めることがあるが、これを逡巡創（ためらい創）という（図9）。

（2）他為損傷

他人の加害的行為によって生じたか、他人からの攻撃によって生じた損傷を他為損傷と

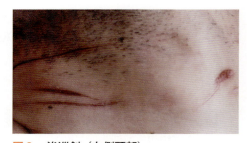

図9　逡巡創（右側頸部）
（千葉大学法医学教室提供）

いう。他為での切創の場合、加害者の刃物を手で防ごうとしたり、取り上げようとした際に、腕、手掌、指に方向不定の多数の切創がみられることがあるが、これを防御創という。

（斉藤久子）

参考文献
1) 永野耐造, 若杉長英 編：現代の法医学. 改訂第3版増補, 東京：金原出版, 1998, 41-76.
2) 高取健彦 監修：NEWエッセンシャル法医学. 第5版, 東京：医歯薬出版, 2012, 61-114.
3) 津田征郎：新法医学. 東京：日本醫事新報社, 1981, 32-49.
4) 山本勝一 監修・著：法医歯科学. 第6版, 東京：医歯薬出版, 1993, 199-202.

7 頭部損傷

　　頭部は、内部に脳を容れており、生命の維持にかかわる重要な中枢機能を有する部位である。しかし、身体から突出した特殊な形態から、転倒による外傷を受けやすく、また、他人からの攻撃の対象となりやすい。頭部損傷は、法医学において死因との関連を見極めるために非常に重要な所見となる。

　　頭部は主に、外表から頭皮、頭蓋骨、脳膜（硬膜・くも膜・軟膜）、脳からなる。頭部損傷のうち、頭部に受けた外力が頭皮から硬膜に至るまで同一部位で破断し、外界と交通しているものを開放性頭部損傷、それ以外の頭部損傷を閉鎖性あるいは鈍的頭部損傷と分類される。

1）頭皮の損傷

　　頭部表面から頭蓋骨までを被覆する軟部組織は、① 皮膚、② 皮下結合組織、③ 帽状腱膜、④ 帽状腱膜下組織、⑤ 骨膜の5層からなる。一般に頭皮と呼ばれるのは皮膚から帽状腱膜までの3層である。これらの頭部軟組織と頭髪は、頭蓋に受ける外力に対して緩衝の役割を持ち、脳に対する衝撃を軽減するといわれている。

　　頭皮は薄く血管に富み、さらに頭皮下には頭蓋骨があるため、外力が作用すると容易に挫創・挫裂創を形成し、多量に出血する。また、頭皮は緊張しているため、形成された創は切創に類似した形状を呈する場合がある。

（1）頭皮下血腫

　　出血部位が皮膚・帽状腱膜間の場合、皮下結合組織の結合が強固であるため血液は広がりにくく、限局性の血腫を生じる。

（2）帽状腱膜下血腫

　　出血部位が帽状腱膜・骨膜間の場合、帽状腱膜下組織の結合は緩いため、血液は頭蓋骨縫合を超えて広がりやすく、平たく広範囲の血腫を生じる。

（3）骨膜下血腫

　　頭蓋骨・骨膜間の癒合は、新生児および幼小児期において疎であるため、成人よりも、出産時の分娩外傷や幼小児に生じることが多い。骨膜下血腫は、頭蓋骨縫合を超えて広がることはない。

2）頭蓋骨骨折

　　頭蓋骨の骨折は、発生機序により屈曲骨折と破裂骨折とに大別される。また、発生部位により頭蓋冠骨折と頭蓋底骨折に分類できる。

（1）屈曲骨折

　　屈曲骨折は、頭蓋に作用面の比較的小さい鈍体が強く作用した場合に生じる。

　　屈曲骨折はさらに、穿孔骨折、陥没骨折、階段状骨折、ピンポンボール骨折に分類できる。

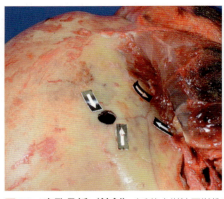
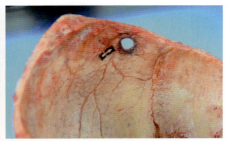

頭蓋冠内板側から観察

図10　穿孔骨折（銃創）（千葉大学法医学教室提供）

a. 穿孔骨折（図10）

　　銃器による射創など、きわめて狭い範囲にエネルギーが集中し、骨を貫通した場合に生じる。

b. 陥没骨折（図11）

　　外力の作用点において骨が内方に陥凹し、周囲の骨は外方に突出するが、骨の変形の限界を超えると、作用点直下の内板と、その周囲の外板は骨折し、陥没する。

c. 階段状骨折

　　陥没骨折の特殊なもの。

d. ピンポンボール骨折

　　乳幼児の頭蓋骨はやわらかく弾性に富むため、外力が加わっても骨折せずに、ピンポン球が凹んだような状態で連続性を保ったまま陥凹する。

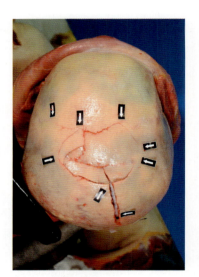

図11　陥没骨折
（千葉大学法医学教室提供）

（2）破裂骨折

　　破裂骨折は、頭蓋が作用面の広い鈍体に挟まれた場合や、頭蓋の片側が広い面の鈍体に衝突した場合に、頭蓋骨は力の作用方向に変形し、それと直交する方向に伸展する。これが骨の変形の限界を超えると骨は断裂し、線状骨折あるいは亀裂骨折を生じる。頭蓋骨に線状骨折を認めた場合、その骨折線上あるいはその延長線上に必ず外力の作用点があると考えられる。

　　縫合離開は、線状骨折が頭蓋骨縫合と一致する場合に生じる（図12）。

（3）頭蓋底骨折

　　頭蓋底骨折は、骨折部位により縦骨折、横骨折および輪状骨折に分類できる。

　　頭蓋底骨折の際に認められる所見として、① 眼鏡血腫（Black eye：眼瞼部に生じる出血斑）（図13）、② バトル徴候（Battle's sign：耳介後部、乳様突起部に生じる皮下出血斑）、③ 耳出血および髄液耳漏、④ 鼻出血および髄液鼻漏などがあげられる。

a. 縦骨折（図14）

　　頭蓋底が前後方向に圧迫されることにより生じる。

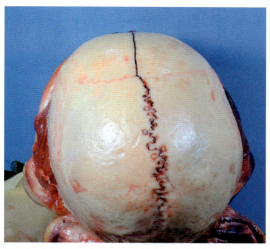
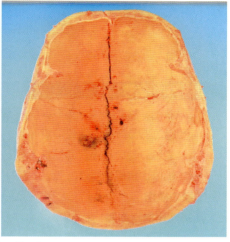

図12　縫合離開（前額部の骨折線に連続した矢状縫合の離開）
（千葉大学法医学教室提供）

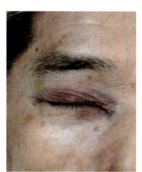

図13　ブラックアイ
（千葉大学法医学教室提供）

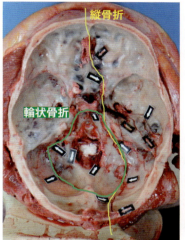

図14　縦骨折・輪状骨折
（千葉大学法医学教室提供）

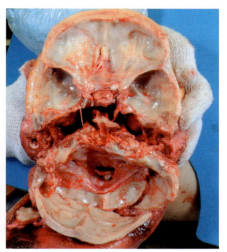

図15　横骨折（千葉大学法医学教室提供）

b．横骨折（図15）

　　頭蓋底が左右方向に圧迫されることにより生じる。

c．輪状骨折（図14）

　　臀部や足部からの墜落などにより、脊柱を介し下方から頭部が突き上げられるような外力を受けた場合や、頭部のみが身体から引き離されるような外力が加わり、頭蓋底が引き抜かれる場合に生じる。

（4）その他の骨折

a．粉砕骨折

　　車両による轢過など、外力のエネルギーが著しく大きく、作用面も大きい場合、骨は粉砕状に骨折する。

b. 反衝骨折

外力の作用点とは連続しない薄い骨に小さな骨折を生じることがある。対側衝撃骨折とも呼ばれる。

3）頭蓋内の損傷

頭蓋内には、脳膜、脳および髄液などを容れるが、脳の形態は複雑で、軟らかく不均一な組織であるため、容易に変形する。そのため、頭部に外力を受けた際、頭蓋骨が骨折により変形している場合はもちろんであるが、頭蓋骨が骨折していない場合においても、頭蓋内組織は損傷を受け、死因となりうる。

(1) 脳膜の損傷

a. 硬膜外出血（血腫）（図16）

硬膜外出血は、頭蓋骨と硬膜との間に出血し、血液が貯留した状態である。ほとんどの場合が外傷性で、骨折を伴っていることが多い。出血源は中硬膜動脈であることが多く、好発部位は、他の部位に比べ骨が菲薄な側頭部および頭頂部である。

通常、頭蓋骨と硬膜は癒着しているため、受傷後、癒着を剥がしながらゆっくりと限局性の血腫が形成され、CT上では頭蓋下に凸レンズ状の高吸収域として観察される。脳の損傷がないことから、意識清明期もみられるが、徐々に血腫が増大すると、脳を圧迫し、意識障害や脳ヘルニアなどを起こし死に至ることもある。血腫量が50〜60g程度で臨床症状が現れ、100〜200g程度まで増大すると致死的であるといわれている。

b. 硬膜下出血（血腫）（図17）

硬膜下出血は、硬膜とくも膜の間に出血し、血液が貯留した状態である。一般的には片側性であることが多く、非限局性に広範囲の出血を認める。

形成機序と経過により急性硬膜下血腫と慢性硬膜下血腫に大別される。臨床的には、受傷後1週間以内に死亡あるいは手術を要する場合を急性、1週間から1カ月の場合を亜急性、それ以上の期間症状が発現しない場合を慢性と区分している。

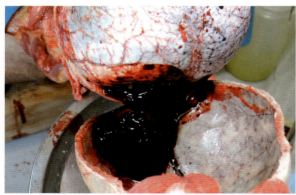

図16　硬膜外血腫（頭蓋冠を外したところ）
（千葉大学法医学教室提供）

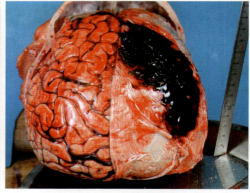

図17　硬膜下血腫（左側硬膜を剥離翻転したところ）（千葉大学法医学教室提供）

① 急性硬膜下血腫

　外力の作用により、脳挫傷や、硬膜の損傷、架橋静脈（bridging vein）の破綻を引き起こした場合に生じる。

　急性硬膜下血腫では、多くの場合脳の損傷を伴っており、血腫による脳圧迫症状とともに脳腫脹も認めることがある。これにより頭蓋内の内圧は亢進し、脳ヘルニアを引き起こす。

　血腫の性状は、経時的に変化する。受傷後、数時間経つと血液は凝固し始めるが、硬膜や脳への固着は起こらず、容易にふき取ることができる。受傷後24時間程度経過すると、徐々に硬膜に固着し始め、凝血から滲出した血清により硬膜内面が黄染してくる。受傷後48時間程度経過すると、器質化が始まり、血腫の表面に薄い線維素の膜を形成し、さらに周囲と固着する。受傷後72時間程度経過すると、血腫の中心部では壊死・自己融解が始まり、類円形の空洞を形成する。受傷後2〜3週間経過すると、血腫は組織化により黄色調を呈し、硬膜内面に強固に付着するため、容易に除去できなくなる。この血腫には血管の増生を認めることもあり、再度受傷することによって容易に再出血を起こしうる。急性硬膜下血腫は、被虐待児の頭部外傷として最も高頻度にみられる所見である。

② 慢性硬膜下血腫

　主に頭部受傷後、数週間〜数カ月の無症状期を経て症状が発現するもので、高齢の男性やアルコール多飲者、乳幼児に多くみられる。血腫が小さい場合、受傷後長期間経過すると、脳圧迫症状を呈することなく、増生した血管を含む緻密な線維性組織となり、数カ月から数年が経過するとそれは石灰化あるいは骨化を示すようになる。

c. くも膜下出血（図18）

　くも膜下出血は、くも膜下腔（くも膜と軟膜の間）に出血し、血液が貯留した状態である。くも膜下腔には髄液があるため、血液は多くの場合希釈され、凝固せずに拡散する。外傷性くも膜下出血は頭部への外力によって脳表の血管が破綻して形成されることが多く、脳挫傷や硬膜下血腫を伴う場合がある。脳挫傷の生じやすい脳穹窿部に起こりやすい。内因性くも膜下出血は、主に脳底部動脈瘤の破綻を出血源とし、脳底部の軟膜層内にびまん性のやや厚層の出血として認められる。内因性と外因性では、出血源や出血の存在部位が異なるが、外傷により椎骨動脈が破綻した場合など、外傷性にも脳底部を中心に大量出血を認めることがあるため、内因性との鑑別は慎重に行なわなければならない。

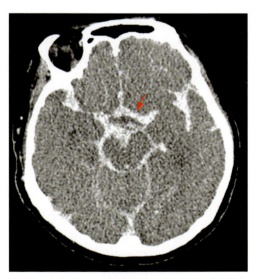

図18　内因性くも膜下出血のCT画像（画像中央の高吸収域）
（千葉大学法医学教室提供）

（2）脳の損傷

頭蓋骨の変形や骨折、あるいは銃弾など異物の穿通により脳に損傷を受けた場合は、外力の作用部位に直接脳挫傷を生じるが、これを同側（衝撃側）損傷（coup injury）と呼ぶ。また、外力の作用による頭蓋骨の動きに対して、脳が元の位置に戻ろうとする相対運動により、外力作用面と反対側の頭蓋骨内面に脳が衝突し、損傷を生じる場合は、対側損傷（contrecoup injury）と呼ぶ。

a．脳挫傷

脳挫傷は、外力により脳組織が破壊され、脳皮質に出血や壊死を生じた状態である。脳挫傷が広範囲に認められ、挫傷の程度が著しい場合には、脳挫滅（cerebral laceration）と呼ばれる。挫傷は、頭蓋骨の骨折に伴って直接的に生じる場合と、骨折がなくても頭蓋腔内で脳が激しく揺さぶられ、頭蓋骨内面に衝突することによって生じる場合がある。

b．脳腫脹／脳浮腫

脳腫脹（脳浮腫）は、脳組織に液体成分が貯留し、脳の容積が増大した状態である。従来、細胞内における液体成分の増大は「腫脹」、細胞間質や組織間隙における液体成分の増大は「浮腫」と区別されてきたが、電子顕微鏡的には両者を厳密に区別することはできないため、脳容積の増大した状態を一括して「脳腫脹(脳浮腫)」と呼ぶ。

脳腫脹は、あらゆる頭蓋内損傷に続発し、高頻度で生じるが、一般に外傷に起因する脳腫脹は血液脳関門の破綻によるものとされている。

c．脳ヘルニア

脳ヘルニア（脳陥頓）は、脳の構造が本来の位置を超えて脱出している状態である。頭蓋内の血腫や腫瘍などの占拠性病変の増大により、脳組織が圧迫され偏位するが、ヘルニアの発生場所により以下に分類できる。

① 大脳鎌下ヘルニア（大脳鎌ヘルニア）（図 19）

帯状回ヘルニア（cingulate herniation）とも呼ばれる。帯状回が、大脳鎌下縁から反対側に陥入して生じる。このヘルニアでは脳幹を障害しないため、これのみで死亡することはない。

② 蝶形骨縁ヘルニア

前頭葉下面が、蝶形骨縁から中頭蓋窩へ陥入して生じる。発現頻度は低く、致死的な症状は発現しない。

③ テント切痕ヘルニア

側頭葉内側部が、テント切痕から下方に陥入して生じる。テント下腔の内圧が亢進し、脳幹（特に中脳部）が障害され、急激な意識障害や瞳孔不同や散大などの症状が現れる。

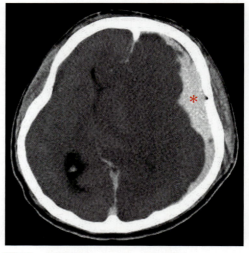

図 19　大脳鎌下ヘルニア（CT 画像）
硬膜下血腫（＊）により脳が圧迫され左側へ偏位。
（千葉大学法医学教室提供）

④ 大孔ヘルニア（大後頭孔ヘルニア）

小脳扁桃ヘルニアとも呼ばれる。小脳扁桃が、大後頭孔内に陥入して生じる。大後頭孔内にヘルニアを生じた場合、延髄が圧迫され、呼吸停止や意識障害をきたし、生命の維持が困難になる。

（咲間彩香）

参考文献
5） 髙取健彦 監修,長尾正崇,中園一郎,ほか編：エッセンシャル法医学．第5版,東京都：医歯薬出版, 2012, 114-134.
6） 永野耐造, 若杉長英 編：現代の法医学．改訂第3版増補, 東京：金原出版, 2007, 76-91.
7） 澤口彰子, 福永龍繁, 武市早苗, ほか編：臨床のための法医学．第5版, 東京都：朝倉書店, 2005, 64-69.
8） 冨田功一 監修, 上山滋太郎, 石津日出雄 編：標準法医学・医事法．第4版, 東京都：医学書院, 1995, 95-101.

8　咬傷、咬痕

1）咬傷（バイトマーク：bite mark）とは

咬傷とは、動物やヒトの歯などによって皮膚につけられた創傷の総称である。成傷器は歯であるので鈍器損傷に分類され、圧痕や皮膚変色、挫傷、挫創、裂創などさまざまな様相を呈する。皮膚の圧痕や変色を咬痕と呼ぶ場合もある。

（1）動物咬傷

諸外国においては医療の観点から、歯をもつ多くの脊椎動物以外に、節足動物による損傷も動物咬傷に含めている。動物咬傷は、挫創や裂創を呈する場合が多い。イヌなど犬歯が発達した動物による咬傷では挫創から刺創様の創傷もみられ、サメ咬傷では均一な挫創が半円状に配列し多くの皮膚組織は欠損している。このように、咬傷は歯や歯列の形態を反映した創傷形態を呈しているのが特徴である。

また、動物咬傷は多くの疾患の伝染に関与し、イヌ咬傷は狂犬病、蚊咬傷はデング熱やマラリアの伝染に関与する。

（2）ヒト咬傷

ヒト咬傷は、歯と歯または義歯の人工歯や床によって頬、唇、舌などを誤って嚙んでしまう自咬と、攻撃や防御によって他者を傷つける他咬に分けられる。本項では、ヒトによる他咬について論じる。

ヒト咬傷は軽度の皮下出血や挫傷である場合が多いが、挫創を形成する場合もある。挫創を形成した場合は、口腔内微生物叢や唾液から重篤な疾患が感染することもある。

2）咬傷の歯科法医学的意義

皮膚につけられた痕跡、創傷の状態により、歯痕、歯列弓痕、咬合痕に区別できる（表2）。歯痕、歯列弓痕は偶発的受傷の可能性があるが、咬合痕は意図的加害による可能性が高い。特に咬合痕内側にみられる吸引痕は、性的虐待や性犯罪の可能性を示唆する。

米国 211 例、カナダ 15 例、オーストラリア 12 例、トルコ 11 例、パナマ 4 例、メキシコ 2 例、デンマーク、ノルウェー、タイ、西アフリカ各 1 例の 10 か国から 259 例、778 個のヒト咬傷事例を収集し詳細に分析した Freeman ら（2005）の報告[9]を紹介する。

彼らは、ヒト咬傷は、殺人 46.7%、性犯罪 39.4%、子ども虐待 32.8%にみられ（重複

表2 咬傷、咬痕とその評価

類　型	様　相	評　価
歯　痕（tooth mark）	1～数本の歯による痕跡。	偶発的事故、作為的行為の両者を考慮。
歯列弓痕（arch mark）	同顎の4～5本の歯による痕跡。	偶発的事故、作為的行為の両者を考慮。
咬合痕（bite mark, bite wound）	同一個体の上下顎歯列弓からなる痕跡。皮下出血を主体とした挫傷が多い。	作為的行為を考慮。
吸引痕（suction mark）	咬痕・咬傷の内側に出現することがある。吸引による点状、斑状の出血。皮下組織の厚い部にみられやすい。	作為的行為を考慮。性的意図を考慮。

あり）、女性65％、男性35％に咬傷がみられたと報告している。犯罪の種類によって咬傷の好発部位は異なり、殺人では、腕24.3％、足14.3％、乳房12.7％、顔面10.6％、肩9％で、性犯罪では、乳房18.6％、腕15.9％、顔面13.3％、足9％、肩8.5％であった。

　子ども虐待における咬傷は、0～2歳児59.0％、3～10歳児36.1％、10～20歳4.8％にみられ、男女差はほとんどみられなかった。好発部位は腕28.6％、足18.9％、肩10.0％、背中8.5％、臀部7.3％、顔面7.3％であったと報告している。

　43％の事例に1個以上の咬傷を認めたことから、咬傷が1個でも発見された場合は、他にも咬傷がないかを注意深く検査しなければならないと主張している。

3）咬傷の検査と記録

　軽度の咬傷は比較的早期に消失するので可及的早期に資料保存に努める。咬傷の検査と記録は以下の手順で行う（図20）[10]。

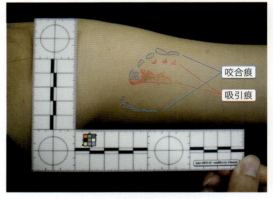

図20　ABFO #2 タイプのスケール（カラースケール付）を置いて撮影した bite mark
　スケールの3つの円が同一サイズの真円になるように撮影する。

（1）唾液の採取
　新鮮な咬傷事例では、加害者のDNA型検査の資料として、皮膚から唾液の採取を試みる。

（2）写真撮影
　L字型スケール（ABFO #2）や直交させた2本のスケールを創部皮膚面に平行に置き、皮膚面に対し垂直方向から写真撮影を行う。可能であればカラースケールを置き、色調の補正に資する。

（3）トレース
　咬傷の上に透明なフィルムを置き、個々の歯による圧痕や吸引痕の形状をトレースし記録する。トレースには計測した個々の歯の幅経、犬歯間距離など、寸法を記入する。

（4）印象採得
　圧痕や創が明瞭な場合、精密印象材を用いて印象採得を行い、立体的な記録を行う。

（5）皮膚組織の採取

司法解剖例等で可能な場合は、必要に応じ損傷皮膚を採取し保存することも行われる。

4）咬傷の評価、同定

咬傷の評価、同定は、個人識別と同様の考え方で行われる。すなわち、加害者の絞り込み（スクリーニング）と同定（マッチング）により行われる。

上述したように、適切な時期に、適切な検査、記録が行われなければならない。該当者が現れていない時点では、咬傷からなるべく多くの情報を引き出すことが求められる。

咬傷各部の寸法計測の結果から、咬傷が永久歯列によるものか乳歯列、あるいは混合歯列かを判断できる場合があり、加害者が成人か小児かが判断できる。さらに、咬傷、咬痕の内側に、吸引による点状、斑状の皮膚変色、すなわち吸引痕が出現することがある。吸引痕の存在は、意図的加害を意味し、特に性的意図があると判断できる（表2）。なお、咬合痕の上下顎が判断できれば、加害時の加害者と被害者との位置関係が判断できる。吸引痕は、咬合痕の上顎歯列弓側に残存する場合が多く、着衣の上からでなく皮膚を直接、吸引したことを意味する[11][12]。

上記の情報により加害者と該当される者が絞り込めた場合は、被疑者の口腔内を印象し歯列模型を作製する。先に採取した写真、トレース図、咬傷部の印象模型などと比較し、異同を判定する。

（都築民幸）

参考文献

9）Freeman AJ, Senn DR, Arendt DM：Seven Hundred Seventy Eight Bite Marks：Analysis by Anatomic Location, Victim and Biter Demographics, Type of Crime, and Legal Disposition. J Forensic Sci 50（6）：1436-1443, 2005.
10）都築民幸：身体的虐待、ネグレクトの歯科的評価：佐藤喜宣 編著, 臨床法医学テキスト. 第2版, 東京：中外医学社, 2012, 206-209.
11）Iwahara K, Tsuzuki T, Ueno A：Spectrophotometric assessments of skin discoloration resulting from experimental bite and suction, Part 1. Abstracts 7th International Symposium Advances in Legal Medicine. Jpn J Legal Med 62 Supplement：150, 2008.
12）Tsuzuki T, Iwahara K, Ueno A：Spectrophotometric assessments of skin discoloration resulting from experimental bite and suction, Part 2, Differences between wounds applied to bare and clothed skin. Abstracts 7th International Symposium Advances in Legal Medicine. Jpn J Legal Med 62 Supplement：150, 2008.

column コラム　被害者の反撃

本項で紹介したFreemanら（2005）の報告では、犯罪被害者が加害者を嚙んだという事例が19事例報告されており、嚙まれた加害者は、男性18人、女性3人であったという。つまり、1人の被害者に複数の加害者が存在したことを示している。

21人の加害者には計24個の咬傷がみられ、咬傷が存在した部位は、腕10個、手と顔が各5個、太腿、肩、胸、陰茎が各1個であった。加害者を嚙んだ被害者19人（女性14人、男性5人）は、犯罪の種類別には、性犯罪10、殺人9、子ども虐待3（重複あり）であった。これらの事例では19件中15件が有罪判決（有罪判決率94％）を受けていたという。

咬傷事案が多い諸外国ならではの報告だが、日本でも、従前の性犯罪関連事案に加え、子ども虐待の増加や認知件数の増加に応じて、被害者のみならず加害者の咬傷事案が増加するかも知れない。

4 異常環境下の障害

- ▶ 焼損死体では個人識別が必要なことが多く、口腔内所見が有効である。
- ▶ 熱傷は事故によるものが多いが、子どもでは虐待を疑うべきサインでもある。
- ▶ 凍死とは単に低温が発生条件ではなく、さまざまな個人的・環境的要因が作用する。
- ▶ 凍死に特異的な死体所見は少ないため、発見状況や死亡時の諸条件などを総合的に考慮して判断する。

1 熱傷

1）定義と分類

高い温度の直接作用に基づく障害を熱傷あるいは火傷という。熱源により、次のように分類される。

（1）火炎（焔）熱傷（狭義の火傷）
　火炎（焔）の直接接触によるもの。火災、焼身自殺、衣服への引火などで起こる。

（2）湯傷（熱湯熱傷）
　高温の蒸気あるいは液体の接触によるもの。風呂、加湿器などで起こる。

（3）接触熱傷
　高温の固体の接触によるもの。アイロンやストーブに触れることで起きる。

（4）輻射熱傷
　灼熱の物体が放つ輻射熱や人工光線などによるもの。

（5）化学熱傷
　化学物質（酸・アルカリ・有機化合物など）によるもの。

2）局所障害

（1）熱傷の深度

　a. 第1度熱傷（紅斑性熱傷）
　　毛細血管の拡張から紅斑を生じる。表皮表層のみの傷害。死後の血液就下（死斑）との判別が重要となる。

　b. 第2度熱傷（水疱性熱傷）
　　毛細血管上皮細胞からの滲出液が表皮下に水疱を形成し、破綻すると発赤した真皮を露出する。真皮上層までの浅達性2度と真皮深層まで達する深達性2度に分けられる。深達

性では軽度の瘢痕が残ることがある。

　c. 第3度熱傷（壊死性熱傷）

　　皮膚の全層を含む壊死で、灰褐色ないし黒色の焼痂を形成する。

　d. 第4度熱傷（炭化）

　　皮膚組織の炭化で、筋肉や骨組織にまで及ぶこともある。

(2) 熱傷の範囲

熱傷範囲の概算は、成人では9の法則（図1）、小児と幼児では5の法則（Blockerの法則）（図2）が用いられるが、正確にはLund and Browderの法則を用いて計算する（図3）。なお、小範囲の熱傷では、一側の手掌を体表面積の1％に相当するとした手掌法が用いられる。

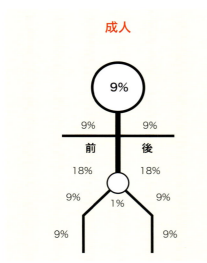

図1　9の法則（成人の場合）
（田中宣幸, ほか：学生のための法医学. 東京：南山堂, 2006, 94 から改変引用）

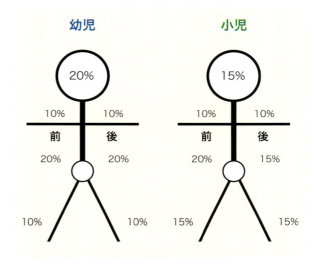

図2　5の法則（幼児、小児の場合）
（田中宣幸, ほか：学生のための法医学. 東京：南山堂, 2006, 94 から改変引用）

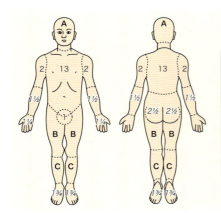

部位＼年齢	0	1	5	10	15	成年
A：頭部の ½	9½	8½	6½	5½	4½	3½
B：大腿一側の ½	2¾	3¼	4	4¼	4½	4¾
C：下腿一側の ½	2½	2½	2¾	3	3¼	3½

図3　Lund and Browder の法則
頭部・顔面（A）、大腿（B）、下腿（C）は年齢に応じて上表の値を使用する。
（若杉長英：医学要点双書11 法医学. 京都：金芳堂, 1996, 48 から改変引用）

（3）熱傷の重症度

熱傷の重症度は、熱傷の深度と範囲（面積）のほか、年齢、部位、栄養状態などによって決まる。なお、第2度熱傷が体表面積の約50％、第3度熱傷では体表面積の約30％を占めると生命に危険が及ぶ。

重症度の判定基準としては、以下のものがある。

【Burn Index（B.I.：熱傷指数）】

Burn Index ＝ Ⅱ度熱傷面積（％）× 1/2 ＋ Ⅲ度熱傷面積（％）

で、10〜15以上であれば重症熱傷としている。

【Artzの基準】

重症熱傷（特定医療機関で入院が必要）
- Ⅱ度熱傷が体表の30％以上
- Ⅲ度熱傷が体表の10％以上
- 顔面・手・足・会陰部に熱傷
- 気道熱傷
- 臓器損傷や骨折の合併

中等度熱傷（一般病院で入院が必要）
- Ⅱ度熱傷が体表の15〜30％
- Ⅲ度熱傷が体表の2〜10％

軽症熱傷（一般外来で治療可能）
- Ⅱ度熱傷が体表の15％未満
- Ⅲ度熱傷が体表の2％未満

3）全身性障害

（1）循環障害

熱傷による局所の血管透過性亢進により、血漿成分が血管外に漏出し、細胞外液量と循環血液量がともに減少し、熱傷性ショックの状態に陥る。その後、輸液の影響などによる循環障害が起こる。

（2）腎不全、尿毒症
（3）感染、敗血症
（4）気道の炎症性浮腫（呼吸機能障害）
（5）肝障害
（6）消化管出血および潰瘍
（7）代謝障害

2 焼死

受傷後短時間で死亡する場合は、熱傷による一次性ショックによるものが多いが、受傷後の生存期間が長ければ、各種の全身性障害による火傷死と診断されることになる。このように多くの要因が関与するために、死因や死体の所見もさまざまである。

焼死の場合、次の3つの因子が同時的に併合して関与する。

1）熱の直接作用

高熱により、皮膚や上気道粘膜に熱傷を形成する。受傷後数時間以内で死亡するものは一次性ショックによるものと判断するが、多くの場合はその後の二次性ショック（いわゆる熱傷性ショック）により死亡する。ショック期を乗り越えたとしても、急性腎不全や肺炎、敗血症となり死亡するケースも多い。

2）有毒ガスの吸引

不完全燃焼による一酸化炭素ガスや煙、あるいは有毒ガスの吸引により、CO中毒や青酸中毒などを起こす。

3）酸素欠乏

閉鎖空間における燃焼は、酸素欠乏（窒息）状態をきたす。

3 焼死体の所見

焼死体は生体が焼け死んだ（焼死した）場合であり、これに対して焼損体は、焼死体だけでなく、焼死以外の死因で死亡した後、焼けて熱により損壊した死体も含まれる。

1）熱作用による所見

（1）第1～第4度熱傷

第1度（紅斑）および第2度（水疱）熱傷では生活反応がみられる。高度焼損死体では、生前の損傷でも死体の焼損により生活反応が不明になる。

（2）骨格筋の熱硬直（拳闘家姿勢）

屈筋の熱硬直により諸関節は屈曲して拳闘家姿勢となる。焼死特有の所見ではない（図4）。

（3）死体トルソー

炭化が進むと四肢が脱落することもある。このような死体は古代彫刻に類似していることから死体トルソーと呼ばれる（図5）。

（4）皮膚亀裂

皮膚が温熱作用により硬化収縮すると、水分蒸発時の圧力によって切創様の亀裂を生じる（図4、6）。生前損傷との鑑別が必要となる。

（5）諸臓器・諸組織の熱硬化

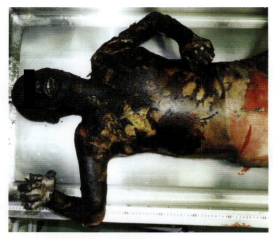

図4 拳闘家姿勢と皮膚亀裂

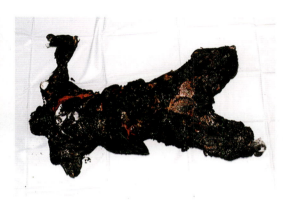

図5 高度焼損死体（死体トルソー）
頭部・四肢は焼損のため脱落している。

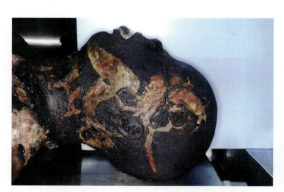

図6 頭部の高度に炭化した切創様の皮膚亀裂

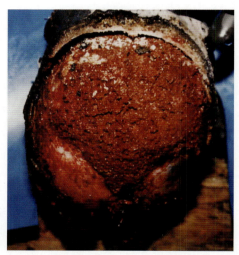

図7 燃焼血腫

（6）燃焼血腫

熱作用により、骨や静脈洞から滲出した血液が熱凝固して硬膜外に燃焼血腫を形成する（図7）。煉瓦色を呈し、脆く、頭蓋骨に付着する。外傷性硬膜外血腫は硬膜に付着することが多く、光沢のある暗赤色を呈し、弾力性を有する。

2）熱気吸引による所見

熱作用による鼻口腔および気道粘膜の変化がみられ、ときに浮腫状を呈する。

3）煙吸引による所見

（1）気道内の煤

鼻口腔、気管および気管支、肺割面の圧出液に煤が存在する。食道や胃内にも煤片を認めることもある（図8）。

（2）一酸化炭素ヘモグロビンの検出

火災時には不完全燃焼のため一酸化炭素（CO）ガスが発生する。COガスを吸引すると、容易にヘモグロビン（Hb）やミオグロビン（Mb）と結合してCO-HbやCO-Mbを形成する。残存する皮膚や血液、諸臓器はCO-Hbの影響により紅色調を呈し、筋組織もCO-Mbに影響により赤味を帯びる。血中CO-Hb濃度は、10％以下から90％以上まで大きな幅があるが、60〜70％以上であれば致死的濃度と判断し、死因はCO中毒と判断してよい（血中CO-Hb濃度と中毒症状の関係はp.70の「一酸化炭素」を参照）。

またCO-Hbは、熱に対して比較的安定であり、熱凝固した血液塊からでもCO-Hb濃度の測定は可能である。

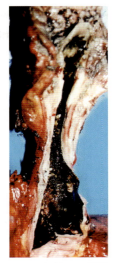

図8　気管内の煤片

（3）有毒ガスの検出

最近の建築材料のなかには、燃焼により青酸ガスなどの有毒ガスを発生するものがあり、青酸中毒が死因となる場合もある。

4）その他

家屋などが焼け落ちる際の損傷、遺体の捜索時や取扱中の損傷を認めることがある。

4　焼死体の個人識別

焼死体では、性別や年齢が不明な場合が多く経験される。歯や骨などの硬組織は熱抵抗性が強く、歯科治療痕も残存することが多いことから、個人識別には有効な所見となる。また子宮の有無や骨盤形態から、性別を判定できる場合もある。特定の候補者がいる場合は、DNA検査を行うこともある。

5　凍死

1）定義

体温が低下すると、体内の酵素反応や新陳代謝の速度が減退し、体熱産生機能も低下するため体温はますます低下し死に至る。このように低体温症により死に至ることを凍死という。

原因としては、遭難、疾病・外傷による意識障害、酩酊による睡眠や意識消失、折檻による屋外放置などが挙げられる。

低体温症を促進する因子としては、外気温が低いことや通気性が良いこと、また低栄養

状態や飲酒状態、過労、乳幼児や高齢などの個人的因子がある。

2）死体所見

（1）死後経過時間が短いにもかかわらず、直腸温が異常に低いこと。
（2）死斑は鮮紅色調を呈し（図9）、諸臓器も紅色調である。
（3）左右の心臓血に色調差（左心房と左心室では鮮紅色、右心房と右心室では暗紫赤色）がある。
（4）胃粘膜に点状出血（Wischnewski斑）を認めることがある（図10）。
（5）寒冷環境下で着衣を脱ぎ、ときには全裸になって死亡していることがある（矛盾脱衣）。解剖所見ではないが、凍死の重要な状況証拠である。

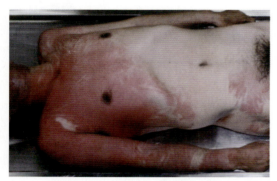

図9　鮮紅色を呈する死斑
（鳥取大学：飯野守男教授提供）

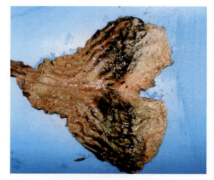

図10　胃粘膜の点状出血
（Wischnewski斑）
（鳥取大学：飯野守男教授提供）

（中留真人）

5 窒息

- 窒息とは、酸素の摂取ならびに二酸化炭素の排泄が阻害された状態をいう。
- 頸部を圧迫する手段は、①縊頸、②絞頸、③扼頸に分類される。
- 歯科治療時における窒息の原因には、異物誤嚥や舌根沈下などがある。
- 典型的な窒息死の経過は、4期に分けられる。
- 窒息死の死体所見に特異的なものはなく、一般の急性死との鑑別が重要となる。

1 窒息

1）定義と分類

酸素欠乏と二酸化炭素排出の阻害により起こる病的状態のことを窒息といい、これによる死を窒息死という。

（1）外窒息

肺胞内へ吸入される空気の減少あるいは空気中の酸素分圧が低下したことにより、体内へ摂取される酸素量が不足すること。

a．大気中酸素分圧の低下

古い坑道や工場内、通気性の悪い密室内（冷蔵庫や金庫などの狭所）への閉じ込め、通気性の悪い袋（ビニール製やポリエチレン製の袋）を頭からかぶる、高空など。

b．気道閉塞

① 鼻口部の閉塞

鼻口部が外部から閉塞されることにより起こる。成人では酩酊状態で転倒し、意図せず鼻口部を閉塞することがある。乳児では母親の乳房や枕、布団などで顔面を覆ったり、あるいは寝返りが原因で顔面を圧迫して窒息することがある。この場合、乳幼児突然死症候群（SIDS）との鑑別診断が重要となる。

② 異物の誤嚥

異物（餅、肉類などの食物、歯科補綴物などの固形物）が気道内に入り、偶発的に窒息することがある。そのほか、強盗や強姦などのときに、無理やり口腔内にハンカチや風呂敷などを挿入され窒息することもある。

③ 吐物の吸引

酩酊状態の時やてんかん発作中に、誤って自分の吐物を吸引して窒息することがある。

④ 溺水の吸引

　　溺水を気道に吸引して窒息死することを溺死という。海で溺れて大量の海水を吸引する場合が多い。しかし、泥酔状態で、誤って側溝の水溜りに顔面を突っ込むなどして溺死することもある。

⑤ 舌根沈下

　　舌の筋の弛緩により、舌自体の重みで喉の奥に落ち込んでしまう現象で、顎や舌の形態異常などによって起こる。小下顎症などを有する患者の水平位での歯科治療時には、特に注意が必要である。

⑥ 声門浮腫や炎症による気道の圧迫など

c. 頸部圧迫

① 縊頸

　　頸部に索状物をかけ、適当な部分を固定し、自己の体重の一部またはすべてをかけて頸部を圧迫することを縊頸といい、これにより死亡することを縊死という。俗にいう首吊りのこと。索状物によってできた頸部の痕跡を索溝（索痕）という（図1）。

【索状物の種類】

　　索状物は索条体ともいい、細長くて紐状のものであり、縄やロープ、電気コード、ベルトなど、頸部に巻き付けやすく適当な長さのものが多く使用される。

　　気道は索状物で圧迫されて完全に閉塞されることが多いが、索状物のかかり方によっては気道がまったく圧迫されないこともある。また、頸部血管の左右頸動静脈と椎骨動脈もすべてあるいは一部が圧迫により閉塞される。一方、迷走神経や交感神経叢などが圧迫され、その刺激により心拍動が急停止することもある。

　　縊頸方法としては、開放係蹄（索状物が頸部の半周にかかり、馬蹄形のままで結節が施されていないもの）と結節係蹄（索状物が頸部をほぼ一周して巻かれ、さらにそれを結んだのち支点に固定するもの）がある。

【定型的縊死と非定型的縊死】（図2、3）

　　定型的縊死：索状物が、開放係蹄の場合はそのまま、結節係蹄の場合は後頭部の正中線上で結節したのち支点に至り、身体が完全に宙に浮いた状態になり全体重が頸部に作用しているもの（図4）。

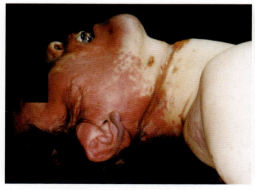 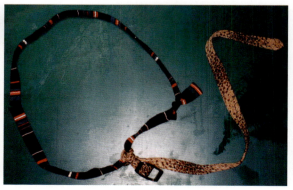

図1　縊死の索溝（左）と索状物（右）
（鳥取大学：飯野守男教授 提供）

非定型的縊死：定型的縊死以外のすべての縊死をいう。結節が前頸部あるいは側頸部に位置しているものや、身体の一部が接地して全体重が頸部に作用していないものなど（図5）。

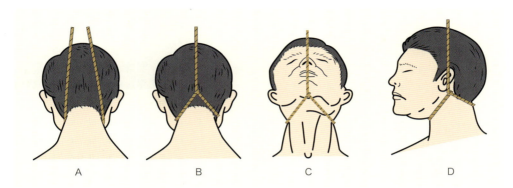

図2　定型的縊死（A、B）と非定型的縊死（C、D）
(Ponsold A：Lehrbuch der Gerichylichen Medizin fur Medeziner and Juristen, Georg Thieme, Stuttgart, 1967より改変引用)

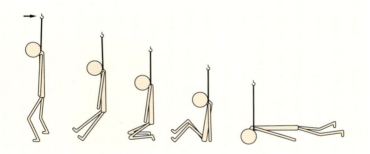

図3　非定型的縊死。矢印は索状物の支点を示す（Ponsold）
(Ponsold A：Lehrbuch der Gerichylichen Medizin fur Medeziner and Juristen, Georg Thieme, Stuttgart, 1967より改変引用)

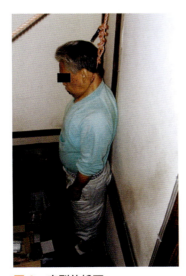

図4　定型的縊死
（鳥取大学：飯野守男教授提供）

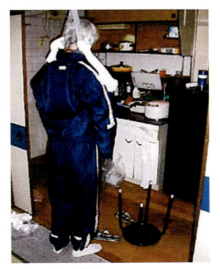

図5　非定型的縊死
（鳥取大学：飯野守男教授提供）

② 絞頸

　頸部に巻いた索状物（索条）を体重以外の力（腕力など）で圧迫することを絞頸といい、これにより死亡することを絞死という（図6）。

【索状物の種類】

　索状物は、頸部に巻き付けやすいものが多く、紐類やネクタイ、電気コードなどの操作がしやすく比較的短いものが利用される。

　索状物で絞頸され溝状の痕跡が著明なものを絞溝といい、溝状の痕跡がないものを絞痕ということもある。走行は、頸部をほぼ水平に一周している。索状物が2周以上巻かれた場合には、索状物の間に挟まれた皮膚は隆起（Zwischenkamm）して、この部位に皮下出血（索条間出血、間稜出血：Zwischenkammblutung）がみられ、水疱形成を伴うこともある。また、索溝の周辺には、爪痕がみられることがある。

　頸動脈洞の圧迫刺激により心停止をきたすこともある。絞頸では、頸動静脈は圧迫されるが、椎骨動脈はほとんど圧迫されない。

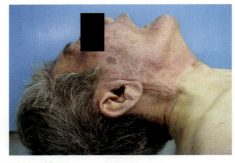

図6　絞死
索溝は不明瞭、顔面はうっ血状。

③ 扼頸

　頸部を手または腕で圧迫することを扼頸といい、これにより死亡することを扼死という。すべてが他殺なので、扼殺ということが多い（図7）。

　扼頸による頸部の痕跡を扼痕という。加害者による指頭大ほどの紫赤色あるいは淡青色を呈する変色部や、表皮剥脱（爪痕）が認められることがある。

　気道が完全に閉塞されなくても、窒息状態に陥り死亡することがある。また絞頸と同様に、頸動静脈は圧迫されるが、椎骨動脈はほとんど圧迫されない。神経刺激により、反射的に心停止を起こすこともある。

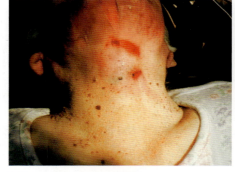

図7　扼殺にみられる扼痕

d. 胸腔内圧の変化

　気胸、血胸、胸水など。

e. 呼吸運動障害

　胸腹部圧迫（胸郭運動障害）、脊髄損傷や薬物中毒による呼吸運動系の神経・筋麻痺。

(2) 内窒息

　血液と体組織間におけるO_2、CO_2交換の障害（第7章「中毒」を参照）。

a. 組織におけるガス交換不全

　CO中毒、脳・肺の血行障害など。

b. 血行障害

　虚血性心不全、うっ血性心不全など。

2　窒息の症状

気道閉塞などによる典型的な窒息死の経過は、次の4期に分けられる。

1）第Ⅰ期（前駆期）

呼吸障害をきたす原因が生じてから、症状が発現するまでの期間。通常は 0.5～1.5 分くらいであるが個人差があり、訓練によっても延長する。

2）第Ⅱ期（呼吸困難および痙攣期）

約1～3分程度続く。

（1）呼吸

血中酸素の減少と二酸化炭素の増加により呼吸中枢が刺激され、呼吸困難をきたす。呼吸困難の初期約30秒間は吸気性で、その後の約30秒間は呼気性呼吸困難である。

（2）痙攣

呼気性呼吸困難が現れるとほぼ同時に全身の骨格筋に痙攣が始まる。
（間代性痙攣→強直性痙攣→反弓緊張の順）

（3）血圧

痙攣期に最高となり、以降低下していく。

（4）脈拍

初期は徐脈（迷走神経刺激）であるが、続いて頻脈（同神経麻痺）となる。

（5）その他

チアノーゼ、瞳孔散大、嘔吐、排尿、脱糞、陰茎勃起、射精などがみられる。

3）第Ⅲ期（終末呼吸前呼吸停止期）

呼吸停止状態（仮死状態）、微弱脈拍、血圧低下が約1～2分続く。

4）第Ⅳ期（終末呼吸期）

あえぎ呼吸（下顎呼吸）を数回繰り返して死亡する。その間、呼吸間隔は徐々に長くなり、次第に弱まる。

以上、窒息の症状発現から、呼吸運動停止までの時間は5～8分程度である。この間に心拍動がある場合、人工呼吸により生命を回復する可能性はある。

3　窒息死の死体所見

1）外表所見

（1）顔面のうっ血

顔面はうっ血し、チアノーゼを呈するものが多い。また浮腫状を呈することもある。うっ血の程度は死後の体位に関係する。典型的な縊頸による窒息の場合は、蒼白を呈すること

が多い。

（2）溢血点
顔面の皮膚、眼瞼および眼球結膜、口腔粘膜、歯肉などに溢血点がみられる。溢血点とは、限局性にできた点状出血のことで、粟粒大ないし米粒大程度の小出血をいう。

（3）死斑
比較的広範囲に早く現れ、著明で暗紫赤色を呈する。血液は暗赤色流動性であることが多い。

（4）その他
舌の挺出（図8）、糞便・尿の失禁、射精など。

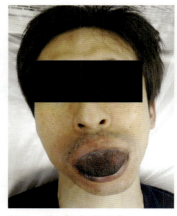

図8　舌の挺出（縊死）

2）内景所見（窒息の三主徴）

（1）暗赤色流動性血液
二酸化炭素量の増加に伴い、還元ヘモグロビン量も増加して血液は暗赤色を呈する。死戦期には、血管壁などからplasminogen activatorが分泌され、血中plasminogenに作用した結果plasminを形成し、不完全凝塊のfibrinを溶解（線溶現象）するため、血液は流動性になると考えられている。

（2）諸臓器のうっ血
窒息の経過が長く痙攣が強く持続すると、うっ血の程度も強い傾向がある（図9）。

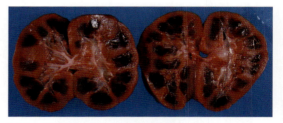

図9　窒息死における髄質（腎臓）の強いうっ血

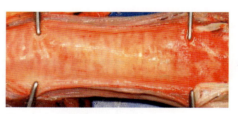

図10　気管粘膜の溢血点

（3）粘膜、漿膜下の溢血点
粘膜や漿膜下に溢血点を認めることが多い。肺胸膜、心外膜、胸腺、腎盂粘膜などのほか、口腔粘膜、咽頭、喉頭蓋、気管粘膜、横隔膜、側頭筋筋膜下および同筋肉内にも溢血点を認める（図10）。

以上を、窒息急死の三主徴ということがあるが、これらはいずれも窒息にのみ特有な所見ではなく、一般の急性死死体にもみられるので診断には注意を要する。

（中留真人）

6　虐待

- ▶ 虐待とは被虐待児（者）の権利の侵害である。
- ▶ 虐待は医療従事者が対応しなければならない重大な疾病である。
- ▶ 虐待の発見には、「不自然さ」に対する感性が求められる。
- ▶ 治療対象とならないような症候、病態も、虐待の重要な証拠となる。
- ▶ 非偶発的損傷は虐待による可能性が高い。
- ▶ 歯科領域の症候、病態は、被虐待児の成育環境の評価に有用である。

1　虐待とは

1）法令による虐待の定義

　虐待にはさまざまな様態があり、その定義づけは困難であったが、「児童虐待の防止等に関する法律（平成12年5月24日法律第82号）」により、はじめて、身体的虐待、保護の怠慢・拒否（ネグレクト）、性的虐待、心理的虐待の4つのカテゴリーが規定された。その後、「高齢者虐待の防止、高齢者の養護者に対する支援等に関する法律」、「障害者虐待の防止、障害者の養護者に対する支援等に関する法律」により経済的ネグレクトや搾取が含められた。

　法律に記載されている内容から考察すると、虐待とは被虐待児（者）の権利の侵害である（表1）。被虐待児（者）の権利が冒されている状況を考えると、嬰児殺や無理心中、棄児・置き去り、家への閉じ込め・登校禁止、また、代理ミュンヒハウゼン症候群（Münchausen syndrome by proxy：MSBP）も虐待の一類型と考えることができる。

2）虐待と医療

　世界保健機関（World Health Organization：WHO）による、国際疾病分類第10版（International Statistical Classification of Diseases and Related Health Problems 10th revision：ICD-10）に、虐待関連の項目が記載されている[1]。

　T 74（表2-1）では、損傷、中毒およびその他の外因の影響のうち、虐待の類型による損傷や死亡を分類している。ネグレクトと身体的虐待は上位に位置づけられ、医療従事者が対応を行わなくてはならない疾病であることが理解できる。Y 06 と Y 07（表2-2）は加害者の分類で、遺棄または放置、またはその他の虐待症候群における加害者の第2位に

表1　虐待を防止する法律における虐待の定義

児童虐待防止法※1	DV防止法※2	高齢者虐待防止法※3 障害者虐待防止法※4	虐待の本質
身体的虐待	身体に対する不法な攻撃、生命または身体に危害を及ぼすもの	暴行	身体・生命の安全の権利の侵害
保護の怠慢・拒否（ネグレクト）	—	著しい減食または長期間の放置	必要なケアを受ける権利の侵害
性的虐待	—	わいせつな行為をする、またはさせる行為	性的な安全と選択を行う権利の侵害
心理的虐待	上記に準ずる心身に有害な影響を及ぼす言動	著しい暴言、拒絶的な対応	心理的安全と選択の権利の侵害
—	—	財産の不当な処分または不当に財産上の利益を得ること	経済的安全の権利の侵害

※1：児童虐待の防止等に関する法律（平成12年5月24日法律第82号）
※2：配偶者からの暴力の防止及び被害者の保護等に関する法律（平成13年4月13日法律第31号）
※3：高齢者虐待の防止，高齢者の養護者に対する支援等に関する法律（平成17年11月9日法律第124号）
※4：障害者虐待の防止，障害者の養護者に対する支援等に関する法律（平成23年6月24日法律第79号）

表2-1　国際疾病分類ICD-10における虐待の類型
　　　　第XIX章　損傷、中毒およびその他の外因の影響

T74　虐待症候群
T74.0　怠慢または遺棄
T74.1　身体的虐待
T74.2　性的虐待
T74.3　心理的虐待
T74.8　その他の虐待症候群
T74.9　虐待症候群、詳細不明

（厚生労働省：2013[1]より引用）

表2-2　国際疾病分類ICD-10における虐待の加害者による分類
　　　　第XX章　疾病および死亡の外因

Y06　遺棄または放置	Y07　その他の虐待症候群
Y06.0　配偶者またはパートナーによるもの	Y07.0　配偶者またはパートナーによるもの
Y06.1　親によるもの	Y07.1　親によるもの
Y06.2　知人または友人によるもの	Y07.2　知人または友人によるもの
Y06.8　その他の明示された者によるもの	Y07.3　公的機関によるもの
Y06.9　詳細不明の者によるもの	Y07.8　その他の明示された者によるもの
	Y07.9　詳細不明の者によるもの

（厚生労働省：2013[1]より引用）

親を挙げており、子ども虐待やネグレクトは重篤な損傷や死亡の原因であることが明らかである。

3）子どもマルトリートメント

近年、虐待の範囲を広く捉えた子どもマルトリートメント child maltreatment という概念が知られるようになっている（表3、図1）[2)3)]。これは、「大人の子どもに対する不適切な関わり」と解されており、子ども虐待を子どものウェルビーイングの促進や啓発、問題の重度化や深刻化の防止を含め、広くとらえた概念である。子どもマルトリートメントでは、子どもの健康と安全が危機的な状態、もしくは明らかに危険が予測されたり、子どもが苦痛を受けたり、明らかな心身の問題が生じているような状態のすべてを含めている。

医療従事者としては、虐待を認知して児童相談所に通告するという行為より、子どもを護るために子どもの健康を維持するという観点から行動する方が受け入れやすい。マルトリートメントの概念のもとでは、虐待者の動機は考慮しない。「しつけ」はもちろん、無理心中により子どもの生命を奪う行為、子どもにＤＶを見せることや、家に閉じ込め勉学の機会をうばう行為なども、マルトリートメントの概念に基づいて考えると対応しやすいであろう。

表3　子どもマルトリートメント

定　義	大人の子どもへの不適切なかかわり ※
虐待者	大人、あるいは行為の適否に関する判断の可能な年齢の子ども（おおよそ15歳以上）
行　為	身体的暴力、不当な扱い、明らかに不適切な養育、事故防止への配慮の欠如、言葉による脅し、性的行為の強要など
状　態	明らかに危険が予測されたり、子どもが苦痛を受けたり、明らかな心身の問題が生じているような状態

※ 加害者の動機は含まれない。
（高橋重宏：2003[2)]より引用改変）

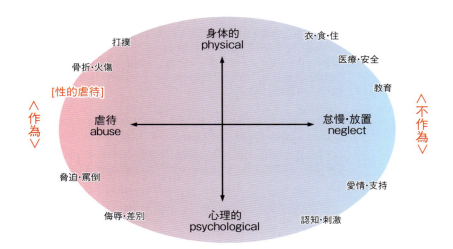

図1　マルトリートメントの概念
（日本小児科学会：2014[3)]より引用改変）

2 子ども虐待の発見、証明

1）子ども虐待の発見

　子ども虐待を発見するためには、まず、虐待に気づかなければならない。医療従事者各人には、医療の現場で出会う子どものさまざまな症候、病態の「不自然さ」に対する感性が求められる。医療従事者は、おもに身体的虐待、ネグレクトの医学診断について、身体所見を評価することができ、歯科所見からも、外傷や陳旧性外傷の評価、子どもの養育環境を把握することが可能であることを認識すべきである。

　身体的虐待とネグレクトに共通するキーワードは、「不自然な症候、病態」で、これらは、適切な法医学的検査に基づいて評価される。

　損傷が身体的虐待によるものか否かを判定するには、非偶発的損傷（non-accidental injuries：NAI）か否かを判断することが求められる。NAI とは、正当な説明のない損傷、新旧混在する損傷、適切な治療が施されていない陳旧性の損傷をいい、成傷状況、成傷機序、受傷時期、受傷後の経過についての説明と損傷所見とが整合しないものをいう。

　ネグレクトによる症候、病態かそうでないかを判定するには、症候、病態に異状がみられ、発症状況、発症から受診までの時間などが常識の範囲からかい離しているものをいう。ここでも、このような症候、病態に及ぶまでに至った正当な説明が求められる。

　虐待の最終的な判定は、児童相談所において、チームによる各種専門的診断を持ち寄って総合的に行われる**（表4）**[4]ので、児童相談所が適切な評価を行えるように資料を採取しておくことが肝要である。

表4　子ども虐待の判定

診　断	関連職種	診断内容
社会診断	児童福祉司	子どもと保護者とのかかわりを診断する。 虐待の内容、頻度、危険度、子どもの生育歴、家族の現状、キーパーソンの有無、社会資源の活用の可能性を調査する。
心理診断	児童心理司	虐待により子どもたちの精神発達や心理がどのような影響を受けたかを診断する。 心理学的見地から、情緒・行動面の特徴とその心的外傷体験の程度、親子関係・家族関係と予後の予測を行い援助方針を立てる。
行動診断	児童指導員 保育士	一時保護所で生活をともにしながら、分離された子どもの行動評価を行う。 生活態度、行動、対人関係等の状況など、子どもの行動観察を客観的、具体的に行う。
医学診断	医　師 歯科医師	身体医学的診断と精神医学的診断を行う。 外傷等傷害の記録、診断、栄養状態や発育状況の把握を行う。 愛着障害、解離性障害、行動障害、学習の問題などを把握する。

（厚生労働省：2013[4]より引用改変）

2）子ども虐待の証明

医療従事者が後述するような身体所見や歯科所見を診る際、表5に挙げたような点に留意して面接、診察を行い、資料を採取する。

法医学では、身体所見から、成傷器および成傷機序の推定、生活反応の有無、受傷後の経過時間、受傷状況（自・他為の判断）を行う。虐待被疑児を診察した医療従事者も、得られた資料からこれらの評価を行う。加害者は虐待などの事実を正直に話すことは少ない、もしくは、無関心により詳細を記憶していないことがあるので、実際の症状と養育者の説明とが食い違っていないか、どの程度放置されていたかなどを的確に判断することが重要である。これらは、あくまでも被虐待児、虐待被疑児を護るために行うもので、緊急処置を行わなければならない子どもを前にして、受傷理由や経緯の追求を優先するわけではない。しかし、外傷が偶発的に起こったものか、そうではないかは十分に吟味する必要がある。受傷状況の聴取は、偶発事故による受傷であっても再発防止に役立つなど有用な情報となることを理解して、確実に行うべきである。

表5　虐待が疑われる子どもを診察する際の留意点

1. 家族歴の聴取	・養育環境やDVとの関係等について考察する。 ・キーパーソンを見つける。
2. 受傷場所、受傷機序、来院までに行った処置 ※	・聴取した受傷状況等の整合性について考察する。 ・ネグレクト等について考察する。
3. 受傷した時間、受傷から来院までの時間 ※	・創傷の新旧について考察する。 ・ネグレクト等について考察する。
4. 外傷の既往 ※	・陳旧性外傷等の存在時等、受傷状況との整合性を考察する。
5. 受傷部位のスケッチ	・創傷の解剖学的指標からの距離、大きさ、推定成傷器等を記録する。
6. 受傷部位の写真撮影	・受傷部位の色調等、詳細に記録する。
7. エックス線写真撮影	・骨折、陳旧性創傷の判断を行う。

※ 通常、加害者はその事実を正直に話すことは少ないので、実際の症状と陳述とが食い違っていないか、歯科（法）医学的に的確に判断することが重要である。

3　身体的虐待、ネグレクトの身体所見

前述したように、虐待にはさまざまな様態があるため、被虐待児（者）には多様な症候、病態がみられる。医療従事者が対応を余儀なくされる被虐待児（者）の症候は、ただちに虐待と判断できるものだけでなく、偶発的事故でも起こり得るものや、治療対象とならないものも多く含まれる。

1）身体的虐待、ネグレクトの全身所見

（1）身体的虐待の全身所見

平成11年度の児童相談所における児童虐待相談処理件数11,631件中、医療機関からの通告事例573件についての調査（図2）[5]では、有効回答558件中373件66.8％が身体的虐待で、そのうちの244件65.4％が0〜3歳児であったという。この子どもたちの損傷は、

打撲・あざ 36.6％、頭部損傷 29.0％、骨折 13.7％、熱・火傷 8.9％、窒息 2.4％、切創 1.8％、腹腔内損傷 1.1％、その他 6.4％（重複回答あり）であり、その他のなかには、咬傷、毒物、覚醒剤、体重減少、脱水、陰部損傷、MSBP が含まれている。また、性的虐待は 21 件 3.7％であったという。

　虐待による打撲・あざは、成傷機序にそぐわない皮膚変色や、新旧混在する多発性の皮下出血であり、衣服により隠されている部位や成傷状況とは合致しない部位に出現することがある。また、細い棒状の成傷器が露出している皮膚に直接、用いられた場合は、二重条痕を残すことがある。頭部損傷（abusive head trauma：AHT）では、びまん性脳浮腫、硬膜下もしくは、くも膜下出血、眼底出血（網膜剥離・出血）があれば、乳児揺さぶられ症候群（shaken baby syndrome：SBS）であることが確定できる。頭蓋骨骨折も多い。その他の部位の骨折の特徴としては、長管骨の多発性骨折である。同時あるいは治癒段階の異なる複数の骨折が存在する。虐待における特徴的な熱傷は、体幹や臀部などではいわゆるドーナッツ型熱傷、下肢では靴下型熱傷と言われ、強制的に熱湯につけられたときなどに生じる。また、タバコ火傷も虐待による損傷を強く示唆する。

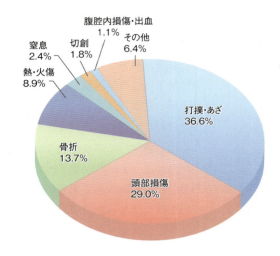

図 2　身体的虐待の全身的症候
（日本医師会 編：2002[5)]より引用）

（2）ネグレクトの全身所見

　大部分は問題養育者の不適切な育児を原因としており、育児怠慢、養育拒否は皮膚の汚れや不潔による皮膚疾患をきたす。適切な栄養を摂取していなければ、栄養障害やるい痩をきたす。基礎疾患のない低身長、低体重といった乳幼児の発育不全は、non-organic failure to thrive（NOFTT）と呼ばれ、虐待と考えるべきものである。親子関係の問題から子どもが望む形で栄養を与えられない場合や、恐怖により子どもが食事を拒否する場合もある。体重減少や発育不全は、成長曲線（パーセンタイル曲線）（図 3-1、図 3-2）[6)]やボディマス指数（body mass index：BMI）（カウプ指数 Kaup index・ローレル指数 Rohrer index）で評価する。

　必要な医療を受けさせず、病態が継続、増悪している状況もネグレクトの一類型（医療ネグレクト）である。

2）身体的虐待、ネグレクトの歯科所見

　口腔顔面に現れやすい身体的虐待の所見は、表 6-1、表 6-2 に示す[7) 8)]。これらの症候、病態は、作為的行為による非偶発的口腔顔面損傷、陳旧性の歯・歯周組織の損傷と、不作為的行為によるう蝕、感染症などに大別される。非偶発的口腔顔面損傷や陳旧性の歯・歯周組織の損傷はハイリスクケースであり、早期の対応が必要である。このような症候、病

6 | 虐待

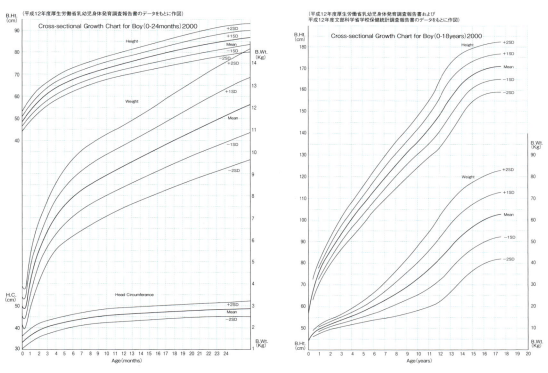

図 3-1　標準身長・体重曲線（左：0〜24 カ月男児，右：0〜18 歳男児）
（立花克彦, ほか：2003[6] より引用）

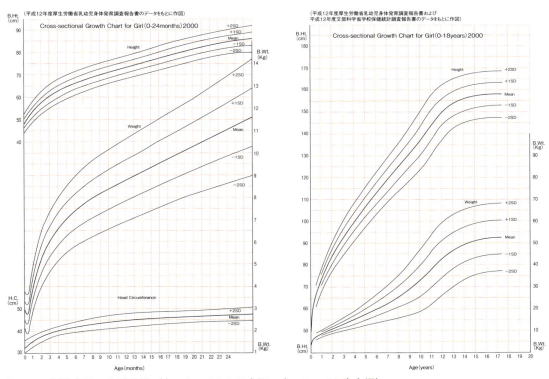

図 3-2　標準身長・体重曲線（左：0〜24 カ月女児，右：0〜18 歳女児）
（立花克彦, ほか：2003[6] より引用）

表 6-1　口腔顔面領域に現れる虐待、ネグレクトの症候、病態

◆作為的行為（非偶発的口腔顔面損傷、陳旧性の歯・歯周組織の損傷）		
頭部、顔面の損傷	頭　部	頭蓋損傷、外傷性脱毛、耳介部の挫傷 顔面皮膚の多種・多様の損傷
	顔　面	顔面皮膚の多種・多様の損傷（網膜出血、ブラックアイなど） 鼻骨骨折、咬傷・吸引痕
口腔の損傷	口腔周囲	口唇の腫脹、挫傷、挫創、裂創 口角部の挫傷（猿ぐつわ痕：gag mark）
	口腔内	小帯・口蓋粘膜・頬粘膜の挫傷、挫創、裂創（feeding injury）
歯、歯髄、歯周組織の損傷	歯、歯髄	歯冠破折、歯根破折 これらの痕跡（治療痕、変色歯、歯髄の失活所見、根尖病変など）
	歯周組織	動揺歯、脱臼歯 これらの痕跡（変色歯、歯髄の失活所見、根尖病変など）
骨の損傷など		歯槽骨の挫滅、顎骨骨折、陳旧性の骨折 これらの痕跡（不適切な骨折の治癒、骨折による不正咬合など） 外傷性顎関節炎、外傷後の開口障害など

（都築民幸：2003[7]，都築民幸：2014[8] より引用改変）

表 6-2　口腔顔面領域に現れる虐待、ネグレクトの症候、病態

◆不作為的行為（う蝕、感染症）	
う蝕	多数のう蝕、特に未処置のう蝕 これらの痕跡（治療痕、早期の欠損、それらによる歯の移動、挺出など）
感染症	未処置の感染症（口腔カンジダ症、顎骨炎、蜂窩織炎、上顎洞炎など） 口臭

（都築民幸：2003[7]，都築民幸：2014[8] より引用改変）

態についても、NAI か否かを判断することが大切である。

　被虐待児の司法剖検例に関する調査（2002）[9] によると、459 例中 190 例 41.4％ が外傷による死亡で、そのうち頭部外傷は 161 例 35.1％ であったという。頭部外傷は死に直結するが、死亡しないまでも口腔顔面領域の外傷事例は相当数あることは想像に難くない。いいかえれば、口腔顔面に損傷を認めるような事例に対し、適切な対応を行わず放置されれば、エスカレートした場合、頭部損傷で死亡する可能性があることを示唆している。岩原ら（2003）[10] は、金沢市の病院に 4 年間に歯科外来を受診した 0 歳〜13 歳の小児外傷患者 144 名のうち、医科救急、歯科救急、歯科一般を 2 回以上受診し、受傷機序、受診理由から虐待が疑われる事例は 18 例 12.5％ であったと報告している。当時の金沢市の 0 歳〜13 歳人口に対照すると、この虐待被疑児の数は 1,000 人中 0.3 人で、東京都において身体的虐待が疑われた子どもの数（2000 年、1,000 人中 0.35 人）と類似の数値を示した。外傷を受けた子どもを診る時は、虐待による受傷を考慮して、損傷の記録と、受傷機序、受診理由の聴取など適切な医療面接を行っておくべきである。

　未処置の多発性う蝕、口腔カンジダ症や顎骨炎、上顎洞炎、口臭など未処置の感染症は口腔衛生の不良に起因、増悪する病態である。これらの症候、病態がみられる子どもは、口腔内の疾患が顧みられないような環境で養育されていることから、虐待被疑、ネグレクトケースと認識しなければならない。口腔内状況を精査し、子どもの生活状況を推測、把握し、対応することで、ハイリスクケースへの移行を防ぐことが可能である（図 4）。

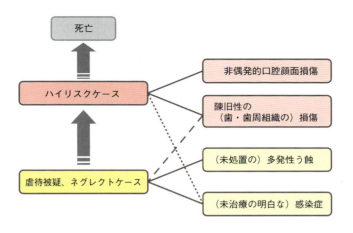

図4　虐待・ネグレクトの歯科所見と危険度

（1）身体的虐待の歯科所見（表6-1）

　　頭部の所見として、頭髪をつかんで振り回したことを示唆する外傷性脱毛、耳をつかんで振り回したことを疑わせる耳介部の挫傷（pinch mark）に注意する。顔面の所見としては、ブラックアイ、鼻骨骨折など、子どもの活動度にそぐわない外傷に注意する。また、いわゆるビンタ痕（slap mark）や二重条痕、タバコの押しつけによる火傷痕等にも注意を払う。

　　皮膚変色など軽微な外傷は、受傷後、数週間で消退するが、粗暴に哺乳びんを口腔内に挿入したり、スプーンなどで強制的に食事を与えたりした際に起こる feeding injury のように口腔粘膜や唇小帯に瘢痕を形成するような損傷であれば、一定期間経過した後でも受傷の推定が可能である。軽微な創傷であっても受傷時期の異なる創傷が混在する場合は、繰り返しの受傷が考えられる。

　　歯に加わった外傷は歯髄や歯周組織に二次的な変化をもたらす。歯髄が失活すれば歯の変色を惹起し、歯周組織に外力が及んでいれば、骨や歯根の吸収を引き起こす。これら歯や骨に生じた病態は長期間経過後も残存するため、陳旧性の外傷を示す有力な証拠となる。

　　日本では報告例は少ないが、bite mark（第3章：第8項を参照）や性的虐待を示唆する口腔内の性感染症の症候もハイリスクケースとして対応するべきである。

（2）ネグレクトの歯科所見（表6-2）

　　Greene ら（1994）[11]は、米国 Major Military Medical Center を受診した 2～19歳の 315例の中から被虐待児、被ネグレクト児と判定された 5～13歳 30名を抽出し調査したところ、被虐待児、被ネグレクト児の永久歯のう蝕経験は健常児の2倍、永久歯の未処置歯は8倍高いことを見いだした。森岡（2003）[12]は日本で最初の調査を行い、類似の結果を報告し、虐待とう蝕との間に大きな関連があることを明らかにした。その後、各地域で行われた調査では、虐待とう蝕との間に統計的有意性を見いだせない報告も存在した[13]。さらに被虐待児は、う歯の本数が少なくても放置されていたり、治療が行われてもつぎつぎと新しいう歯が発生し、いつの間にか多数歯のう歯に移行する可能性があるという報告も行われている[14) 15)]。宮本ら（2006）[16]は、2歳女児の上顎乳犬歯、第一乳臼歯に起因する歯性上顎洞炎に対し、歯内療法により治療をした例を報告している。2歳児の場合、

副鼻腔が未発達で大半は骨髄で満たされているため、歯性上顎洞炎を発症することはまれであることを考慮すると、本児が健全な環境で養育されていたとは考えにくい。

　被虐待児には必ず多数歯のう歯がある訳ではないし、う歯が何本あるから虐待であるということはできない。しかしながら、う蝕を代表として口腔衛生の不良に起因する未処置の明白な感染症がみられるこどもは、適切な養育環境にあるとはいえない。口腔内状況を精査し、その結果を還元することはハイリスクケースへの移行を防ぐのみならず、適切な養育環境の啓発、指導につながる。

4　子ども虐待への対応

　「児童虐待の防止等に関する法律」において、虐待を受けたと思われる児童を発見した者は、速やかに、市町村等（福祉事務所、児童相談所）に通告しなければならないとし、この通告義務は、守秘義務の遵守を妨げるものと解釈してはならないとしている。しかしながら、医療従事者が行える子ども虐待への対応は、通告だけではない。医療従事者が行える虐待、ネグレクトへの対応を**表7**に示す。

　被虐待児や虐待被疑児にハイリスクケースと考えられる損傷や病態を診た際、医療従事者が行える支援として、緊急処置、歯科医療の提供がある。迅速に対応し、まずは子どもの生命の安全を確保することを優先する。虐待被疑ケースやネグレクトケースでは、重篤な病態を除いて、緊急の対応は必要とされないかも知れない。しかし、このような状態が継続すれば、子どもの適切な成育に悪影響を及ぼすことは明白である。また、放置しエスカレートすれば、ハイリスクケースに移行する可能性があることも留意しておかなければならない（**図4**）。

　児童相談所、子ども家庭支援センターへの通報には、虐待の診断までは求められないものの、その根拠の提示が行えることが望ましい。身体的虐待、ネグレクトの歯科（法）医学的評価は支援となる。また、保育士や養護教諭、地域保健師等と連携し、子どもの日常

表7　医療従事者にできる虐待・マルトリートメントへの対応

1. 被虐待者への支援	・初期支援としての緊急処置 ・歯科医療の提供
2. 児童相談所等への通報・支援	・児童相談所、子ども家庭支援センター、警察等への通報 ・身体的虐待、ネグレクトの歯科（法医学）的評価 ・知識の提供
3. 他職種との連携	・要保護児童対策地域協議会への参加 ・医学的検査の依頼、紹介 ・学校（養護教諭等）との連携 ・地域保健師、歯科衛生士等との連携
4. 虐待者・問題養育者への支援	・子育て支援 ・児童健康診査等での知識の提供 　1. 依存的健康観をもつ養育者への気づき 　2. 児の成育状況を見極める 　3. 不適切な生育環境の気づき ・見守り

（都築民幸：2014[8]）より引用改変）

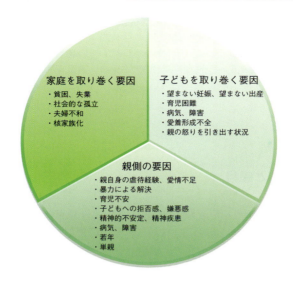

図5　子ども虐待発生のリスク要因
（庄司順一：2003[17]）より引用改変）

　の状況に関する情報交換を行うことも適切な対応につながる。
　虐待者・問題養育者への支援は、虐待の再発防止に有用である。地域で子どもの養育、健康に携わっている多職種で連携し、適切な養育環境を確保、維持するために、虐待家庭のリスク要因（図5）[17]）を確認し、補償することを考慮する。歯科医療従事者としては、子育て支援の観点から、児童健康診査等で子どもの成育状況を見極めたり、不適切な生育環境を見つけることで、問題養育者への対応、支援が行える。

（都築民幸）

参考文献
1) 厚生労働省：国際疾病分類第10版（2013年版）（http://www.mhlw.go.jp/toukei/ sippei/）2013.
2) 高橋重宏：子ども虐待の理解　定義；子ども虐待. 高橋重宏, 庄司順一 編著, 東京：中央法規, 2003, 2-3.
3) 日本小児科学会：子ども虐待診療手引き第2版, （http://www.jpeds.or.jp/modules/ guidelines/index.php?content_id=25）2014.
4) 厚生労働省雇用均等・児童家庭局：子ども虐待対応の手引き（平成25年8月改正版）（http://www.mhlw.go.jp/seisakunitsuite/bunya/kodomo/kodomo_kosodate/dv/ 130823-01.html）2013.
5) 日本医師会編：児童虐待の早期発見と防止マニュアル, 医師のために, 2002.
6) 立花克彦, 諏訪誠三：横断的標準身長・体重曲線2000年度版, メディックネット, 2003.
7) 都築民幸：歯科医師と子ども虐待. 歯学特集号 90：7-10, 2003.
8) 都築民幸：子ども虐待防止に関わる歯科医師の役割. 日本歯科医師会雑誌 67（2）：149-156, 2014.
9) 日本法医学会企画調査委員会：日本法医学会課題調査報告（XVI）, 被虐待児の司法剖検例に関する調査, 平成2年（1990）～平成11年（1990）. 日法医誌 56：276-286, 2002.
10) 岩原香織, 中川清昌, 山本悦秀：当科における小児外傷患者と虐待の可能性についての検討. 第46回日本口腔科学会中部地方部会プログラム講演集, 2003, 44.
11) Greene P, Chisick M, Aaron G：A comparison of oral health status and need for dental care between abused/neglected children and nonabused/non-neglected children. Pediatric Dent 16：41-45, 1994.
12) 森岡俊介：子ども虐待（歯科との関わり）予防と早期発見. 東京都歯科医師会雑誌 51（12）：806-811, 2003.
13) 鳥取県福祉保健部健康政策課, 鳥取県歯科医師会：歯科医師のための児童虐待防止マニュアル, 2008.
14) 川越元久, 久保木弘, 小川　淳, ほか：平成19年度第神奈川県歯科保健賞研究奨励報告書, 2007.

15）川越元久, 井田満夫, 花村裕之, ほか：川崎市における被虐待児の口腔および身体, 生活に関する調査, ―養護施設入所児の場合―. 平成23年度神奈川県歯科保健賞研究奨励報告書, 2011.
16）宮本めぐみ, 山本俊郎, 堀 雅文, ほか：幼児にみられた歯性上顎洞炎の1例. 日歯保存誌 49（1）：22-25, 2006.
17）庄司順一：子ども虐待の理解　発生要因；子ども虐待. 高橋重宏, 庄司順一 編著, 東京：中央法規, 2003, 6-7.

column　DVと歯科

　被虐待者の権利が冒されている状況を虐待ととらえると、「配偶者からの暴力の防止及び被害者の保護等に関する法律（平成13年4月13日法律第31号）」に規定されているドメスティックバイオレンス（domestic violence：DV）も虐待の一類型であると考えることができるが、特に、虐待家庭の背景としてDVの存在は見逃せない。「児童虐待の防止等に関する法律」においても、DVを見せるのは虐待であるとしている。

　米国歯科医師会ではDVの防止についても、「DVにおける非偶発的損傷は頭頸部領域で発生する頻度が高いので、歯科医師はDV被害者を治療する最初の医療従事者になるであろう」と歯科医師の果たす役割を説いている[1]。また、歯科治療恐怖症についても、「幼少時の虐待やネグレクト、成人の身体的虐待や性的虐待と関連が深い」として、歯科医師がDVについても理解することの重要性を啓発している[2]。著者も、「パートナーから顔面を殴打されたことにより外傷性顎関節症が発症」した事例や、「父親が厳格で、母親とともに長年、心理的圧迫を受けていたことで歯科治療恐怖症を発症」した事例を経験している。

　「DVと歯科」は、決して欧米だけのことではない。子どもの成育環境を整えることも、子ども虐待を防止するための重要な手段である。

参考文献
1） McDowell JD, Kassebaum DK, Stromboe SE: Recognizing and reporting victims of domestic violence. JADA 123: 44-50, 1992.
2） Walker EA, Milgrom PM, Weinstein P, et al: Assessing abuse and neglect and dental fear in women. JADA 127: 485-90, 1996.

column　障害者虐待・高齢者虐待と歯科

　「高齢者虐待の防止、高齢者の養護者に対する支援等に関する法律（平成17年11月9日法律第124号）」、「障害者虐待の防止、障害者の養護者に対する支援等に関する法律（平成23年6月24日法律第79号）」が公布され、養護者による経済的ネグレクトや搾取にも目が向けられるようになった。

　高齢者については、高齢者の福祉に職務上関係のある者は、高齢者虐待の早期発見に努めなければならないとし、養護者による虐待を受けたと思われる高齢者を発見した者は市町村に通報するように求めている。特に障害者については、障害者の福祉に業務上関係のある者に「歯科医師」を挙げ、障害者虐待を発見しやすい立場にあることを自覚し、障害者虐待の早期発見に努めることと、虐待を受けたと思われる障害者を発見した際は、速やかに市町村に通報しなければならないとしている。

　子どもと同様に、高齢者や障害者も虐待を受けた事実を適切に訴えられない場合がある。高齢者や障害者の歯科医療に永らく尽力してきた歯科医師は、医療を提供するだけでなく、不自然な症候や病態を診た場合は、虐待の疑いをもって適切に評価、対応すべきである。これらの対応は養護者への支援につながるものである。

7 中毒

- 中毒とは、少量の化学物資が生体に健康障害を与え、ときに死に至らしめることである。
- 中毒死の分類別頻度は、2013年では一酸化炭素が最も多く約7割、次いで医薬品、農薬、揮発性物質の順である。
- 中毒は、毒物側と生体側の要因によってその作用が異なる。
- 毒薬物による中毒死が疑われた場合は、外因死なので異状死体として警察に届出なければならない。
- 一酸化炭素中毒死では、死斑、血液、主臓器が鮮紅色を呈する。
- 青酸ナトリウム・カリウム中毒では口腔・胃粘膜のびらん・出血などが認められる。
- 有機リン系殺虫剤中毒では、縮瞳や胃内容液の刺激臭などが認められる。
- 解熱鎮痛剤のアセトアミノフェンは、多量に服用すると中毒を引き起こす。
- エタノール中毒による死因は、吐物吸引による窒息死が多い。
- 危険ドラッグとは、従来の法規制を回避した類似化合物の総称である。
- 乱用薬物は、毛髪や爪のほかに歯からも検出される可能性がある。

1 中毒の定義

　中毒とは少量の化学物質が生体に摂取された結果、生体が有害な作用を引き起こすことであり、この少量の化学物質を一般に毒物と定義している。

　一方、毒物が生体に摂取されたことによって、生体がその毒物を欲する状態に陥ったことを依存といい、その機構が根本的に異なっている（図1）。われわれ人間社会は産業の発展、生活の向上や利便性から何十万種類の化学物質を生産し、自然界に放出してきており、自然界はこれら化学物質に対する親和性がきわめて少ないため、浄化能力が乏しいものは自然界に残留し、さらに環境循環によって濃縮される。人にフィードバックされたときには何万倍にもなって濃縮され、それを摂取することによって人も中毒を引き起こすことになる。このような環境汚染マップは今日、ごくあたりまえのようになっているが、このことが科学的に立証

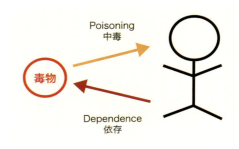

図1　中毒の定義

表1　近年の主な毒物事件史

発生年月	内容	使用された薬物
1984年3月 グリコ・森永事件	お菓子に青酸化合物を混入し、製菓メーカーなどに巨額な現金要求。1985年8月に犯人が終始宣言、1999年に時効。	青酸化合物
1985年4〜11月	パラコートを混入した飲料水を自販機に放置。数十人が死亡。	パラコート
1986年7月25日	新婚夫婦が石垣島を旅行中、妻が急変し死亡。多額な生命保険をかけ、トリカブトおよびテトロドトキシンを服用させた偽装殺人事件。	トリカブト テトロドトキシン
1994年6月27日 松本サリン事件	松本市の住宅街で突然発生した毒ガス事件。死者7名、重軽傷者591名。K氏の冤罪事件。	サリン
1995年3月20日 東京地下鉄サリン事件	8時過ぎ5つの都営地下鉄線列車内での同時多発テロ事件。死者12名、重軽傷者6,185名（内1,364二次災害）。	サリン
1997年1〜2月	青酸入りのコーラを電話ボックスに放置。2名死亡。	青酸
1998年7月25日 和歌山毒入りカレー事件	和歌山市園部地区夏祭りでのカレーライスに亜ヒ酸が混入され、発生から約40時間以内に四人が死亡。約44名が入院。	亜ヒ酸
1998年8月10日	新潟市会社内のポットにアジ化ナトリウムを混入、10名被害。最初のアジ化ナトリウム混入事件。後にアジ化ナトリウムは劇物に指定。	アジ化ナトリウム
1998年8月15〜26日	農薬混入事件3件	農薬
1998年8月31日	長野県小布施町で高齢男性が缶入りウーロン茶を飲料後急変し病院へ搬送されるが死亡。後に青酸の混入が確認される。	青酸
1998年9月1日	長野県須坂市のスーパーで青酸缶入りウーロン茶が発見。	青酸
1998年9月2〜15日	全国で飲料水に殺虫剤、漂白剤など混入事件16件。	殺虫剤、漂白剤
1998年9月18日	京都大学農学部の研究室で玄米茶にカドミウムを混入。	カドミウム
1998年9月29日	兵庫県川西市給食に消毒剤を混入。	消毒剤
1998年10月25日	三重大学生物資源学部の研究室の湯にアジ化ナトリウムを混入。	アジ化ナトリウム
1998年12月	ドクター・キリコがインターネットに自殺幇助のサイトを開設。一人が青酸カリを譲り受け自殺。後にキリコも自殺。	青酸カリウム
2000年2〜11月	筋弛緩剤点滴殺人・殺人未遂事件。再審請求されるが棄却（2014年）。	筋弛緩剤
2005年8〜10月	16歳の女子高校生 母親にタリウムを服毒させ重体。	タリウム
2008年1月	中国製造ギョーザへのメタミドホス混入事件。	メタミドホス
2008年1月	硫化水素による自殺手口がネットで紹介。その後、同年に硫化水素自殺者9カ月で876人（前年の約30倍）、翌年も約500人と激増。	硫化水素
2009〜10年 婚活殺人事件	結婚詐欺者（女性）の周辺で、不自然死していた男性が複数存在。交際した男性達から約1億円取得。	一酸化炭素
2011年4月	製薬研究所内で同社研究員が、ウーロン茶に硫酸タリウムを混入。	硫酸タリウム
2013年12月	冷凍食品から有機リン系農薬のマラチオンが検出。契約社員逮捕。	マラチオン
2014年11月	京都市で妻が夫に青酸化合物を服毒させた疑いで逮捕。	青酸化合物
2015年5月	女子大生が過去に同級生に硫酸タリウムを服用させたとして再逮捕。	硫酸タリウム
2015年5月	別居中の妻が夫にトウゴマ（リシン）を焼酎に混入した疑いで逮捕。	トウゴマ（リシン）
2015年5月	父親が三カ月の男児に覚せい剤を服用させ死亡させた疑いで逮捕。	覚せい剤
2016年3月	妻が夫にメタノールを酒に混入させて死亡させた疑いで逮捕。	メタノール

されたのは、水俣病の有機水銀やイタイイタイ病のカドミウム汚染などによる悲惨な公害によって初めて立証されたのであり、過去にある幾多の痛ましい経緯を忘れてはならない。

2 毒物の分類および種類

　毒物は、性状別では低分子化合物～高分子化合物、無機化合物～有機化合物、揮発性物質～難揮発性物質に分類される。

　一方、起因物質別では、家庭用品、医薬品、工業用品、農薬、乱用薬物、自然毒に分けられ、おのおのその性質も全く異なる化合物が多岐にわたって存在している。

　これら、毒物による犯罪などは、表1に示すように、「毒のあるところ大事件あり」と思われるように、大きな社会的な事件史となっている。

3 毒物の強さ

　毒作用の強さを現す指標には、50％致死量（Lethal dose、LD_{50}）という動物に投与したときに半数が致死する量があり、この数値が低値なほどその毒性がより強い。表2に代表的な毒物のLD_{50}を示すが、人が合成した毒物より、自然界の毒物の方が毒性が強い。

表2　各種化合物のLD_{50}

化合物	動物	投与方法	mg/kg
アセトアミノフェン	マウス	経口	338
メタンフェタミン	マウス	腹腔内	70
マラチオン	マウス	経口	185
パラチオン	マウス	経口	6.1
アコニチン	マウス	経口	1.8
アマニチン	マウス	－	0.3
テトロドドキシン	マウス	－	0.02
リシン	マウス	－	0.003

（日本薬学会 編：2017[1]、遠藤弥重太：1988[2]より引用改変）

4 中毒死亡者の動向

　厚生労働省の人口動態統計によると、2009年 → 2013年の中毒関連死亡者数（薬物、薬剤および生物学的製剤・薬用を主としない物質の毒作用）は、7,142人 → 4,455人で、このうち不慮の事故1,333人 → 1,029人、自殺5,434人 → 3,120人、他殺19人 → 10人、全不慮の事故、自殺者、他殺者数に対しておのおのの中毒死者数割合は3.5％ → 2.6％、17.7％ → 12.0％、4.0％ → 2.9％、全中毒死者数に対しての割合は、不慮の中毒死18.7％ → 23.1％、自殺76.1％ → 70.0％であり、他殺は0.3％ → 0.2％であった。全死亡者は増加しているが、全中毒死者数は減少傾向であったが、全中毒死者数に対する不慮の中毒死の割合は、微増している。

　他方、科学警察研究所の中毒事故等の発生状況（警視庁を除く46道府県警察から収集した薬物に関する中毒事故の件数、主として死亡者）によると、この10年間の発生件数は、2004年4,807件 → 2007年5,333件 → 2010年6,814件 → 2013年3,517件と2010年をピークに、以後減少傾向であるが、過去にも増減を繰り返していることから、今後の推移が注視される。その内訳は一酸化炭素が最も多く（2004年75.6％ → 2007年78.6％ → 2010年 62.4％ → 2013年71.2％)、次いで医薬品（2004年9.9％ → 2007年9.2％ → 2010年 12.4％ → 2013年12.9％)、農薬（2004年11.4％ → 2007年8.8％ → 2010年

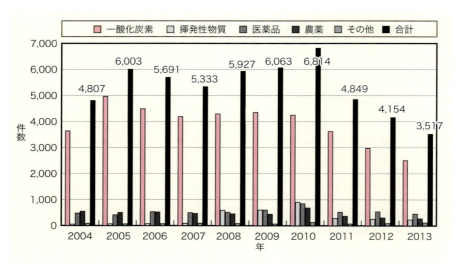

図2　中毒事故等の発生件数
(科学警察庁研究所 編：2006-2015[4] より引用)

10.0% → 2013年 7.7%)、揮発性物質（2004年 1.1% → 2007年 1.7% → 2010年 13.2% → 2013年 6.5%）の順で、医薬品は農薬の減少傾向（11.4% → 7.7%）に反して、最近は増加傾向（9.9% → 12.9%）で2番目に多い品目となっている。また、揮発性物質は、2010年で902件 13.2%に激増しているが、増加分の大部分は硫化水素で、2008年に硫化水素による自殺の方法がインターネットに紹介されたことに起因している（図2）。

5　中毒作用の要因

中毒作用の要因は、大別すると毒物側と生体側にあり、その種々の要因によって生体への中毒作用が大きく異なる（表3）。

表3　中毒作用の要因

毒物側	生体側
1. 量：無効・有効・中毒・致死量 2. 性質（状態）：固体＜溶液、吸収度（水銀、無機水銀、有機水銀） 3. 用法：静注、吸入、筋注、皮下注、経口 4. 相互作用： 　グレープフルーツジュース / Ca拮抗薬、クロラムフェニコール / トルブタミド、エリスロマイシン / ワルファリン、ソリブジン / 5FU抗ガン剤、トリアゾラム / エタノール	1. 加齢（乳幼児・高齢者、成人） 2. 性差、種差、人種差 3. 栄養状態（グルタチオン欠乏） 4. 妊娠（胎児への移行） 5. 疾患（肝・腎疾患） 6. 遺伝的多型（poor metabolizer）

(筆者オリジナル)

1）毒物側の要因

（1）量

毒作用はその物質の量に比例する。

（2）性質

毒物の生体への吸収は、毒物自体の形態や性質によって大きく異なる。たとえば、金属水銀は消化管からはほとんど吸収されないが、水銀蒸気は肺胞から容易に吸収される。無機水銀は吸収されても血液脳関門や胎盤には移行しにくいが、有機水銀は両バリアーを容易に通過し、脳や胎児に移行する。

（3）用法

一般に静注・吸入＞筋注＞皮下注＞経口の順に薬効が現れ、吸入は、肺の肺胞による表面積が非常に大きいため、静注と同程度になる。

（4）相互作用

薬物の併用による相互作用には、薬物動態（薬物代謝酵素［シトクロム：CYP］の活性増減）と薬力学（レセプターに対する感受性増減）があり、毒性増大には、CYPの活性阻害やレセプターの感受性亢進が寄与している。併用によるCYPの活性阻害では、グレープフルーツジュースとCa拮抗薬（高血圧薬）、アセチルサリチル酸とトルブタミド（経口糖尿病薬）、エリスロマイシンとテオフィリン（喘息薬）、ソリブジンと5FU抗ガン剤（CYPでなく不活性化する酵素を阻害、**本章：第6項13）**を参照）があり、おのおのの副作用の起立性低血圧、低血糖、めまい・痙攣、致死的相互作用が発症する。また、レセプターの感受性亢進では、トリアゾラムとエタノールがあり、呼吸中枢抑制が増大する。

2）生体側の要因

（1）加齢

乳幼児・高齢者と成人を比べると、一般に乳幼児・高齢者のほうが薬物代謝酵素活性は低く血中半減期は長く、分布容積は大きく、クリアランスは低下しており、すなわち、作用が強く現れる。また、乳幼児では血液脳関門も未発達なため、脳への傷害を受けやすい。

（2）性差、種差、人種差

薬物代謝は、人の性差では薬物によって異なり一定の結論を得ていないが、種差や人種差では、種々の薬物において、その代謝様式や代謝能が著しく異なることが報告されている。

（3）栄養状態

低栄養状態では、代謝能、血液中のタンパク結合率低下、解毒に必要なグルタチオンやロダナーゼの枯渇などにより毒性発現が増大する。

（4）妊娠

胎盤を容易に通過する毒物は、胎児に障害を与え先天的奇形や脳障害児が発生する。

（5）疾患

肝臓と腎臓は解毒や排泄にとって重要な臓器であり、これらに疾患があると、肝疾患では薬物代謝能の低下や腎疾患では毒物の排泄遅延などにより、毒性は強く現れる。

（6）遺伝的多型

人種によって、ある種の酵素の活性の頻度が異なっており、特に活性が低いグループをpoor metabolizerといい、薬物の副作用の発症率が高いとされている。

6 代表的な中毒

1) 一酸化炭素（CO）

　　一酸化炭素中毒は、全中毒死例のなかで最も多く約7割を占め、その大部分は自殺や事故であるが、古くから偽装殺人の手段として使用されている。なお、事故例の多くは、五感への訴えがないためCOの発生に気づかずに重篤な状態に陥って死に至る。

（1）性状

　　無色、無臭、刺激性のない猛毒ガス、比重は空気よりやや軽く0.968である。

（2）発生源

　　炭素を含有する有機化合物の酸化、炭・練炭・灯油・都市ガス（メタン、プロパンなど）などの不完全燃焼、燃焼ストーブや自動車などの排気ガス、火災、炭鉱事故、喫煙（喫煙者CO-Hb 5〜9％）など生活圏にその発生源が多いため中毒例も多発している。また、インターネットを利用した、練炭などによる集団自殺行為も大きな社会問題となっている。

（3）中毒作用

　　ヘモグロビンとの親和性が酸素より約200倍と高く（O_2-Hb + CO ⇔ CO-Hb + O_2、可逆反応）、組織への酸素の供給が阻害され、同時にヘモグロビンからの酸素放出も低下させ、体内の組織が全般にわたって低酸素症（内窒息）を引き起こし、心筋・脳細胞に致命的な障害を与える。

（4）症状

　　特有なものはなく、初期は頭痛、めまい、脱力感が発現する。これらは風邪の初状と類似しているため、特に冬季では早期判断の手遅れの要因となる。重篤な場合は意識混濁、乳酸アシドーシス、鮮紅色皮膚などがある。また、いったん意識が完全に回復した後に出現する間欠型の中枢神経・精神障害が発症する場合がある。CO-Hb飽和度と中毒の程度は相関しており、その中毒症状は、10％以上で自覚症状が現れ、10〜30％で頭痛、倦怠感、30〜40％で激しい頭痛、嘔吐、脱力感、50〜60％で昏睡、痙攣、70％以上で死に至る。焼死体の生活反応の因子として、CO-Hb飽和度10％以上の判定値があるが、灯油などを被った焼死体ではCO-Hb飽和度が10％以下の場合もある。

（5）死体所見

　　CO中毒死では死斑（図3）、血液、主臓器が鮮紅色を示す。

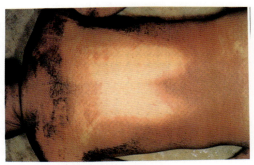
通常の死斑（暗赤紫色）

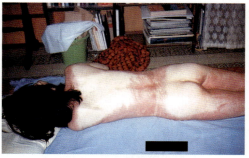
一酸化炭素中毒死の死斑（鮮紅色）

図3　一酸化炭素中毒死の死斑
（故 渡辺富雄　昭和大学名誉教授からの提供）

2）硫化水素（H_2S）

　　硫化水素による事故や自殺の発生件数は、2004年～2007年頃までは年1～27件ほどであったが、2008年8月に家庭用品による硫化水素の自殺の方法がインターネットに紹介されて、それを模倣した自殺例が激増し（2008年515件、2009年502件、2010年745件、2011年179件、2013年117件）、インターネットによる自殺幇助の影響が強く指摘され、集団練炭自殺同様に大きな社会問題となっている。なお、ホテルやビルなどの事例では、営業妨害罪・威力業務妨害罪が適用される場合がある。

（1）性状
　　無色透明で卵の腐った臭気を伴う刺激性の有毒ガス、比重は空気より重く1.192である。

（2）発生源
　　自然界の石炭、天然ガス、温泉、火山などに存在し、噴火口・温泉付近、石油精製、石炭ガス製造の副産物、たんぱく質の嫌気的分解の最終産物として、糞尿貯留槽、下水道からも発生する。家庭用品の酸性トイレ洗浄剤に硫黄配合剤（入浴剤・石灰硫黄合剤）を混合すると容易に発生する。

（3）中毒作用
　　青酸と同様に細胞のミトコンドリア内のチトクロームオキシダーゼ（細胞内の呼吸器系酸化酵素）の三価の鉄（Fe^{3+}）と可逆的に結合して細胞呼吸が阻害され呼吸が停止する。

（4）中毒症状
　　局所的な刺激作用と全身的な作用があり、曝露中の空気濃度に付随して種々の症状が現れる。特徴的な腐卵臭は、低濃度の0.025ppmから感じ、20～30ppmでは強烈に感じるが、50～150ppm以上では逆に臭覚麻痺が起こり、臭気が感じなくなる特徴があり、非常に危険である。局所の刺激作用では、粘膜に10～10ppmで強い刺激症状、50～100ppmで炎症症状が現れる。250ppmでは肺水腫を生じ、500ppm以上では致死的になり昏睡、呼吸停止、心循環不全をきたし死に至る。

（5）死体所見
　　一般的な急死所見以外特になく、高濃度曝露では、皮膚や臓器が青緑色を認める。

3）青酸化合物

　　青酸化合物は、金・銀の精錬、メッキ、殺虫剤、写真、有機合成などに広く使用されているが、昔から自・他殺の手段に用いられている毒物であり、帝銀事件、グリコ・森永事件、青酸コーラ無差別殺人事件、長野ウーロン茶事件、ドクターキリコ事件などの社会的な大きな事件史がある（**本章：表1**を参照）。ここ10年間の青酸中毒事故件数は、年2～12件が報告されている。また、火災時には、種々の化学繊維などの燃焼によってHCNが発生し、CO以外の重要な中毒因子となるので注意を要する。

（1）中毒作用
　　ミトコンドリア内チトクロームオキシダーゼの三価の鉄（Fe^{3+}）と可逆的に結合して細胞呼吸が障害され、細胞内窒息により低酸素血症を引き起こし呼吸停止で死亡する。致死量は、シアン化ナトリウム・カリウム0.15～0.3g、青酸0.05gである。

（2）中毒症状

やや鮮紅色皮膚（COほど著明でない）、アーモンド臭、口腔・胃粘膜の爛れ・出血、頭痛、めまい、嘔吐、発汗、不整脈、乳酸アシドーシス、痙攣、呼吸困難、意識喪失などを起こし、呼吸停止ののち死亡する。

（3）死体所見

口唇の粘膜剥離・びらん、胃粘膜の出血びらん（図4）、胃内溶液がアルカリ性を示す。

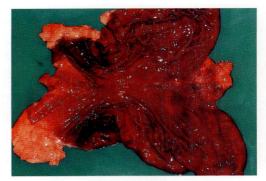

図4　シアン化カリウムを内服した胃粘膜
（永野耐造, 他：1998[10]より引用）

4）有機リン系殺虫剤

有機リン系殺虫剤は、種々の害虫駆除に高い効果を発揮するため広く使用されており、それに付随して中毒事故件数は農薬のなかで最も多く約30〜40％を占めている。当初は、パラチオンやピロリン酸テトラエチル（TEPP）（現在は特定毒物に指定され使用禁止）が多く使用されていた。TEPPは殺虫効果は強力であるが、毒性も高いため、その後、低毒性殺虫剤のフェニトロチオンやマラチオンなどが開発・市販され、今日広く使用されている。

（1）性状

有機リン化合物は水に難溶で、有機溶媒に易溶であるため、製剤は有機溶剤のキシレン、界面活性剤、水の混合液の乳剤として市販されている。肺や皮膚から容易に吸収される。有機リン系殺虫剤の種類は、化学構造から大別するとチオノ型（P=S）とホスフェート型（P=O）に分けられる。チオノ型は、化学的に安定だが即効性がなく、これ自体には活性がないが薬物代謝酵素によって代謝されてホスフェート型（S・硫黄元素がO・酸素元素に入れ変わる）となって活性を示す。ホスフェート型は、化学的には不安定であるが、即効性がある。サリンなどの神経ガスは、ホスフェート型に属する（図5）。

（2）中毒作用

有機リン系殺虫剤のP=Oがアセチルコリンエステラーゼ（acetylcholine esterase：AChE）の活性部位（エステル部位のセリンの水酸基）に可逆的にリン酸化結合してアセチルコリンの加水分解を阻害して、生体内にアセチルコリンを蓄積する。この段階では、エステル部位の結合が自然脱離したり、解毒剤である2-PAMによってAChEの再活性化が起きるが、さらに進行して、結合しているリン酸基のアルキル基が脱アルキル化されると老化（Aging）といって、AChEの再活性化は起きにくくなり、2-PAMの効果も乏しくなる（図6）。

（3）症状

AChEが阻害されるため生体内でアセチルコリンが過剰となり、ムスカリン受容体（副交換神経末端部）、ニコチン受容体（運動神経末端部）、中枢神経に蓄積して種々の症状が現れる。ムスカリン様症状は、縮瞳、流涎、発汗、失禁、下痢、嘔吐、気管支分泌増強、呼吸困難などが、ニコチン様症状は、筋線維性萎縮、血圧上昇、痙攣、呼吸筋麻痺などが、

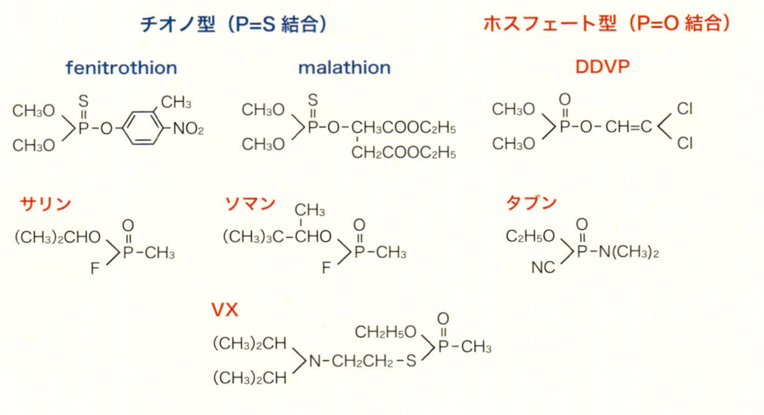

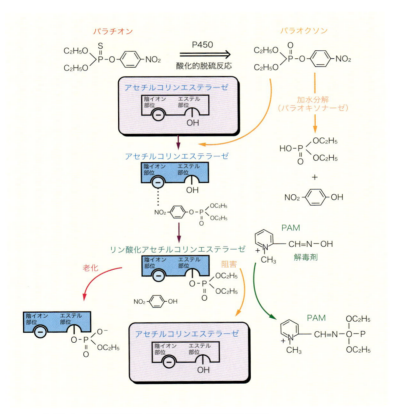

図5　有機リン系殺虫剤と神経ガス

図6　有機リン系殺虫剤の中毒機構と解毒剤の作用
（吉田武美：2001[9]）より引用）

中枢神経症状は、頭痛、めまい、興奮、錯乱、意識障害、呼吸中枢の抑制などがそれぞれ発現する。死因は、気管支分泌増強、呼吸筋麻痺、呼吸中枢の抑制などによる呼吸不全である。

（4）死体所見

縮瞳（みられない場合もある）、胃内容液の刺激臭（多量服用では、乳白色液が上層に分離：図7）、胃粘膜の出血びらん、肺水腫を認める。

事例：名張ぶどう酒殺人事件

1961年3月、三重県名張市公民館で地区の生活クラブの総会が行われ、男性には清酒、女性にはぶどう酒が出されたが、ぶどう酒を飲んだ女性17人が急性中毒の症状を訴え5人が亡くなり、そのぶどう酒から有機リン系農薬 ニッカリンT（TEPP）が検出された。警察は、重要参考人の妻と愛人がともに被害者だったことから、三角関係の解消による犯行とみて逮捕・起訴し、1972年の最高裁で死刑が確定される。その後、何回にもわたって再審請求がなされている。

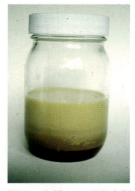

図7　有機リン系殺虫製剤を服用した胃内溶物

5）アセトアミノフェン

アセトアミノフェンは、今日では解熱鎮痛剤として、アスピリンに比してその副作用が少なく、広く高熱時の処方薬として使用されている。また、一般用医薬品として感冒薬や消炎鎮痛薬にも配合されており、多く服用されている医薬品である。

（1）中毒作用

アセトアミノフェンは、肝臓で90〜95%がグルクロン酸抱合や硫酸抱合を受けて尿中に排泄される。残りの数%はCYP2E1で代謝活性化され、中間活性代謝物のN-アセチル-p-ベンゾキノンイミン（N-acetyl-p-bennzoquinonimine：NAPQI）が生成される。

活性代謝産物のNAPQIは、薬用量ではグルタチオンによってメルカプツール酸となって尿中に排泄され無毒化されるが、アセトアミノフェンを多量服用した場合は、代謝活性化の経路が促進され、NAPQIが増加しグルタチオン抱合が枯渇され、その結果、NAPQIが多量残存する。このNAPQIが細胞タンパクのSH基などに結合して細胞死を引き起こし肝臓や腎臓などに障害を与える（図8）。アセトアミノフェン中毒は、CYP2E1で誘発されるため、この酵素の活性が低い乳幼児ではその中毒は現れにくく、一方、低栄養状態でグルタチオンが不足している人、アセトアミノフェン常用者、アルコール依存者では、CYP2E1に誘導がかかり活性経路がより促進されるため、その中毒作用はより強く現れやすくなる。中毒量は成人 最小中毒量 5〜15g、肝障害7.5g（150mg/Kg以上）、致死量は13〜24gである。

（2）症状

第1期（30分〜4時間）は、服用直後無症状、数時間後で悪心・嘔吐、食欲不振、倦怠感、発汗が現れる。第2期（24〜72時間）は、軽度の肝障害でGOT、GPT、LDHなどが上昇する。第3期（3〜5日）は、尿細管壊死、心筋壊死、肝性脳症、劇症な肝障害、腎障害が現れる。第4期（7〜8日）は、回復期もしくは持続的な悪化をきたし肝不全などで死亡する。なお、OTC薬のナロン顆粒は、催眠薬のブロムワレリル尿素も含有されており、大量服用した場合は服用直後に意識障害を示すので注意を要する。

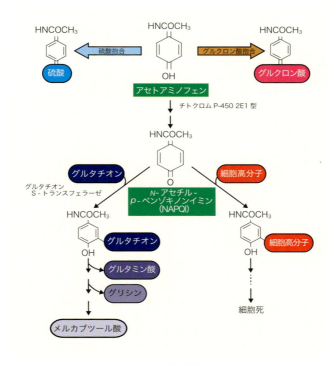

図8　アセトアミノフェンの中毒機構
（黒川　顕, 編：2006[6]）より引用）

（3）死体所見

　　急性黄色肝萎縮。病理組織検査に加え毒薬物検査を行う。

6）アルコール

　　アルコール（エタノール）は、古代から人類とかかわりがある飲み物で「百薬の長」とも言われ、神事にも使用されているように、人間社会の文化や生活に深く取り入れられてきている。飲酒は、コミュニケーション、ストレスの解消、疲労回復、安眠を導く、食欲増進など種々の利点がある。その反面、飲酒による暴行、殺人、イッキ飲み事故、交通事故、アルコール依存症、健康障害などの負の側面もあり、大きな社会問題の一つになっている。また、血中アルコール濃度は、傷害致死事件、事故転倒・転落死、溺死、死亡ひき逃げ交通事故などにおける当事者の酩酊度を判断するうえで重要な因子となる。

（1）急性アルコール中毒者の実態

　　東京消防庁資料によると、最近の急性アルコール中毒による救急搬送人員は、過去5年間2010 → 2014年で11,751 → 14,303人と増加しており、そのうち男性のほうが63%→ 65%人と多かった。2014年度（14,303人）の内訳は、年代別では男女ともに20代（43%）が際だって多く、飲み方が不慣れで無謀ないわゆる「イッキ飲み」の飲酒がうかがえる。月別では、12月（11.3%）、7月（9.0%）、4月（8.6%）の順に多く、その要因は忘年会、暑気払い、歓迎会などにおける過度な飲酒が考えられる。重症度別では、ほとんどが軽症68.2%で重症は0.6%（79人）であった。

一方、科学警察研究所資料によれば、過去5年間（2009～2013年）のエタノール中毒事故の件数は20～35人であり、男性は30代（25%）、女性は40代（32%）に多かった。また、大学生の部活動のアルコールハラスメントによる急性アルコール中毒による死亡事故（急性アルコール中毒死、吐瀉物の誤嚥性窒息死、転落死など）は、2010～2014年で総計21名が報告されている。

（2）飲酒による交通事故および死亡事故

飲酒による交通事故および死亡事故件数は、2001年からの道路交通法のたびたびの罰則強化や飲酒運転根絶の社会的な運動などによって、2001年以降大幅に減少し、2014年ではおのおの4,155件、227件と報告されている。主な道路交通法の罰則強化は、2001年の危険運転致死傷罪制定、2002年の酒気帯び運転アルコール基準値改定（呼気中 0.25 mg/L → 0.15 mg/L）、2007年の運転者周辺者の罰則強化、2014年の自動車運転により人を死傷させる行為の処罰に関する法律などがある。

（3）アルコールの代謝および消失パラメーター

エタノールは消化管、肺、皮膚より吸収され、体内組織へ水分含量に比例して分布する。エタノールの総排泄量は呼気、汗、唾液、尿から5％以下と少なく、大部分は肝臓において代謝される。代謝は、第一段階の酸化ではアルコール脱水素酵素（alcohol dehydrogenase：ADH、Km値 2 mM）、microsomal ethanol oxidizing system：MEOS（薬物代謝酵素 CYP2E1 に相当する、Km値 8.6 mM）、カタラーゼによって代謝され、活性代謝物のアセトアルデヒドになり、さらにアルデヒド脱水素酵素（aldehyde dehydrogenase：ALDH）によって、酢酸となり、アセチル CoA を経て TCA サイクルで炭酸ガスと水に分解される（表4）。

最初の酸化では、飲酒量が少ないときは ADH が働き、多くなると MEOS が働く。このときに MEOS は誘導されるので、エタノールに対する耐性獲得の要因となっている。また、MEOS は他の薬物代謝との相互作用もあり、種々の薬物の薬効増減にも寄与している。

第二段階の ALDH には、High Km ALDH（ALDH 1型、Km値 30 μM）と Low Km ALDH（ALDH2型、Km値 3 μM、ミトコンドリア由来の ALDH）があり、より活性の強い ALDH 2型が毒性の強いアセトアルデヒドを速やかに代謝するとされている。この ALDH 2型は、遺伝子型より ALDH2^1/ALDH2^1（活性型ホモ接合）、ALDH2^1/ALDH2^2（活

表4　エタノールの代謝および体内パラメーター

代謝
C_2H_5OH → ① → CH_3CHO → ② → CH_3COOH → TCA Cycle CO_2 + H_2O
①：アルコール脱水素酵素（alcohol dehydrogenase：ADH） 　　MEOS(CYP2E1) 　　Catalase
②：アルデヒド脱水素酵素（aldehyde dehydrogenase：ALDH）
体内消失パラメーター
β値：血液中で単位時間あたりに下降するアルコール燃焼係数 　　0.16 ± 0.04 mg/ml/hr
EDR値：1時間に体重 kg あたりアルコールを分解する能力 　　110 ± 23.8 mg/kg/hr

（菱田　繁, ほか：1987[13]、高瀬修二郎, ほか：1991[14] より引用改変）

性型と不活性型のヘテロ接合)、ALDH2²/ALDH2²(不活性型ホモ接合)の3群に分けられ、日本人のこれらの比率は、60%、30%、10%と報告されている。この40%の不活性型の人は飲酒時に、血中のアセトアルデヒド濃度が高値になり、顔面紅潮(末梢毛細血管の拡張)、悪心・嘔吐、頻脈、動悸、頭痛、血圧下降などの症状が現われ、特に不活性型ホモ接合では顕著で、飲酒に対して著しく弱いとされている。なお、欧米人では不活性型は報告されていない。

エタノールの消失パラメーターのβ値(アルコール燃焼係数)は、血液中単位時間あたりに下降するアルコール濃度 mg/mL を表し、日本人の平均的値は 0.16mg/mL/h である。たとえば、血液中濃度 1 mg/mL(飲酒量 約5%ビール 1,200 mL)の消失には、約7時間かかる。EDR 値は 1 時間に体重 kg あたりのアルコールを分解する能力を表し、日本人の平均的値は 110mg/kg/h である。たとえば、ウイスキーを約 140mL 飲酒すると約9時間位かかって体内から消失する。したがって、夜遅くまで多量に飲酒し、翌朝運転することは、酒気帯び運転になる可能性が高く、運転は控えるべきである。

(4) 中毒作用

エタノールは中枢神経系に抑制的に作用し、血中濃度に比例して脳の各部位を抑制し、脳幹の呼吸中枢抑制によって死亡するが、舌根沈下による気道閉塞、吐物吸引による窒息死も多いので、泥酔時には回復体位(コーマ体位)を取ることが不可欠である(図9)。

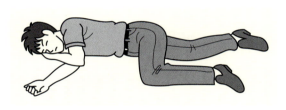

図9　回復体位
(東京消防庁ホームページ[10]より引用)

(5) 血中アルコール濃度と症状

エタノールは、摂取後速やかに吸収され脳に分布し、脳の各部位を抑制するので、種々の中枢神経系の抑制作用が症状として現れ、一般にその症状は血中アルコール濃度に比例するとされている(表5)。ただし、エタノールに対する生理的な感受性には、著しい個体差があるといわれている。

表5　血中アルコール濃度と症状

血中濃度 (mg/mL)	酩酊度	脳の抑制部位	症状
0.5 以下			無症状ないし微酔い
0.5〜1.0	弱度	前頭葉	眼の機能検査や刺激に対する反応低下
1.0〜1.5	軽度	前頭葉	自己抑制減退、多幸感、多弁、注意力減退
1.5〜2.5	中等度	中頭葉	興奮状態、言語不明瞭、ふらつき
2.5〜3.5	強度	小脳	平衡失調、歩行困難、意識もうろう
3.5〜4.5	泥酔	橋・延髄	昏睡、体温低下、致死の危険性
4.5 以上	致死	橋・延髄	心機能停止、呼吸抑制、致死

(日本薬学会 編:2006[1]、菱田　繁, ほか:1987[13]をもとに筆者作成)

（6）死体所見

アルコール臭のほか、特異的な所見はなく、吐物吸引による窒息死では気管内に胃内容物を認める。

事例：アルコールハラスメントによる死亡事故

1999年、某国立大学医学部クラブの新入生歓迎コンパで1年生男性（20歳）が上級生とOB医師から焼酎の「バトル（早飲み競争）」を次々としかけられて、昏睡状態になり、5年生が救急病院に連れて行くように指示したが、運転手役の学生は病院ではなく事前に準備してあった「つぶれ部屋」に運んでしまった。翌早朝、急性アルコール中毒による吐物吸引窒息で亡くなった。傷害致死罪・保護責任者遺棄致死罪は不起訴、賠償請求訴訟は2006年福岡高裁において上級生、OB医師、教授らのうち8名に「安全配慮義務」に違反したとして損害賠償を命じ、2007年最高裁で確定した。

7）覚せい剤

覚せい剤は、メタンフェタミンとアンフェタミンがあり、法律用語ではおのおのフェニルメチルアミノプロパン、フェニルアミノプロパンと命名され、覚せい剤原料の8種化合物とともに、その合成、販売、輸出入、所持や摂取が厳しく法規制されている。しかし、覚せい剤乱用は薬物乱用のなかで最も多く（現在は、第3次乱用時期）、その強い中枢興奮作用・精神的依存性、脳神経障害からの妄想・幻覚による乱用者の反社会的な行動や、流通が暴力団の資金源になっているなど、大きな社会問題となっている。わが国では、メタンフェタミンが乱用がされ、ヒロポン、シャブ、スピード、アイスなどの隠語で流通している。

（1）性状

塩酸メタンフェタミンは白色の結晶状物、水に易溶、遊離体は揮発性がある。

（2）中毒作用

覚せい剤は、シナプス前膜から神経伝達物質のカテコールアミン（ドーパミンやノルアドレナリン）を放出させると同時に、その再取り込みを阻害し、モノアミンオキシダーゼの活性も抑制するため、シナプス間隙に多量のカテコールアミンが蓄積し、その結果、強い交感神経興奮作用を示す。また、脳の体温中枢に障害を与え高体温を示す。

（3）症状

急性症状では、動悸、頻脈、心筋症、心不全による肺水腫、発汗、散瞳、食欲不振、口渇、悪心、嘔吐、下痢、痙攣、攻撃性、興奮、錯乱、衝撃行動、性欲亢進、不安、意識喪失、過高熱、腎不全、乏尿、くも膜下出血、脳内出血、脳浮腫などが認められる。

慢性症状では、典型的な症状としては、幻覚、幻聴、被害・注視・追跡・嫉妬妄想などがあり、これらの幻覚・妄想型精神症状は、麻薬ではあまり認められず、覚せい剤特有である。また、体温の上昇や摂食行動の抑制は耐性が生じるが、幻覚・妄想型精神症状では、長期間の覚せい剤非摂取後も数回の摂取で同様な精神症状が起きるように、より感受性が亢進する逆耐性現象が生じる。さらに、何らかのストレスによって再燃が起きるフラッシュバック現象を引き起こし、反社会的な問題行動も発生する。

（4）死体所見

急死の所見、所臓器のうっ血、粘膜・漿膜の溢血点、高い直腸温（死後経過時間が短い場合）、肘窩部などの注射痕（認められない場合もある）。組織学的検査での心筋の断裂による心臓障害などがみられることがある。

なお、白骨死体では、長期乱用者であれば、毛髪、爪のほか、歯からも検出が可能である。

8）危険ドラッグ

危険ドラッグは、従来の法規制薬物（覚せい剤、麻薬、大麻、向精神薬など）、または指定薬物（厚生労働大臣が指定、中枢作用を示す薬物で中枢興奮・抑制作用、多幸感、陶酔感または幻覚作用などを引き起こす薬物）の化学構造の一部を修飾して作ることで法規制を回避した化学物質の総称である。これらは、法規制薬物と同様な薬理作用があり、その中毒性や依存性なども同等あるいはそれ以上の毒性を有するため、種々の健康被害や重大な交通事故などが発生し、大きな社会問題となっている。危険ドラッグの命名の経緯は、以前は合法ドラッグ、デザイナードラッグ、違法ドラッグ、脱法ドラッグ・ハーブなどと通称されていたが、これらの名称では、その危険性の認識度が低いことから厚生労働省が2014年より一般公募を参照して危険ドラッグに変更し、以後同名が通称されている。

流通している危険ドラッグは、以下のような代表的な化合物があり、その形状は粉末、液体、植物片などがある（図10）。

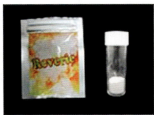
バスソルト（粉末）

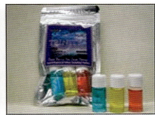
アロマ（液体）

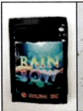
ハーブ（植物片）

図10 危険ドラッグの形状
（東京都福祉保健局健康安全部薬務課：ホームページより引用[15]）

（1）合成カンナビノイド系化合物

大麻の精神活性成分であるΔ^9-テトラヒドロカンナビノール（Δ^9-tetrahydrocannabinol：THC）と類似な化学構造を有し、形状は、粉末状で乾燥植物片に混ぜ、ハーブとして巻きタバコやパイプなどで吸入という方法で摂取される。

（2）カチノン系化合物

覚せい剤やMDMA（3,4-methylenedioxymetamphetamine）に似た化学構造をもち、中枢神経興奮作用を有する化合物である。形状は、粉末と液状の製品があり、バスソルト、フレグランスパウダー、植物栄養剤などと偽装されて販売されている。

（3）トリプタミン系化合物

幻覚作用を有するマジックマッシュルームのサイロシンやシロシピンと構造が類似し、同様な幻覚作用を示す化合物である。形状は粉末や液状の製品として流通している。

（4）症状

合成カンナビノイド系化合物は、身体的症状では嘔気・嘔吐、頻脈、血圧上昇、血圧低下、胸痛、アシドーシス、意識消失、過換気、痙攣など、精神的症状では多幸感、陶酔感、幻覚、意識障害、不安や焦燥感によるパニック障害などが認められている。カチノン系化合物では、身体的症状では血圧上昇、頻脈、不整脈、痙攣、散瞳、めまい、振戦、不随運動、精神的症状では覚せい剤と同様に中枢神経興奮作用、陶酔感、不眠、パニック障害、注意障害、記憶障害、幻覚妄想、不安焦燥感などが認められる。

（5）毒作用

合成カンナビノイドは、THC同様に脳内のカンナビノイドCB1受容体に作用するが、その親和性はより強く、強力な作用を現し、なかには免疫担当細胞内のカンナビノイドCB2受容体にも結合し、作用を現すものもある。カチノン系化合物は、覚せい剤と同様に中枢神経系に作用し興奮状態を引き起こし、また、強力な依存性も形成される。

（6）危険ドラッグの法規制の現状

危険ドラッグは、法規制から免れている物質のため罪悪性の意識がなく摂取し、それが法規制されると新たに修飾された化合物を摂取し、それを再度規制するように、規制が「イタチごっこ」になっており、このことが危険ドラッグの乱用を根絶できない最大の原因であった。そこで、個々の化合物を対象とせずに、類似の化学構造を有する化合物を一括して指定薬物に追加する、新たな規制の手法が2013年に導入された。現在では、指定薬物の総数は2297物質（2015年4月24日時点）となっている。

適用されている法律は、①医薬品医療機器等法（旧薬事法）による無承認無許可医薬品、②医薬品医療機器法による指定薬物の制度、③麻薬および向精神薬取締法の3つによって取締っている。今日では、これらの取締りの効果によって、危険ドラッグの販売店はなくなったが、未だにインターネット販売なども散見されており、根絶までには至っておらず、今後の海外からの再流入などその動向を注視しなければならない。

9）水銀

水銀には、金属水銀（比重13、室温で銀色の液体で容易に気化し水銀蒸気となる）、無機水銀（塩化第二水銀・昇汞など）、有機水銀（メチル水銀など）があり、おのおのその毒性が異なる。主な用途は、乾電池、水銀灯、温度計、電気機器、電極、白熱灯、真空管、合成化学触媒、アマルガムおよびハンダの製造、医薬品（マーキュロクロム）などに使用されている。また、焼却炉や石炭燃焼から水銀蒸気が大気中に排出され、海洋中にも混入し一部がメチル化されており、その環境汚染が問題となっている。

（1）水俣病

1956年頃から熊本県の水俣市のチッソ水俣工場廃液中のメチル水銀の食物連鎖によって発生した公害病の原点で、その発症地域から水俣病と命名され、国際的にもMinamata diseaseと言われている。最初は、小児姉妹で強い中枢神経障害の発症例が報告され、その後同様な症例が魚介類を多食してる家族性に多発し死亡者も多数確認するが、原因不明な中枢性疾患の奇病として取り扱われていた。その後、熊本大学水俣病研究班らによって、メチル水銀中毒の典型的な症状であるハンター・ラッセル症候群（求心性視野狭窄、感覚

障害、言語障害、聴力障害、運動失調）と類似症状を生じることから、その原因が廃液中のメチル水銀によると言われ、厚生省が 1965 年に認定したが、工場の廃液停止には至らず被害者が増加し、1965 年に新潟県阿賀野川下流域で同様の被害者が多数発生した（第二水俣病）。1968 年に国が水俣病の原因はメチル水銀によると認定し、ようやく工場の廃液をストップさせるに至った。患者認定に関して最高裁判決（2004 年）が出ているものの、今日でも未だに多くの未認定患者がおり解決には至ってない。

（2）吸収と排泄

金属水銀は、消化管からほとんど吸収されず、水銀蒸気として肺胞から約 80％が吸収され、血液脳関門を通過し脳に取り込まれるほか腎臓に蓄積する。無機水銀は、消化管吸収率は 10％で、血液脳関門や胎盤も通過しにくく、主として腎臓に蓄積される。一方、メチル水銀は、脂溶性が高いため消化管吸収率は 95％、血液脳関門や胎盤も容易に通過し、胎児の中枢神経にも取り込まれる。

（3）毒作用

水銀は酵素のスルフィドリル基（-SH）と結合し細胞の代謝や機能を障害し、その標的臓器は、金属水銀とメチル水銀は中枢神経、無機水銀は消化管と腎と言われている。経口致死量は、塩化第二水銀で 1〜4 g、メチル水銀で 10〜60 mg/kg である。

（4）中毒症状

水銀蒸気の曝露は、高濃度（2 mg/m^3）では、1〜2 時間以内に胸部圧迫感、呼吸困難、発作性の咳嗽が現れ、急性肺炎となる。昇汞服用では、初期の口腔・消化管の腐食作用、利尿不全、急性腎障害を起こす。メチル水銀による初期の神経症状は知覚異常と運動失調であり、重症の場合には視野狭窄、構音障害、難聴も起こる。

（5）死体所見

昇汞服用では、口腔〜胃の粘膜にびらん形成を伴う灰白色、服用後 2〜3 日の死亡例では、腎尿細管壊死、口内炎、大腸炎などの所見を認める。

10）ヒ素

ヒ素およびヒ素化合物は、古く中世において毒物の王者といわれるほど他殺、自殺の手段に頻繁に使用されていた。ヒ素化合物には 3 価の三酸化ヒ素（亜ヒ酸）、有機ヒ素の Lewisine（毒ガス）、ニンニク臭を有するガス状のヒ化水素（アルシン・水素化ヒ素、）、5 価の五酸化ヒ素（ヒ酸、ヒ酸鉛）がある。

主な用途は、古くは医薬品、殺虫剤、殺鼠剤、顔料など、今日では銅・鉛などとの合金、木材・皮革の防腐剤、セラミックス、染料、電子産業でのガリウムヒ素による半導体素子や発光ダイオードなどや、最近では急性前骨髄球性白血病の治療薬にも用いられている。また、土壌や地下水などに流入する環境汚染も社会的問題となっている。

事例 1：森永ヒ素ミルク事件

1955 年頃、岡山県などの山陽地方に人工栄養乳児のみに食欲不振、発熱、下痢、皮膚の発疹、腹部膨満、肝肥大などの症状を伴う奇病が多発し、その後の調査・検査でドライミルク（森永乳業徳島工場で製造）に亜ヒ酸が混入されていることが判明する。その亜ヒ酸は、古い原乳を基としたドライミルクの酸化防止剤として使用された安価な工業用第二

リン酸ナトリウムの不純物であった。この亜ヒ酸の濃度は 40ppm と言われ、ドライミルク 6g 中では約 7mg が含有されており、乳幼児の亜急性中毒に相当する。このドライミルクによる被害乳幼児は約 12,000 人で、うち約 130 人が死亡したと言われている。この事件は、食の安全の第 1 号と言われ大きな社会問題となった。

事例 2：和歌山毒入りカレー事件

1996 年 8 月に和歌山市の園部地区での夏祭りのあと、亜ヒ酸が混入されたカレーライスを食べ、服用直後に嘔気、嘔吐、腹痛、水様性下痢などの急性消化器症状を発症、発生から 9 時間後に一人目、13.5 時間後に二人目、14 時間後に三人目、40 時間後に四人目が死亡、約 44 名が入院治療を受けた。この事件では、当初は食中毒とされたが、青酸、ヒ素が確定したのは発生から 10 日後で情報が錯綜した分、的確な早期治療が遅延したとして、正確な情報の伝達が問題となった。また、この事件は名張ぶどう酒事件（**本章：第 4 項**を参照）に類似した事件とも言われている。

（1）毒作用

毒性は、5 価の五酸化ヒ素より 3 価の三酸化ヒ素のほうが著しく強い。三酸化ヒ素はより強くヘモグロビンと結合し、酸化され溶血反応を起こす。有機ヒ素はほとんど毒性がない。3 価のヒ素は酵素の -SH 基と結合して不活性化し、細胞の代謝を阻害することによって肝や腎の壊死を引き起こすといわれている。三酸化ヒ素の致死量はヒト経口で約 120～200mg、アルシンでは 25～50ppm で、30 分以内に急死するといわれている。

（2）中毒症状

大量摂取では、初期に激しい胃腸炎、食道痛、嘔吐、水性・血性下痢がみられ、後期には体温・血圧低下、脱力感、痙攣、昏睡をきたし、循環器不全によって通常は 15 時間以内に死亡する。ヒ素粒塵の吸入では、急性肺水腫、ラ音を伴う咳発作を引き起こす。無機ヒ素の慢性曝露では、黒皮症、色素沈着と脱出、角化症が体表の広範囲にみられる。

（3）死体所見

胃粘膜はうっ血、びらん性に出血し、小腸内容物はお米のとぎ汁状・血性液を認める。

11）アコニチン

アコニチンは、トリカブトに含有しているアルカイドであるが、このトリカブトには、他のメサコニチン、ヒパコニチン、ジェサコニチンが含有されており、これらをアコニチン類と総称している。アコニチン類は全草にあり、特に根（附子）に多く含有しており、古くから漢方薬に配合され煎じて（熱処理を行う）服用されている。

（1）毒作用

細胞膜に作用し、ナトリウムチャンネルを開放し、ナトリウムイオンを細胞内に流入させ、活動電位を遮断し、心筋の刺激伝導系や神経伝達に障害を与える。致死量は 3～6mg で、トリカブトの根を 2～4g 食べると死亡すると言われている。

（2）症状

口腔・口唇や四肢末端のしびれ、嘔吐、下痢、脱力、不整脈、呼吸麻痺などが現れる。

12) テトロドトキシン

テトロドトキシンは、フグの肝臓や卵巣に多く含有している毒成分であるが、、フグの体内では産生されず、テトロドトキシンを産生する細菌類がついた海藻を食べることによってフグの体内に蓄積される。したがって、自然界の食物連鎖によって生じる外来性の毒物である。また、同様な中毒に、貝類のサキシトキシンがある。

(1) 毒作用

活動電位は、細胞外から中へのナトリウムイオンの流入によって起きるが、テトロドトキシンはナトリウムチャンネルを選択的に遮断し、神経や筋肉の活動電位を阻害する。テトロドトキシンの致死量は約2mgとされている。

(2) 症状

摂取後20分〜数時間で症状が現れ、初めに口内・手先のしびれ感、嘔吐、腹痛、頭痛が起き、その後、歩行障害、感覚麻痺、呼吸困難、さらに血圧低下、全身の反射喪失、意識混濁、呼吸麻痺・停止、心停止が起きて死亡する。

13) 医原病としての薬物中毒

医療や薬の使命は、病気で苦しんでいる人を治療し苦痛を軽減させ、重篤な疾患や外傷から命を救うことが目的であるにもかかわらず、目的とは正反対な残存障害や死に人を至らしめる行為を医療の負の要因による健康被害と捉え医原病と称する。この医原病は、医療界や社会で大きな問題となっているが、毎年発生しており、根絶に向けての根本的な対策や体制が急務である。

(1) 医療事故・過誤

a. 1コ ⇒ 12（処方の投与数間違い）

医師の手書きの処方でトルブタミド（経口糖尿病薬）を1コを読み間違い12錠投与し死亡する。

b. ブドウ糖 ⇒ イソニアジド（投与薬剤の間違い）

ブドウ糖とイソニアジド（抗結核剤）は、薬剤が容器、剤形、表記ともに類似しており（当時、図11）、糖負荷試験をイソニアジドで行い死亡する。

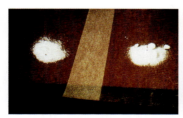
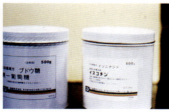
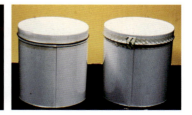

図11　ブドウ糖とイソニアジドの容器、剤形
（故 渡辺富雄　昭和大学名誉教授からの提供）

c. シスプラチン ⇒ 連日投与

シスプラチンは、抗がん剤として広く使用されているが腎毒性が強いため、必ず投与間隔を開けて投与するべきところを、連日投与し死亡する。

（2）薬害

a. ペニシリンショック

ペニシリンは万能な薬として感染症に広く使用されていたが、1956年に某大学の高名な教授が、歯科で抜歯後に注射された直後、顔面蒼白となり、痙攣、急激な血圧低下をきたし死亡する、いわゆるアナフィラシーショック死が初めて報告された。この事件で、ペニシリンのような夢の新薬でも、薬には、本来の薬理作用とは別に、ショックで死亡させるような重大な副作用があることが初めて認識され、医療界や社会にも大きな啓蒙をもたらした。その後の調査で、この数年間で124名が死亡していることが判明した。

b. サリドマイドによる胎児先天異常

サリドマイドは、ドイツで開発され日本では1958年ごろからイソミン（鎮静剤）やプロパンM（胃腸薬中にも含有）の商品名で販売され、鎮静剤として妊婦にも広く服用されていたが、後に催奇形性があり初期の妊婦が服用すると胎児に独特の奇形が発生することがわかり、ドイツではいち早く販売が中止・回収された。しかしながら、日本では、販売の中止や回収が著しく遅れ、その間、被害児は倍増し、総計約1,000名の被害児が発生した。この事件で、薬の副作用は、胎児にも重大な障害を与えることが初めて認識された。サリドマイドは、現在、多発性骨髄腫の治療薬として使用されているが、過去の痛ましい事件を教訓とし、その販売や使用には十分な注意が払われなければならない。

c. キノホルム

キノホルムは、当初は外用の殺菌剤やアメーバ赤痢用内服薬として短期に限られて使用されていた。1970年頃から整腸剤として販売され、多くの人が服用するようになったが、服用者に緑尿、緑舌、神経障害（Subacute Myelo Optico Neuropathy：SMON、亜急性・脊髄・視神経・末梢神経障害）による、知覚障害、視力障害、歩行障害を起こす難治性疾患が発症した。被害者総数は、約11,000名であった。なお、キノホルムと同様に薬の適応拡大によって起きた事件で、マラリア治療薬から慢性腎炎などに適用された燐酸クロロキンによる網膜症（被害者1,000名以上）がある。

d. 薬害エイズ

薬害エイズは、1983年頃からウイルスを不活化してない非加熱血液製剤を血友病患者に使用し、全血友病患者の約4割にあたる約1,800人がHIVに感染し、うち約400人以上が死亡している。この事件は、米国で非加熱血液製剤のHIV感染の危険性が指摘されていたにもかかわらず、非加熱血液製剤を販売継続したことでその被害を拡大した。また、過去のサリドマイドやキノホルム薬害で厚生大臣（当時）と交わした訴訟和解の確認書も全く生かされず、繰り返された薬害でもある。

e. ソリブジンの致死的相互作用

1993年頃に、帯状疱疹の抗ウイルス薬として発売されたソリブジンは、抗癌薬（5-フルオロウラシル系抗がん剤、5-FU）との併用でソリブジンの代謝物が5-FUを不活性化する酵素を完全に阻害し、5-FUの血中濃度が増加しその毒性によって死に至った。この事件はソリブジン発売開始後40日で15名が死亡した（第II相臨床試験でも3名死亡）ように、薬物の致死的相互作用では、最大の有害事象である。

f. クロイツフェルト・ヤコブ病薬害

　1994年頃、脳手術時にヒト乾燥硬膜（ライオデュラ）の移植を受けた患者にクロイツフェルト・ヤコブ病（Creutzfeldt-Jakob disease：CJD）が多数発症した（2012年1月までに142人）。これは、ライオデュラはヒトの死体から採取し培養して製造していたが、そのなかにCJDのヒト硬膜も混入したことが発症の原因となっている。CJDは、100万人に1人の発症率できわめてまれな疾患で、脳組織がプリオンタンパク質によって海綿状に変性するもので、潜伏期間は長く、一度発症すると1～2年で死に至る。この薬害は、生物医療製剤の安全性が初めて問われた事件である。

〔寺田　賢〕

参考文献
1) 日本薬学会編：薬毒物試験法と注解2017, 東京：東京化学同人, 2017.
2) 遠藤弥重太：ヒマ猛毒性の謎 解き明かされたリシンの作用メカニズム. 化学 43：492-498, 1988.
3) 厚生労働省大臣官房統計情報部 編：平成21-25年人口動態統計, 一般財団法人厚生労働統計協会, 2009-2013.
4) 科学警察研究所 編：薬物による中毒事故等の発生状況, 48-57：2006-2015.
5) 藤田正一：薬物代謝酵素チトクロームP450の阻害. 中毒研究 9：149-158, 1996.
6) 黒川　顕 編：中毒症のすべて：いざという時に役立つ, 的確な治療のために. 大阪：永井書店, 2006.
7) 上條吉人：臨床中毒学. 相馬一亥 監, 東京：医学書院, 2009.
8) 永野耐造, 若杉長英：現代の法医学. 改訂第3版増補, 東京：金原出版, 1998.
9) 吉田武美：農薬, 海老原昭夫 編著：知っておきたい毒の知識. 東京：薬事日報社, 2001.
10) 東京消防庁：安全・安心情報, 救急アドバイス, 他人事ではない「急性アルコール中毒」（http://www.tfd.metro.tokyo.jp/lfe/kyuu-adv/201312/chudoku/）
11) NPO法人アルコール問題全国市民協会（ASK）：イッキ飲み・アルハラ防止, 急性アルコール中毒による死者（1983年～）（http://www.ask.or.jp/ikkialhara_victims.html）
12) 警察庁交通局：平成26年中の交通事故の発生状況, 2015.（https://www.npa.go.jp/toukei/koutuu48/before/hasseijokyo/PDF/H26hasseijokyo.pdf）
13) 菱田 繁, 羽竹勝彦：月刊薬事 29：2351-2360, 1987.
14) 高瀬修二郎, 高田　昭：アルコール・アセトアルデヒド代謝と肝障害. 代謝 28：431-439, 1991.
15) 東京都福祉保健局健康安全部薬務課：危険ドラッグってなに？（http://www.fukushihoken.metro.tokyo.jp/no_drugs/about/index.html）
16) 岩淵由布子, 松本俊彦：危険ドラッグをめぐる諸問題. 精神医学 57：105-117, 2015.
17) 坂井　公, 荒記俊一：水銀, タリウム, 鉛. 中毒研究 9：409-414, 1996.
18) 上野易弘：中毒、法医学. 改定3版, 福島弘文 編, 東京：南山堂, 2015.
19) 寺田　賢, 若杉長英：ヒ素, セレン, カドミウム. 中毒研究 9：401-408、1996.
20) 常石敬一：毒　社会を騒がせた謎に迫る. 東京：講談社, 1999.
21) 岡田保誠, 佐々木勝, 鈴川正之：トリカブト. 中毒研究 4：135-141, 1991.
22) 野口玉雄, 赤枝　宏：フグ中毒. 中毒研究 11：339-345, 1998.（致死量文献）
23) 川西正祐, 小野秀樹, 賀川義之 編：図解薬害・副作用学：みてわかる薬学. 東京：南山堂, 2013.

8 個人識別（身元確認）

- ▶ 個人識別とは、ヒトあるいはその部分および物質や痕跡などが誰であるか誰から由来するかを識別することである。
- ▶ 個人識別の対象は、生体、死体、部分死体、体液やその斑痕など多岐にわたる。
- ▶ 顔貌など身体特徴で判別できない場合、個人識別の3大手法は、指紋、歯科所見、DNA鑑定である。
- ▶ 東日本大震災における身元確認数は、歯科所見がDNA鑑定の7倍以上であった。

1 個人識別

1）定義

　　　個人識別とはヒトが誰であるかを識別することであり、異同の決定ともいう。
　　　生体、死体、部分死体、白骨、さらにヒトに由来する血液、体液、指紋などがその検査対象となる。身体的特徴や所持品などでも個人識別を行いうるが、完全な情報が得られない場合は科学的検査で判定する。最終判断は警察官あるいはそのほかの司法関係者が行うが、医師・歯科医師の判断がその基盤となるものであるから、対象に関係なく慎重に行わなくてはならない。

2）個人識別の必要性（死体）

　　（1）社会的手続：死亡届、戸籍の抹消など、付随する種々の社会的手続きを行い得る。
　　（2）法的な要求：異状死体は、検視規則、死体取扱規則および死因・身元調査法などにより身元を調査することが義務づけられている。
　　（3）警察捜査上の理由：人間関係など生前の行動や状況を把握することで、死因究明、事件性の判断や早期解決の手がかりとなる。また、社会に報せる責務を果たす。
　　（4）人道的な理由：遺族感情を考慮し、遺体を一刻も早く遺族のもとに返す。

3）個人識別の対象

（1）生体

　　　生体の個人識別はまれではなく、近年増加傾向である。犯人の氏名の偽りや黙秘、記憶喪失や意識不明、徘徊老人、捨て子など多くのケースがある。また、親子鑑定や卵性診断も広義の個人識別といえる。

（2）死体
　　所持品や身体的特徴あるいは医歯学的所見によって候補者を絞り、そのなかで適当な方法で異同を決定する。

（3）部分死体
　　個人を特定するだけでなく、複数発見された場合、同一人由来であるか否かを決定する。

（4）体液や皮膚紋理
　　生前の資料や蓄積されたデータベースとの異同を決定する。

2 個人識別の3大手法

1）3大手法とは

　　顔貌から識別ができない場合、指紋・歯科所見・DNA鑑定が個人識別の3大手法と呼ばれている。死体の状態で使い分けるが、いずれも生前と死後との比較照合で判別する（表1）。

（1）指紋
　　指紋は「万人不同」、「終生不変」の特性を有し、個人を識別するための資料としてきわめて有用であることから犯罪捜査で重要な役割を果たしている（詳細は第10章を参照）。

（2）歯科所見
　　東日本大震災を契機に、内閣府は大災害時の身元確認を想定した歯科診療情報の標準化によるデータベース化を進めており、国家戦略以外でも、一部歯科医師会や大学では生前のパノラマエックス線フイルムを生前の歯科的資料として保管する事業を推進している。

（3）DNA鑑定（遺伝標識）
　　遺伝標識は長く血液型が主流であったが、現在では1989年から犯罪捜査に使われたDNA鑑定が個人識別においても主流である（詳細は後述）。当初は鑑定機関による精度の差や、ほとんどの作業を手動で行ったため、型の判定に客観性に乏しいなど問題があった。しかし、2006年度からは、専門講習を受けた研究員によるフラグメントアナライザーと呼ばれる自動分析装置を用いた鑑定法が全国の科学捜査研究所で用いられ、精度の高い鑑定が可能となった。警察庁は、指紋と同様の対象者に対しデータベース化を進めており、蓄積した記録は2013年6月末現在で約40万件、2012年は新たに鑑定したDNA型とデータベースの記録が一致したケースが8,382件、犯人特定に結び付いた未解決事件もあった[1)2)]。

表1　3大手法の長所と短所

	指紋	歯科所見	DNA
長所	・迅速かつ確実 ・特別な機材を必要としない ・安価	・迅速かつ確実 ・熱や腐敗に対して保存性が高い ・歯科受診率が高いため診療録が残されている可能性が高い ・診療録には法的保存義務がある	・微量試料で解析可能 ・性別も判定可能 ・血縁者による解析が可能
短所	・データは前歴者のみである ・腐敗で採取不可能	・歯・顎・補綴物がない部分体では不可能	・分解・変性・汚染によるリスクがある ・時間とコストがかかる

2）死体の状況と3大手法の適否

警察では、顔で識別できた場合でも念のため指紋、歯科所見やDNA試料を可及的に採取することを基本としているが、死体の状況によって適用できない手法もある。

指紋は、焼損あるいは腐敗が進んでいると採取できない。歯科所見の対象、すなわち歯や顎骨および歯科治療痕は腐敗しにくく、金属製の修復・補綴物にいたっては通常の火災によって破損することもないが、これらの対象が存在しなければ実施不可能である。したがって、部分死体ではDNAのみが有効となる場合が多いが、DNAは熱を受けると熱変性して解析できない。他に汚染、化学変性および分解のリスクもある。

表2に東日本大震災での身元確認手段を示す[3]。2016年2月の時点で、88.6%が顔や所持品で身元が確認されているが、現場においては可能な限り指紋や歯科所見も併せて採取しており、爪や骨、白骨では歯がDNA検査のために採取された。結果として、これらの手法により2重、3重に身元が確認された場合も少なくない。したがって、表2での歯科所見、DNA鑑定、指紋にそれぞれ記されている数値は、身体的特徴・所持品で身元確認ができなかった遺体について、この時点における3大手法のなかで最も有効であった手法を表している。歯科所見による確認がDNAの7倍以上となっているが、震災半年後の時点では約10倍の開きがあった。それが、4年半後にはDNAによる確認の比率が増えたことになる。その理由は、時間が経つにつれて発見される遺体は体の一部分であることが多くなり、DNA型による確認が多くなっていったためである。

表2　東日本大震災の身元確認数手段別内訳（2016年2月28日現在）

	身元特定人数　15,749人 （岩手県・宮城県・福島県）
身体的特徴・所持品	13,955人（88.6%）
歯科所見	1,284人（ 7.9%）
DNA	173人（ 1.1%）
指紋	373人（ 2.4%）

3　個人識別の手順

候補者探しと本人であるか否かの異同識別の2つの作業を行う。

1）候補者探しの方法

生体と死体で基本的に同じである。

（1）外観的特徴

着衣、所持品、身体的特徴や顔面写真など。着衣や所持品は、特に生体の個人識別では故意に身元をかくすために変装することがあるため、絶対的な決め手にはならない。

（2）指紋（皮膚紋理）

日本では1908年に指紋法として制度化されている。個人識別の他に犯罪捜査、人類学、遺伝学、疾病の補助診断などに応用されている（詳細は第10章を参照）。

（3）血液型

1901年にABO式血液型が発見されて以来、多種類の血液型が発見されている（詳細は**本章：後半**を参照）。

（4）性別

生体で性別判定が用いられるのは、戸籍の訂正、性同一性障害者、女子スポーツ選手の性チェックなど。新しい死体の場合、外性器によって判別し、腐敗など外性器で判別不可能な場合は硬組織（骨・歯）の人類学的所見で判別するほか、DNA鑑定により判別される場合も多くなっている（詳細は**第9、13章**を参照）。

（5）年齢

顔貌、毛髪や陰毛の白色毛の生育状況、あるいはBCGや種痘ワクチンの接種痕などの身体的特徴から推定する。白骨の場合は、骨の人類学的所見が有効である。歯は年齢の齢の字からわかるように年齢推定に非常に有効である。出生直後から20代前半までは歯の萌出状況とエックス線による歯胚の状態や第三大臼歯の歯根の完成度からほぼ確実な年齢が推定可能である。それ以後も下顎前歯部切端の咬耗による象牙質の露出の程度などにより推定可能である。分析学的には象牙質中のアスパラギン酸のラセミ化を応用した年齢推定法により実年齢±3歳の精度で推定可能である（詳細は**第9、11章**を参照）。

（6）身長

白骨死体の身長の推定は四肢骨の最大長を計測し、計算式により算出する（詳細は**第9章**を参照）。

（7）人種の鑑別

生体では体型や皮膚・頭髪・光彩の色などの特徴により判別可能である。白骨は人類学的所見で判別する（詳細は**第9章**を参照）。

2）本人であるか否かの異同識別の手順

（1）外観的特徴、指紋、身長や人種は前記手順により判別し、確実に本人のものと分かっている資料との比較により行う。

（2）歯科所見。生前の歯科診療録、検診記録、エックス線画像などの資料との照合を行う。

（3）死体の血液型や性別はDNA鑑定により決定され、本人と比較することが多くなっている（詳細は**第13章**を参照）。

4　個人識別に役立つ検査の種類と特徴

候補者さがしの絞込みと異同識別にはさまざまな方法が用いられており、それぞれに特徴がある。

1）ラセミ化反応による年齢推定

アミノ酸はL体とD体の2種の異性体があり、一般に生体組織中の各種アミノ酸はL型を示している。アミノ酸は代謝の緩慢な組織である歯の象牙質・眼球の水晶体・脳の一部などではL型からD型に変換され（ラセミ化反応）、D型が次第に蓄積されてくる。正

確な年齢を求めるには、ラセミ化反応速度が速く、D/L 比と年齢との相関係数（r）の高いアスパラギン酸がもっとも有効である。

年齢推定には抜歯時の年齢がわかっている各年代の歯を用いて年齢算出式を作る。年齢既知の歯の象牙質を分析、D 体と L 体のチャート上の面積から D/L 比を求め、縦軸に D/L 比、横軸に抜歯時の年齢のグラフを作り、分析値をプロットし得られた直線を年齢算出式とする。検体の推定年齢は年齢推定を行う歯を同様に処理、D/L 比を求め、年齢推定式に代入し算出する。ラセミ化速度は化学反応で環境、特に温度の影響を強く受け、生体では体温の 37℃で一定の速度で進行するが、歯が抜けたり、あるいはその人が死亡したりした場合、温度が室温に下がるため歯のラセミ化反応が急激に遅くなり、結果的に歯を抜いた時点、あるいは死亡した時点の年齢が算出される。

【事例】

白骨化した遺体からの年齢推定（図1）。
① 司法解剖では、所見などから女性で、推定年齢は 15 〜 40 歳であった。
② 警察が若年層を中心に捜査したが、約半年該当者見つからず。
③ 警察が推定年齢を見直すため鑑定依頼、下顎側切歯を用いて鑑定を行った。
④ 被検歯（下顎の左右側切歯）の推定年齢は右側 40.1、左側 43.0（左右平均 41.6 歳）と算出された。
⑤ 42 歳 ± 3 歳と鑑定。
⑥ 警察が再度 40 代を集中的に捜査したところ身元判明（死亡時 43 歳）。

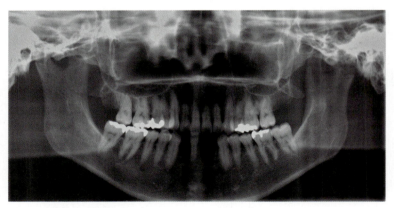

図1　死体から撮影したパノラマエックス線写真

2）特定個人の識別

（1）復顔法

白骨死体の頭蓋骨の頭部や顔面に、各部の軟組織の厚さを測定した統計値をもとにして、粘土などを張り付けて軟組織を形成して生前の顔貌を再現する方法（詳細は**第 9 章**参照）。

（2）スーパーインポーズ法

1935 年イギリスで発生した Ruxton 事件の解決に初めて用いられた方法。
白骨死体の頭蓋骨とそれに相当すると思われる人の生前顔写真を重ね合わせ（スーパー

インポーズ）て1枚の画像を作り両方の同一性を検査して特定個人を同定する方法（詳細は**第9章**を参照）。

（山田良広）

参考文献
1) 山田良広：二重螺旋を追う－「歯科医師」山田教授のDNA鑑定奮闘記1－6 "ひねくれ者"の歯科医師. 歯界展望 111-112：758-760, 947-949, 1141-1143, 161-163, 359-361, 553-555, 2008.
2) 読売新聞：2013. 8. 3.
3) 日本経済新聞：2016. 3. 13.

5 遺伝形質による個人識別

　遺伝形質とは、遺伝によって親から子に自動的に伝わる形質のことである。その代表的なものとして、古くから血液型が知られており、犯罪捜査での身元確認や親子鑑定などの個人識別にこれまで応用されてきた。ここでは、実際の鑑定業務で応用されている血液型を中心に、遺伝によって受け継がれる形質の種類および個人識別法の概略を解説する。

1）遺伝形質

　遺伝とは、生物がもつ形や性質、すなわち形質が遺伝子によって親から子に直接伝わることで、1860年代、Gregor Johann Mendel は異なった形質をもつエンドウの品種を使った実験を実施し、遺伝に関する法則（メンデルの法則）を明らかにした。一般に、形質の遺伝子すなわち遺伝子型が表現型として現れることを形質発現というが、形質によっては単一の遺伝子だけでなく、複数の遺伝子の影響を受けている場合もあり、また後天的な環境によりその発現が影響されるものもある。

　遺伝形質として、古くから血液型（血球型、血清型、酵素型）、皮膚紋理（指紋、掌紋、足紋）、顔貌や体格などの身体の形態学的類似性、PTC（Phenylthiocarbamide）に対する味覚能力、耳垢の乾湿型などが知られ、主に親子関係を明らかにするものとして研究されてきた。このなかで、指紋は、いうまでもなく、犯罪捜査における個人識別法として、国内外で重要な位置を占めている。また、耳垢の乾湿型では、腋臭との関連性などの生理学的研究報告も近年散見される。一方、血液型の中には、人種との関連など、遺伝子レベルの解析研究が今なお行われているが、個人識別法としては、STR型によるDNA型検査の登場により、その重要性はかなり減少した。しかしながら、現場遺留の毛髪からの個人識別においては、ミトコンドリアDNA検査を用いることがほとんどだが、その識別力はあまり高くないことから、毛髪からのABO式血液型検査の併用は効果的とされている。

2）血液型

　血液型は、単純な遺伝子支配を受けて親から子に遺伝し、さらに指紋同様に一生変化しない（終生不変）形質である。ただし、末期の癌患者や白血病などで骨髄移植した人の場合には、その血液型が変わる場合もある。通常、血液型といった場合には、赤血球型の一つであるABO式血液型を指す場合がほとんどだが、広義には血清型、酵素型あるいは白

血球型をも含む場合がある。

　赤血球型は、赤血球表面の糖鎖やタンパク質の違いで型分類され、ABO 式血液型以外に、MN 式血液型、Ss 式血液型、Lewis 式血液型、P 式血液型あるいは Rh 式血液型などが知られている。これらは、DNA 型検査が主流となる以前は、いずれも有効な個人情報として検査されることが多かった。

（1） ABO 式血液型

　1901 年、Karl Landsteiner によって初めて発見された血液型で、数人の血液を赤血球と血清にそれぞれ分離し、別々に赤血球と血清を組み合わせて混ぜてみると、凝集する組み合わせと凝集しない組み合わせのあることが明らかになった。この反応の違いで、A グループ、B グループ、そして誰の血清とも反応しないグループをゼロ（0）＝ O とし、その後 AB 型が発見され、これが現在の ABO 式血液型検査法の基礎となっている。すなわち、A 型血液では赤血球膜に A 型抗原と血清中に抗 B 抗体、B 型血液では赤血球膜に B 型抗原と血清中に抗 A 抗体、O 型血液では血清中に抗 A 抗体および抗 B 抗体、AB 型血液には赤血球膜に A 型抗原および B 型抗原をもつ。一般に、新鮮な血液である場合には凝集試験によって型判定され、オモテ試験およびウラ試験と呼ばれる検査を同時に行うことで確実な判定が可能となる（表3）。

表3　凝集試験による ABO 式血液型検査

資料名	オモテ試験（血球の検査）			ウラ試験（血清の検査）		
	抗 A 抗体	抗 B 抗体	抗 H レクチン	A 型血球	B 型血球	O 型血球
A 型血液	＋	－	＋	－	＋	－
B 型血液	－	＋	＋	＋	－	－
O 型血液	－	－	＋	＋	＋	－
AB 型血液	＋	＋	＋	－	－	－

＋：凝集，－：凝集しない
抗 H レクチン：ABO 式血液型物質の基本となる H 抗原を凝集する糖タンパク質で，O 型を判定するために用いる

　ABO 式血液型物質は、血液だけでなく、身体のすべての臓器や体液に量の多少の差はあるものの存在する。血液中の型物質の多くは赤血球膜に存在し、その型物質の基本となる H 抗原の発現（Bombay 型以外のすべての人には必ず発現している）には第 19 染色体上の H 遺伝子（FUT1）が主として関与し、これに第 9 染色体上の 7 つの Exon で構成された ABO 遺伝子が働いて、A 型、B 型、O 型あるいは AB 型となる。すなわち、血液型抗原の基本構造は H 抗原であり、これに A 型遺伝子が働くと A 型抗原が産生され A 型に、B 型遺伝子が働くと B 型抗原が産生され B 型に、両遺伝子が働くと A 型抗原および B 型抗原が産生され AB 型となる（図2）。A 型遺伝子と B 型遺伝子では、基本的に 7 カ所塩基配列が異なるとされ、一方、O 型遺伝子の基本構造は A 型遺伝子と同じであるが、Exon 6 の 261 番目の塩基が欠失していることによるフレームシスト変異で、O 型遺伝子による活性のある糖転移酵素が産生されないことから、H 抗原そのままの O 型となる（図3）。日本人の表現型の割合は、おおよそ A：O：B：AB ＝ 4：3：2：1 といわれている。

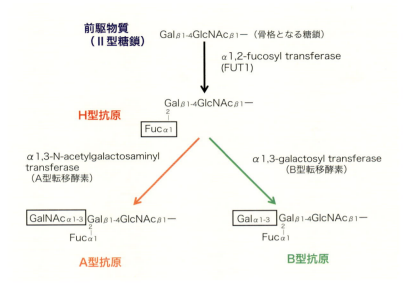

図2　ABO式血液型抗原の合成
　赤血球膜におけるⅡ型糖鎖からのH遺伝子（FUT1）によるABO式血液型抗原の合成経路を示す。分泌組織などではⅠ型糖鎖からSe遺伝子（FUT2）が関与して同様に抗原が合成される。
Gal：ガラクトース、GlcNAc：N-アセチルグルコサミン、Fuc：フコース、GalNAc：N-アセチルガラクトサミン

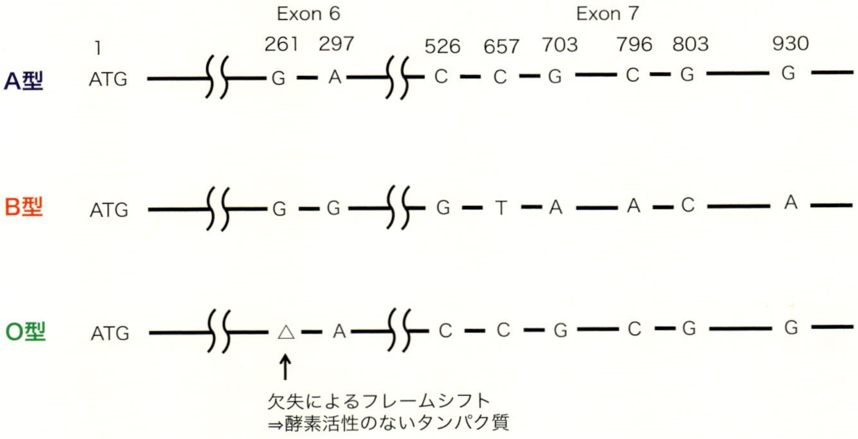

図3　ABO遺伝子における代表的な点変異部位
　ABO遺伝子は第9染色体上の7つのExonで構成され、基本的にA型とB型では7カ所塩基配列が異なる。一方、O型は基本的にはA型と同じ塩基配列をもつが、Exon 6の261番目の塩基が唯一欠失していることでフレームシスト変異となり、活性のある転移酵素を産生できない。

　表4にはABO式血液型の親子関係を表現型と遺伝子型で示してある。
　一方、分泌組織など、唾液中では型物質が唾液ムチン上に糖タンパクとして共存し、その発現には第19染色体上のSe遺伝子（FUT2）が深く関与している。これら体液中に大量の型物質を発現している人を分泌型、きわめてわずかに発現しているか、まったく発現

表4 ABO式血液型の親子関係における表現型および遺伝子型

両親の型		子供の型
A型 (AA, AO)	A型 (AA, AO)	A型 (AA, AO), O型 (OO)
A型 (AA, AO)	B型 (BB, BO)	A型 (AO), B型 (BO), AB型 (AB), O型 (OO)
A型 (AA, AO)	O型 (OO)	A型 (AO), O型 (OO)
A型 (AA, AO)	AB型 (AB)	A型 (AA, AO), B型 (BO), AB型 (AB)
B型 (BB, BO)	B型 (BB, BO)	B型 (BB, BO), O型 (OO)
B型 (BB, BO)	O型 (OO)	B型 (BO), O型 (OO)
B型 (BB, BO)	AB型 (AB)	A型 (AO), B型 (BB, BO), AB型 (AB)
O型 (OO)	O型 (OO)	O型 (OO)
O型 (OO)	AB型 (AB)	A型 (AO), B型 (BO)
AB型 (AB)	AB型 (AB)	A型 (AA), B型 (BB), AB型 (AB)

(イタリック体):遺伝子型を示す

していない人を非分泌型といい、日本人の割合はおよそ8:2とされている。白人の非分泌型は完全な非分泌とされ(428番目の塩基がG→Aに置換され、143番目のアミノ酸がTrp→終了となって酵素活性なし)、日本人の非分泌型はわずかに活性が残されている(385番目の塩基がA→Tに置換され、129番目のアミノ酸がIle→Pheとなって酵素活性が数%)ことが報告されている。

また、西洋人のA型の2割はA_2型といわれ(日本人ではほとんど報告がない)、A_3型、Ax型やAm型、B型にはB_3型やBm型、AB型にはABが一緒に遺伝するcisAB型(AB型とO型の親からAB型とO型の子供が生まれる)など、十数種の亜型といわれる血液型もこれまで報告されている。さらに、人間だけでなく動物や植物にも同様の型物質が存在する。

(2) MN式血液型とSs式血液型

MN式血液型の抗原は、赤血球膜上にあるグリコホリンA(131個のアミノ酸からなる糖タンパク)といわれるタンパク質で、2個のアミノ酸の違いによって、M型とN型に別れ、M型、N型、MN型に分類される。日本人では、M:N:MN = 3(28%):2(23%):5(49%)の割合で存在するとされている。MN式血液型の遺伝子はMとNで共優性である。

一方、Ss式血液型の抗原は、赤血球膜上にあるグリコホリンB(72個のアミノ酸からなる糖タンパク)といわれるタンパク質で、1個のアミノ酸の違いによってS型とs型に別

表5 MNSs式血液型の表現型と日本人頻度

表現型	遺伝子型	頻度 (%)
MS	MS/MS	0.3
MSs	MS/Ms	4.1
Ms	Ms/Ms	24
MNS	MS/NS	0.1
MNSs	MS/Ns, Ms/NS	5.4
MNs	Ms/Ns	43.2
NS	NS/NS	0
NSs	NS/Ns	1.5
Ns	Ns/Ns	21.5

(頻度;岸紘一郎,ほか編:法医血清マニュアル.東京:金原出版,1990, 97より引用)

れ、S 型、s 型、Ss 型に分類される。日本人では、S：s：Ss＝0.3%：89%：11%とされている。グリコホリン A とグリコホリン B の遺伝子は第 4 染色体で連鎖しており、MNSs 式血液型の日本人出現頻度を表5に示す。

（3）Lewis 式血液型

　Lewis 式血液型は、ABO 式血液型と前駆物質が同じであり、分泌非分泌とも深く関連する。血液型抗原は赤血球では合成されず、ほかで合成されたものが血漿を介して血球膜上に獲得される。Le 遺伝子により、α 1,4-fucosyl transferase である Le 酵素（FUT3）が働くと、I 型糖鎖の前駆物質に Fuc が付加され Le^a となる。

　一方、その多くは分泌非分泌に関連する Se 遺伝子をもっているため、Se 酵素と Le 酵素が働くことによってI 型糖鎖の前駆物質から Le^b が産生される（図4）。したがって、Le^a 抗体および Le^b 抗体を用いることで、分泌型か非分泌型かを推定することができる。表現型としては、Le（a-b+）は分泌型、Le（a+b-）は非分泌型、Le（a-b-）は Le 遺伝子自体が発現していないことを示すが、およそ 9 割は Se 遺伝子が発現する分泌型とされ、Le（a-b+）：Le（a+b-）：Le（a-b-）＝68%：22%：10%と報告されている。しかしながら、日本人の Se 酵素（FUT2）活性がないといわれる人も、わずか数%活性をもつとされ（白人の非分泌はまったくないとされている）、近年はそのようなタイプの人を Le（a+b+^{w}）と分類している。また、抗原の血球上の発現時期は、生後 2 年以降とされることから、5 歳未満の子供の型判定には注意を要すると考えられる。

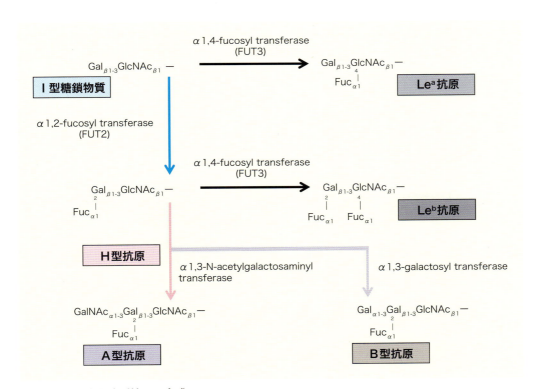

図4　Lewis 式血液型抗原の合成
　分泌組織などにおけるI 型糖鎖からの Lewis 式血液型抗原および ABO 式血液型抗原の合成経路を示す。Le 遺伝子により FUT3 が働くと、I 型糖鎖の前駆物質に Fuc が付加され Lea 抗原となる。一方、分泌型では FUT2 活性が高いことから、H 型物質が産生され、さらに FUT3 が働くことで Leb が産生される。

（4）P 式血液型

　　P 式血液型は、P_1 型、P_2 型に分類され、まれに P_1^k 型、P_2^k 型や p 型がある（表6）。各表現型にみられる抗原として、P_1 型は P_1 抗原と P 抗原、P_2 型は P 抗原のみ、P_1^k 型は P_1 抗原と P^k 抗原、P_2^k 型は P^k 抗原のみである。p 型には P_1 抗原、P 抗原および P^k 抗原のいずれも認められない。日本人の頻度は P_1 型：P_2 型＝約 35％：約 65％、白人の頻度は P_1 型：P_2 型＝約 75％：約 25％と報告されており、表現型の出現頻度において逆の傾向にある。P_1 型および P_2 型において、P_1 遺伝子優性であり、通常は P_1 抗体のみを用いて検査する。

表6　P 式血液型の表現型と日本人および白人頻度

表現型	抗原	日本人頻度（%）	白人頻度（%）
P_1 型	P_1, P	約 35	約 75
P_2 型	P	約 65	約 25
P_1^k 型	P_1, P^k	r	r
P_2^k 型	P^k	r	r
p 型	なし	r	r

r：まれであることを示す.
（頻度；梶井英治 編：最新血液型．東京：南山堂，1998, 121 より引用）

（5）Rh 式血液型

　　Rh 式血液型は、第 1 染色体上に *C/c* 遺伝子、*D/d* 遺伝子、*E/e* 遺伝子が連鎖している血液型で、抗 C、抗 c、抗 D、抗 E、抗 e 抗体を用いて検査すると 18 種類の型に分類される。特に、輸血や妊娠などのときに問題となり、Rh（＋）あるいは Rh（－）といわれているのは、抗原性の最も強い D 抗原に対する抗 D 抗体がプラスとなるかマイナスとなるかである。表7 に日本人の表現型頻度を示すが、最も多い型は CCDee で約 4 割の頻度である。また、D 抗原をもつものの非常にその発現の弱いタイプ（D^u）も知られている。

表7　Rh 式血液型の表現型と日本人頻度

Rh	表現型	頻度（%）	Rh	表現型	頻度（%）
陽性（＋）	CCDEE	0	陰性（－）	CCdEE	0
	CCDEe	0.25		CCdEe	0
	CCDee	43.94		CCdee	0.01
	CcDEE	0.07		CcdEE	0
	CcDEe	37.51		CcdEe	0.03
	CcDee	6.65		Ccdee	0.05
	ccDEE	8.45		ccdEE	0.11
	ccDEe	2.42		ccdEe	0.22
	ccDee	0.12		ccdee	0.16

表現型は、Fisher-Race による CDE 表記法で示してある.
（頻度；岸紘一郎, ほか編：法医血清マニュアル．東京：金原出版，1990, 93 より引用）

表8 その他の赤血球型の表現型と日本人頻度

血液型	表現型		頻度（%）
Duffy 式	Fy(a+b-)		80.49
	Fy(a+b+)		18.45
	Fy(a-b+)		1.05
Kidd 式	Jk(a+b-)		22.29
	Jk(a+b+)		49.84
	Jk(a-b+)		27.87
Diego 式	Di(a+b-)		0.1
	Di(a+b+)		8.3
	Di(a-b+)		91.6
Xg 式	男	Xg(a+)	69.4
		Xg(a-)	30.6
	女	Xg(a+)	89.1
		Xg(a-)	10.9

（頻度；岸紘一郎，ほか編：法医血清マニュアル．東京：金原出版，1990, 100 より引用）

その他の赤血球型に、Duffy 式、Kidd 式、Diego 式あるいは Xg 式血液型などが知られている（表8）。

（6）血清型、酵素型および白血球型

赤血球型以外の血液型として、血清型、酵素型および白血球型がある。遺伝的多型現象を示すタンパク質として、血清型に代表的なものに、ハプトグロビン（HP）型、GC 型あるいは Gm 型がある（表9）。特に Gm 型は民族的に差があるとして古くから研究の対象となっていた。酵素型には、古くから鑑定にしばしば用いられてきた PGM1 型の他、ESD 型、PGD 型、ACP1 型などが知られている（表10）。血清型および酵素型の判定には、いずれも等電点電気泳動法などの検査法が用いられてきた。白血球型は HLA 型とも言われ、HLA-A, -B, -C 抗原や HLA-DR, -DP, -DQ 抗原などが知られており、臓器移植の際の問題など、臨床医学と大きくかかわっている。

表9 血清型の種類，表現型および日本人頻度

血清型の種類	表現型	遺伝子型	頻度(%)
HP	1	*HP*1/HP*1*	7.6
	2-1	*HP*2/HP*1*	39.7
	2	*HP*2/HP*2*	52.5
GC	1F	*GC*1F/GC*1F*	22
	1F-1S	*GC*1F/GC*1S*	25
	2-1F	*GC*2/GC*1F*	22
	1S	*GC*1S/GC*1S*	7
	2-1S	*GC*2/GC*1S*	13
	2	*GC*2/GC*S*	7
	変異型		4
Gm	ag	*ag/ag*	21
	agb3st	*ag/ab3st*	23.9
	axg	*axg/a(x)g*	15.7
	agfb1b3	*ag/afb1b3*	10.8
	axgb3st	*axg/ab3st*	10
	afb1b3st	*afb1b3/ab3st*	7.3
	ab3st	*ab3st/ab3st*	5.5
	axgfb1b3	*axg/afb1b3*	3.8
	afb1b3	*afb1b3/afb1b3*	2

その他（PI, TF, Km, C6, C81, FXIIIB, AHSG など）
（頻度；岸紘一郎，ほか編：法医血清マニュアル．東京：金原出版，1990, 110-128 より引用）

表10 酵素型の種類、表現型および日本人における頻度

酵素型の種類	表現型	遺伝子型	頻度（%）
PGM1	1F	PGM1*1F/PGM1*1F	0.8
	1F-1S	PGM1*1F/PGM1*1S	12.4
	1F-2F	PGM1*1F/PGM1*2F	1
	1F-2S	PGM1*1F/PGM1*2S	3.1
	1S	PGM1*1S/PGM1*1S	46.4
	1S-2F	PGM1*1S/PGM1*2F	7.5
	1S-2S	PGM1*1S/PGM1*2S	22.8
	2F	PGM1*2F/PGM1*2F	0.3
	2F-2S	PGM1*2F/PGM1*2S	1.8
	2S	PGM1*2S/PGM1*2S	2.8
	変異型		1.1
ESD	1	ESD*1/ESD*1	42.3
	1-2	ESD*1/ESD*2	45.4
	2	ESD*2/ESD*2	12.3
PGD	A	PGD*A/PGD*A	83.7
	AC	PGD*A/PGD*C	15.6
	C	PGD*C/PGD*C	0.7
ACP1	A	ACP1*A/ACP1*A	4.5
	AB	ACP1*A/ACP1*B	33.4
	B	ACP1*B/ACP1*B	62.1

その他（PGD, GPT, GOT1, FUCA1, PGA など）

（頻度；岸紘一郎, ほか編：法医血清マニュアル. 東京：金原出版, 1990, 136-142 より引用）

3）ABO式血液型検査法

　ABO式血液型検査法には、凝集試験法、吸収試験法、凝集阻止試験法、解離試験法、MCAR法、微粒子凝集反応法、ELISA法あるいは酵素抗体法などが知られている。比較的新鮮な血液である場合には、凝集試験により簡便・迅速に判定ができる。一方、血痕である場合には、解離試験法あるいはMCAR法を使うのが一般的である。血痕が十分乾燥している場合には、試料をそのまま検査に用いるが、不十分な場合には、熱固定、あるいはメタノールやアセトンによる固定後に検査することになる。また、体液斑である場合には、グルタールアルデヒドなどのアルデヒド固定後の検査が望ましい。使用する抗体は、かつてはヒト由来抗A血清および抗B血清（ポリクローナル抗体）が用いられていたが、現在ではマウスモノクローナル抗体に切り替わり、検査法によっては従来の手順のままでは微量な試料からの判定に問題が生じることから、種々工夫がなされており、それに基づいて検査することで正確な判定が可能となっている。

（1）凝集試験法

原理

オモテ試験およびウラ試験からなる検査である。オモテ試験とは既製の抗体を用いて赤血球表面の血液型抗原を調べる検査のことであり、ウラ試験とは血液型既知の各血球を用いて血清中に含まれる自前の抗体を調べる検査である。両者の試験結果により矛盾がないことで血液型が決定される。

試薬・方法

採血された新鮮な血液（抗凝固剤を含む）を3,000rpm、10分遠心後、血球と血漿に分離し、前者をオモテ試験、後者をウラ試験に用いる。

- → オモテ試験では、分離後の赤血球を生理食塩水で数回洗浄および遠心し、3％浮遊液を作製。
- → ホールグラス上に、抗A抗体、抗B抗体および抗Hレクチン（ハリエニシダ種子由来）をそれぞれ1滴滴下。
- → 血球浮遊液を1滴ずつ加え、10〜15分振とう後、凝集を観察して判定。
- → ウラ試験では、分離後の血漿を3本の試験管に2滴ずつ滴下。
- → 既知の3％ A、B、O指示血球を試験管にそれぞれ1滴ずつ滴下。
- → 1,000rpm、1分遠心後、凝集を観察して判定

判定・注意点

判定結果は**表3**に示す通りである。オモテ試験において、抗Hレクチンはすべての血球に対して凝集反応を示す。また、抗Hレクチンによる凝集が観察されるまでの時間は、抗体に比べやや遅い傾向がある。本法は溶血している場合には使えない。

（2）解離試験法

原理

固体試料に抗体を添加し、試料上の抗原と反応させる。試料を洗浄し、過剰な抗体を除去した後、試料を加熱して試料上の抗原と結合した抗体を解離させる。指示血球を加えて、解離した抗体と反応させて、凝集の有無を確認する。

試薬・方法

繊維片5mm長を3本の試験管（あるいはアクリルプレート）に入れ、指定された抗A抗体、抗B抗体および抗Hレクチンをそれぞれ1滴ずつ加え、4℃で一晩感作させる。

- → 糸片を洗浄液（0.05% Tween20入り冷生理食塩水）で満たした試験管に移す。
- → 数回転倒混和後、多孔管を付けたアスピレーターで洗浄液を吸引除去。
- → 次に、洗浄液として冷生理食塩水を用い、同様の操作を2〜3回繰り返す。
- → 試験管の洗浄液を吸引後、0.2％ゼラチン入り冷生理食塩水を1滴加える。
- → 53℃で10分、温浴に浸ける（ワコー社製のモノクロ使用時の条件）。
- → 0.2％の各指示血球を1滴添加。
- → 約15分間振とう後、1,000rpmで1分遠心し、判定。

判定・注意点

凝集がみられたら陽性である。A型血痕では、結合した抗A抗体および抗Hレクチンがそれぞれ熱解離によって解離し、対応するA型およびO型の指示血球を加えるとそれ

それ凝集するが、B型血球とは凝集しない。

　一方、O型血痕では、結合した抗Hレクチンのみ解離し、O型血球と凝集するが、A型およびB型血球とは凝集しない。非特異凝集のみられるときには、洗浄不足が考えられるので、よく転倒混和して洗うようにする。

（3）MCAR法（Mixed Cell Agglutination Reaction：微量混合凝集反応法）

原理
　反応板に試料を固定し、抗体を感作させる。洗浄して余分な抗体を除去した後、指示血球を感作させる。洗浄して結合していない血球を除去後、顕微鏡で繊維上への血球の付着を観察する。

試薬・方法
　スライドグラス上に作製の各ホールの粘着面に血痕繊維をほぐしてのせる。
- → 調整済みの抗Aおよび抗B抗体溶液（使用するメーカーによってブロッキング剤等の事前調整が必要）ならびに抗Hレクチンを各ホールに滴下。
- → 湿箱中で、4℃一晩（あるいは室温4時間）感作。
- → 生理食塩水にて未反応の抗体を除去。
- → 各抗体溶液に対応する指示血球（3〜10％）を滴下し、湿箱中で室温3〜5分。
- → スライドグラスの試料面を下にして生理食塩水中に静置、室温10〜15分。
- → 繊維上への血球の付着の有無を顕微鏡で観察し、判定。

判定・注意点
　繊維上に血球が観察されれば陽性である。A型血痕では、抗A抗体および抗Hレクチンが繊維にそれぞれ結合することから、対応するA型およびO型の指示血球を加えると繊維への付着がそれぞれ認められるが、B型血球の付着は認められない。

　一方、O型血痕では、抗Hレクチンのみ繊維に結合することから、O型血球の繊維への付着が認められ、A型およびB型血球の付着は認められない。できるだけ単繊維の部分での血球の付着の有無を確認する。バック（粘着面）に血球が付着して残ることがあるので注意する。

（4）吸収試験法

原理
　凝集素価8倍の抗体溶液に、固体または液体の試料を加えて反応させる。抗体が試料中の抗原と反応し、抗体が吸収されると溶液中の力価が低下する。抗体と試料の混合溶液を2倍連続希釈し、指示血球を加えると、力価が低下した分凝集が観察されなくなる。

試薬・方法
　2％指示血球を用いて、原液の抗A抗体、抗B抗体および抗Hレクチンの凝集素価をそれぞれ確認する。凝集素8倍となるよう生理食塩水で希釈し、2％指示血球を用いて8倍になるまで調整する。
- → 凝集素価8倍に調整した抗A抗体、抗B抗体および抗Hレクチンをそれぞれエッペンチューブに100μLずつ入れる。
- → 試料（唾液斑であれば5mm角2枚）を各チューブに入れ、4℃一晩感作。
- → チューブ内の溶液を30μLホールグラスに上に移し、生理食塩水で2倍連続希釈する（1〜16倍まで）。

8 個人識別（身元確認）

→ 2％指示血球 30μL を各ホールにそれぞれ添加。
→ 約 15 分間振とう後、判定。

判定・注意点

唾液が A 型の分泌型（A-Se 型）であれば抗 A 抗体および抗 H レクチンを、B 型の分泌型（B-Se 型）であれば抗 B 抗体および抗 H レクチンを、AB 型の分泌型（AB-Se 型）であれば抗 A 抗体、抗 B 抗体および抗 H レクチンを、O 型の分泌型（O-Se 型）であれば抗 H レクチンのみを凝集阻止し、その抗体活性を阻止する。非分泌型（se 型）の場合には、吸収に用いた抗 A 抗体、抗 B 抗体および抗 H レクチンの抗体活性はほとんど阻止されない。また、Se 型の A 型、B 型および AB 型における抗 H レクチンの吸収のされ方は、O-Se 型の場合より弱い（**表 11**）。

表 11　吸収試験による唾液斑の血液型判定例

唾液斑	抗体	抗体希釈倍数					血液型
		1	2	4	8	16	
1	抗 A	−	−	−	−	−	A-Se 型
	抗 B	＋	＋	＋	＋	−	
	抗 H	＋	＋	−	−	−	
2	抗 A	＋	＋	＋	＋	−	B-Se 型
	抗 B	−	−	−	−	−	
	抗 H	＋	＋	＋	−	−	
3	抗 A	＋	＋	＋	＋	−	O-Se 型
	抗 B	＋	＋	＋	＋	−	
	抗 H	−	−	−	−	−	
4	抗 A	＋	＋	＋	＋	−	不詳 se 型
	抗 B	＋	＋	＋	＋	−	
	抗 H	＋	＋	＋	＋	−	

抗 H：抗体ではなくレクチン , Se 型：分泌型 , se：非分泌型

（5）酵素抗体法

原理

反応板に試料を固定し、ブロッキング後、一次抗体を反応させる。ビオチン標識二次抗体を反応させ、ペルオキシダーゼ標識ストレプトアビジンを反応させた後、発色基質を加える。反応を停止させた後、顕微鏡で発色の有無を観察。

試薬・方法

スライドグラス上に作製したホール上の粘着面に、洗浄、脱脂および脱メラニン処理した毛髪を約 1〜2mm をのせ、実体顕微鏡下で縦断切片を作製する（縦断面は上に）。

→ 10％ウサギ正常血清でブロッキング、室温 10 分。
→ 調整済みの抗 A 抗体、抗 B 抗体およびビオチン標識抗 H レクチンをそれぞれ滴下し、湿箱中で、4℃一晩感作。

陽性像　　　　　　　　　　　　　陰性像

有髄毛髪
AEC 染色

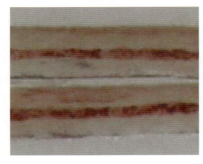
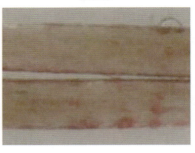

陽性像

無髄毛髪
TMB 染色

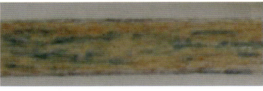

図 5　毛髪の酵素抗体法による ABO 式血液型判定像例
　有髄毛髪では、毛の中心に型物質豊富な髄が存在することから、この断面が出るように縦断切片を作製し、AEC 染色で発色させる。陽性だと髄面が赤茶色に発色する。一方、無髄毛髪では、皮質面を露出させるだけでよく、TMB 染色で発色させると見やすい。陽性だと皮質面が青色に発色する。

- → 抗 A 抗体および抗 B 抗体のホールのみ 0.01M PBS で洗浄後、ビオチン標識ウサギ抗マウス Ig 抗体を滴下し、室温 10 分。
- → 0.01M PBS ですべてのホールを洗浄後、ペルオキシダーゼ標識ストレプトアビジンを滴下し、室温 5 分。
- → 0.01M PBS ですべてのホールを洗浄後、有髄毛髪では AEC（3-Amino-9-ethylcarbazole）発色基質を、無髄毛髪では TMB（3,3',5,5'-Tetramethylbenzidine）発色基質を滴下し、室温 5 〜 10 分。
- → 蒸留水で洗浄後、実体顕微鏡下で発色を観察。

判定・注意点
　有髄法では、髄面が赤茶色に発色すれば陽性である。無髄法では、皮質面が青色に発色すれば陽性である。非特異反応ではないことを確認するために、毛髪の縦断面を過ヨウ素酸処理したものをコントロール試料として同時に検査するとよい（図 5）。

4）歯や骨からの血液型検出法

　歯や骨からの血液型検査も古くから行われてきた。特に、歯からの ABO 式血液型検査において、歯髄組織が残存する場合にはこれを試料とし、歯髄がない場合には象牙質やセメント質を粉砕し、すり潰して微粉末様にしセロテープに付着させたものを試料とした、解離試験法などにより型判定する場合が多かった。さらに、歯石や義歯からの検出についての報告もある。
　一方、骨からの血液型検査では、非特異反応による偽陽性あるいは偽陰性が問題となることも多く、血清学的方法での判定は困難な場合が多かった。現在、骨から判定する場合には、遺伝子型による判定が最も信頼性が高いものと考えられており、STR 型検査が可能な DNA 量が回収されれば、ABO 遺伝子型による正確な型判定が可能との報告もある。た

だし、血清学的検査による表現型と異なり、DNA での遺伝子型検査では、あくまで塩基配列の一部の違いによって判定するものであり、場合によっては他の塩基の違いの影響で表現型とは異なる型判定になる可能性もあることを十分に理解して使う必要がある。

5）親子鑑定

　一般的な親子鑑定といった場合、ある人物をある子供の父親として認知を求めて行うもので、父権否定の確率あるいは父権肯定の確率を計算することになる。すなわち、民事事件における、両親が結婚していない場合の認知請求や、結婚している場合の摘出否認請求などがこれにあたる。しかし、刑事事件などでは、この子はこの両親の子供か、この人はこの子の親か、あるいは兄弟かという親子鑑定や同胞鑑定が多くなる。従来は、人類学的検査やさまざまな血液型検査により鑑定が行われていたが、現在では DNA 型検査によって行われている。

（1）父権肯定確率

　ある男性がどの程度ある母子の父らしいかをみるとき、事後確率の定理である Bayes の定理に基づいた Essen-Möller の式で算出する。

　　P：父権肯定確率（擬父がどの程度母子の父らしいか）
　　X：母子の父と考えられる型のなかでその擬父の型の出現頻度
　　Y：擬父がその子の父ではないときの擬父の型の一般集団における出現頻度
　　　$P = X/(X+Y)$

n 種類のローカスの結果を総合した総合父権肯定確率（W）は、
　　　$W = 1/(1+(Y_1/X_1) \times (Y_2/X_2) \times \cdots \times (Y_n/X_n))$

で求められる。

（2）確率の評価

　W は 0～1 までの値をとり、0.900 以上あれば父らしい、0.950 以上で非常に父らしい、0.990 以上できわめて父らしい、0.998 以上で父と判定してよい、と一般的に解釈されている。また、統計学での尤度比（likelihood ratio：LR）に換算すると、0.900 は LR=10、0.950 は LR=20、0.990 は LR=100、0.998 は LR=500 に相当するとされている。

（櫻田宏一）

参考文献
4）Yamamoto F, Clausen H, White T, et al：Molecular genetic basis of the histo-blood group ABO system. Nature 345（6272）：229-233, 1990.
5）Yamamoto F, Marken J, Tsuji T, et al：Cloning and characterization of DNA complementary to human UDP-GalNAc：Fuc alpha 1----2Gal alpha 1----3GalNAc transferase（histo-blood group A transferase）mRNA. J Biol Chem 265（2）：1146-1151, 1990.
6）Kelly RJ, Emst LK, Larsen RD, et al：Proc Natl Acad Sci USA 91（13）：5843-5847, 1994.
7）Kudo T, Iwasaki H, Nishihara S, et al：Molecular genetic analysis of the human Lewis histo-blood group system. II. Secretor gene inactivation by a novel single missense mutation A385T in Japanese nonsecretor individuals. J Biol Chem 271（16）：9830-9837, 1996.
8）岸紘一郎, 滝澤久夫, 山本　茂：法医血清マニュアル. 東京：金原出版, 1990, 93-142.
9）梶井英治：最新血液型. 東京：南山堂, 1998, 120-121.
10）阿久津智子, 池谷　博, 渡邊　賢, 櫻田宏一：酵素抗体法による無髄毛髪のABO式血液型検査. 法科学技術 15（1）：39-48, 2010.

9 白骨死体の鑑定

> - 白骨死体鑑定の目的は、その身元を明らかにすることにあり、検査結果は死亡状況の検証や事件性の判断など犯罪捜査上の重要な情報となることが多い。
> - 白骨から人種、性別、年齢、身長、死後経過年数など個人特定の情報が得られる。
> - 性差は骨盤と頭蓋骨において著明であり、四肢骨、肩甲骨、胸骨、歯も有用である。
> - 年齢推定は、成長期を過ぎてからの加齢に伴う変化に個人差が大きいので、総合的な判断が重要である。
> - 身長推定は、四肢骨長を計測し身長推定式を用いて算出する。
> - 死後経過時間の推定は、死体の置かれた環境に強く左右されるので、環境要因を加味しつつ慎重に行うことが重要である。
> - 特定個人との異同識別には、生前の歯科・医科エックス線画像、歯科所見、DNA型が有効である。とりわけ、焼損の激しい死体では歯科所見による場合も少なくない。

　　白骨死体鑑定の究極的な目的は、その身元を明らかにすることにあり、同時に、その鑑定結果は、事件性の有無の判断や犯罪捜査上の重要な糸口となることが多い。
　　白骨死体から得られる情報は、一般に、次のように大別される（図1）。
　　総体的識別情報とは、該当者を絞り込むための基本情報のことであり、「予備情報」と「個人情報」とに分けられる。予備情報は、その資料が、① 骨であるか否か、骨であれば、② ヒトのものか否か（人獣鑑別）、そして、③ 何体分の白骨死体であるのか、に関するも

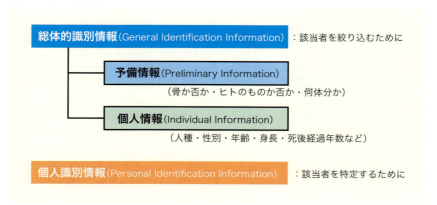

図1　白骨死体から得られる情報

のであり、概略的には人骨証明に主眼をおいた情報収集といえるものである。通常、資料が示す肉眼解剖学的な形態所見により、人骨か否かの判定は比較的容易であり、かつ、発見現場において、同種・同側の骨が重複して発見されなければ、1体分の白骨死体として取り扱うこととなろう。

一方、破損が著しく、断片化した資料である場合には、その物質の組成元素を分析し（骨であれば、骨質の成分であるリン酸カルシウム塩に由来した、多量のリンとカルシウムの2元素が検出される）、さらに、その物質の組織構造を顕微鏡や顕微エックス線撮影により観察し、骨組織固有の組織像（層板構造や骨単位）であることを確認したうえで、その断片化した資料が骨片であることを裏づける必要がある。走査電子顕微鏡による形態観察や顕微エックス線検査を駆使すれば、数センチ角の骨片からの人獣鑑別、場合によっては動物種を推定することも可能である。

予備情報により、ヒトの骨であることが確認されれば、次に、白骨死体1体ごとの個人情報について検査を行うこととなる。個人情報とは、その白骨死体の個人を絞り込むための情報のことであり、人種、性別、年齢、身長、死後経過年数などの項目がこれに含まれる。個人情報の収集は、白骨鑑定において必ず行う検査であることから、「骨の一般検査」とも呼ばれている。各検査項目の詳細については後述する。

骨からの個人情報や警察の捜査情報などにより、その白骨死体の該当者が浮上した場合には、本人かどうか、その確からしさを科学的に検証する必要がある。個人識別情報とは、その検証を行うために必要な比較対照物のことである。主要な対照物としては、該当者の生前の顔写真、生前に病院で撮影されたエックス線画像（一般医療用・歯科用）や歯科医院でのカルテ、また、本人由来ないし親族から提供されたDNA関連試料などが挙げられる。実際の鑑定においては、白骨死体とこれら対照物との間で異同識別（個人識別）鑑定が実施され、両者の個人的特徴を比較・照合することによって、白骨死体の最終的な人物特定がなされる。

白骨死体鑑定は、前述のとおり、（白骨死体の発見）→「予備情報の収集」→「個人情報の収集」→（該当者の浮上）→「個人識別情報による異同比較」の順序で実施されるのが常道であり、検査の要は、得られた個人情報をもとに、如何に個人を絞り込むかにかかっている。

個人情報にかかわる主要な検査項目について、以下に解説する。

1 人種別の骨の特徴、頭蓋形態の違いを知る

わが国では、白骨死体の多くが日本人であることから、欧米諸国に比較して人種に対する検査意識は低いと言わざるをえないが、白骨死体の検査に際しては、常に、人種情報の取得を念頭に置きながら、鑑定に臨むことが肝要である。

白骨の人種差は、頭蓋の形態所見に比較的明瞭に表出し、世界の三大人種、すなわち、白色人種（Caucasoid）、黒色人種（Negroid）、黄色人種（Mongoloid）の三者間で、識別が可能とされている（図2）。

頭蓋の人種差は、鼻部周辺の形態に最も強く現れ、頬骨部、口蓋部（上顎歯列弓）、眼

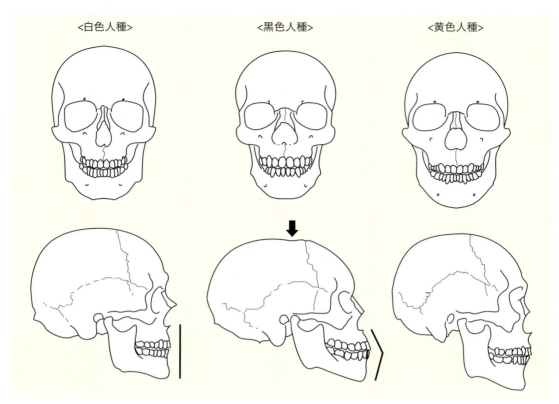

図2　人種による頭蓋の形態学的相違
　鼻骨、梨状口、眼窩、頬骨などの形態に比較的明瞭な人種差が認められる。幅広の梨状口とともに顎部の前突や頭頂陥凹（↓）の所見は、黒人頭蓋を特徴づける人類学的形態所見である。

窩部の形態においても、有用な差異が認められる。主要な人種差を**表1**に示す。
　白人の頭蓋では、上顎骨が強く後退し、鼻部が前方に向かって尖った様相を呈している。鼻根部は狭く、高く隆起し、梨状口は幅径が顕著に狭く、三角形状に開口している。梨状口の下縁は鋭縁であり、鼻腔との境界部に明瞭な敷居を形成する。これに対し、黒人の頭蓋は、白人に比較して頬骨の後退は弱く、また、顎部は上・下顎ともに前方に強く突隆（Prognathism）していることから、顔の側貌観は全体に強い前突傾向を示す。梨状口の幅径はきわめて広く、その下縁は鈍縁を呈し、鼻腔との境界は不明瞭である。さらに、頭蓋冠は、ブレグマ位のやや後方正中部において、陥凹箇所（頭頂陥凹、Coronal depression）が認められることが多く、前述の顎前突および幅広の梨状口の所見とともに、黒人頭蓋を特徴づける人類学的形態所見とされている。
　一方、日本人を含む黄色人種系の頭蓋は、頬骨部の前方への張り出しが強く、その顔面部は、顔幅がやや広く、全体に凹凸感の少ない平坦な様相を示している。眼窩の輪郭形状は、他の人種に比較して丸みが強い。また、顎の前突の程度、鼻部や口蓋部の形態は、おおむね白人と黒人の中間型とみなすことができよう。
　以上の三大人種の形態差に加え、同一人種内の民族間でも、母集団的には、その形質に若干の差異があると言われているが、各形質の同一民族内での変動幅や民族間の重複状況を考慮するならば、その鑑別には慎重を期すべきである。よって、わが国における白骨鑑

表1　三大人種における頭蓋の人類学的形態特徴の比較

検査部位	白色人種	黒色人種	黄色人種
[全体観]			
顔型（顔幅）	狭い	狭い	広い
側貌観	直線状	上・下顎前突	中間
上顎骨（眼窩下部）	後退	やや後退	前方へやや突隆
ブレグマ後部	平坦	陥凹（頭頂陥凹）	平坦
縫合線（頭蓋冠部）	単純迂曲	単純迂曲	複雑迂曲
[眼部]			
眼窩（輪郭）	高く、角形状	低く、長方形状	低く、類円状
眉弓	大きい	小さい	小さい
[鼻部]			
鼻根	狭く高い・強く隆起	低く広い・鈍円状	中間・わずかに隆起
鼻背	高い	低い	低い
前鼻棘	顕著に突隆	軽度突隆	軽度突隆
梨状口	幅狭・三角形状	幅広・類円状	中間・楕円状
梨状口下縁	鋭縁	鈍縁または不明瞭	やや鋭縁
[顎部、歯]			
顎部全体	小さい	大きい	大きい
口蓋（上顎歯槽弓）	幅狭・放物線状	幅広・角状	やや幅広・楕円状
上顎切歯（舌側面）	ヘラ状	ヘラ状	シャベル状

定では、日本人と同じモンゴロイドの範疇に属する中国人や韓国人を形態学的に区別することは、鑑定実務上、困難と言わざるをえない。

2　性別推定

人体骨格を構成する二百数個の骨のうち、性別推定に用いられる骨種は、その有用度から、
- 主要グループ：頭蓋・骨盤
- 付加グループ：四肢骨・肩甲骨・胸骨・歯

の二群に分類される。主要グループについては、各骨の「解剖学的形態検査」および「人類学的計測検査」による推定が可能である。その判定精度は高く、頭蓋では90％以上、骨盤では95％以上の確からしさで性別を判定できるとされている。これに対し、付加グループに属する骨群では、主に計測検査のみによって判定が行われるが、計測値の大小は性差以外に、体格の違いにも依存するため、その判定精度は、主要グループのそれに比較して低いものとなる。

なお、骨形態に性差が現れる時期は、一般に、第二次性徴が出現した以降とされている。小学生や幼児の骨形態は、本来の性別とは無関係に（たとえ男子であっても）女性型の特徴を備え、男性型への形態移行は、第二次性徴期における性ホルモンの盛んな分泌により惹起されるものと考えられている。子供の骨形態による性別推定はきわめて難しいもので

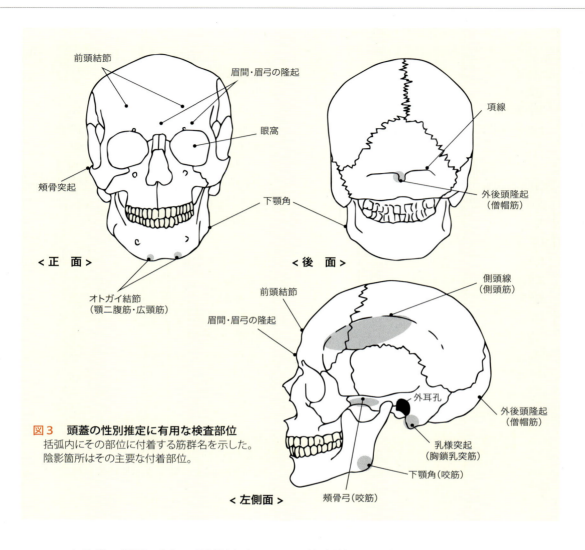

図3　頭蓋の性別推定に有用な検査部位
括弧内にその部位に付着する筋群名を示した。
陰影箇所はその主要な付着部位。

あるが、必要に応じ、骨試料からのDNA型解析結果を判定の一助として活用することは可能である。

以下の項では、成人の頭蓋と骨盤を用いた性別推定法を中心に解説する。なお、歯科所見を用いた性別推定法については、**第11章：第4項**を参照。

1）頭蓋の性別推定

性別の判定精度は、後述の骨盤にやや劣るものの、頭蓋には多くの判定指標がある[1]。頭蓋の性別推定に有用な検査部位を図3に示す。

頭蓋における性差は、各種筋群の付着部位に顕著に認められることが多く、筋が付着する骨表面の性状は、男性でよりゴツゴツ感が強く、骨表面に隆起線や発達した突起物として表出することが多い。一方、女性では、凹凸が弱く、隆起や突起の発達も弱い。検査部位としては、乳様突起、外後頭隆起、頬骨弓、項平面、側頭線、下顎角部、オトガイ結節などが挙げられる（図4～6）。

一方、筋の付着がない前頭骨の形態にも強い性差が認められる。女性では、前頭結節の

9 ｜ 白骨死体の鑑定

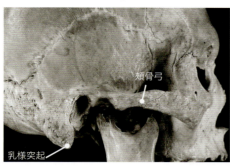
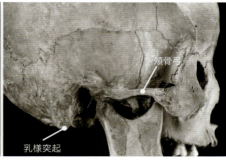

図4　側頭部における性差（左：男性、右：女性）
　乳様突起（胸鎖乳突筋の停止部）は、男性で大きく（拇指頭大）、ゴツゴツしているが、女性では小さく（中指頭大）、繊細である。また、咬筋の起始部である頬骨弓は、男性で太く頑強であるが、女性の頬骨弓は細い。

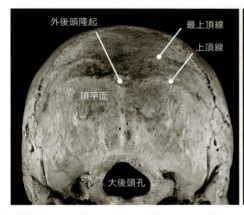
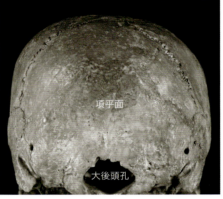

図5　後頭部における性差（左：男性、右：女性）
　項平面は、僧帽筋や後頭下筋群が付着する部位である。男性では、外後頭隆起や項線などの発達が顕著であり、項平面は全体にゴツゴツしている。
　一方、女性では、外後頭隆起の発達はわるく、項平面は全体に平坦である。

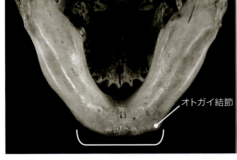
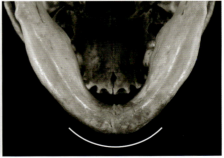

図6　下顎骨における性差（左：男性、右：女性）
　オトガイ結節は、男性で強い突隆を示す。その結果、下顎体の角度（輪郭形状）は、男性で鈍角的（角型）、女性で鋭角的（U字型）な所見を示す。

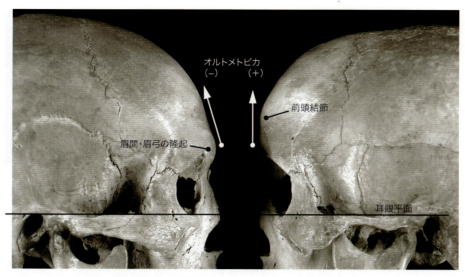

図7 前頭部における性差（左：男性、右：女性）
眉間・眉弓の隆起は、男性で顕著、女性で不明瞭。これに対し、前頭結節の膨隆は、男性で不明瞭、女性で顕著となる。これにより、前頭部の側面観は耳眼平面に対して、女性は鉛直状でオルトメトピカ（＋）となるが、男性は傾斜型でオルトメトピカ（－）を示す。

表2 頭蓋形態における主要な性差

検査部位	男性	女性
前頭結節	発達がわるい	著明ないし中等度に発達
眉間・眉弓の隆起	著明に発達	ほとんど発達しない
オルトメトピカ	－（斜めに傾斜）	＋（鉛直型、おでこ状）
外後頭隆起	強く突隆する	弱く突隆ないし突隆なし
項平面	ゴツゴツ、項線の識別可能	平坦、項線は不明瞭
乳様突起	大きく、ゴツゴツ	小さく、繊細な感じ
頬骨弓	太く、頑強	細く、繊細
下顎体の角度	鈍角（角型）	鋭角（U字型）
下顎角部	発達よく、外側に突隆	発達わるく、平坦

発達は顕著であるが、眉間・眉弓の発達は弱く、その前頭骨の側貌観は、額の輪郭が真っすぐ立ち上がった状態を示す。この状態をオルトメトピカ（額鉛直型）：＋（プラス）と呼ぶ。これに対し、男性では、前頭結節の発達は弱いものの、眉間・眉弓が強く隆起し、オルトメトピカ：－（マイナス）を示す（図7）。

頭蓋における主要な形態学的性差を表2に示す。

2）骨盤の性別推定

人体骨格のなかで最も信頼できる検査指標である[1]。骨盤における男女性の形態差は、分娩機能の有無に強く依存しており、男性の骨盤腔が漏斗状の形状を示すのに対し、女性の骨盤腔は、広く、ゆったりとした寸胴の円柱状を呈するため、分娩時の産道を十分に確保するのに適した形態となっている。この機能に依存した形態差は、骨盤底部において顕

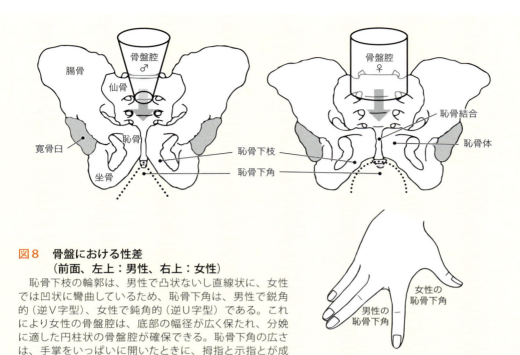

図8 骨盤における性差
（前面、左上：男性、右上：女性）
　恥骨下枝の輪郭は、男性で凸状ないし直線状に、女性では凹状に彎曲しているため、恥骨下角は、男性で鋭角的（逆V字型）、女性で鈍角的（逆U字型）である。これにより女性の骨盤腔は、底部の幅径が広く保たれ、分娩に適した円柱状の骨盤腔が確保できる。恥骨下角の広さは、手掌をいっぱいに開いたときに、拇指と示指とが成す角度を女性の恥骨下角、示指と中指が成す角度を男性の恥骨下角の目安として活用することができる（右下図）。

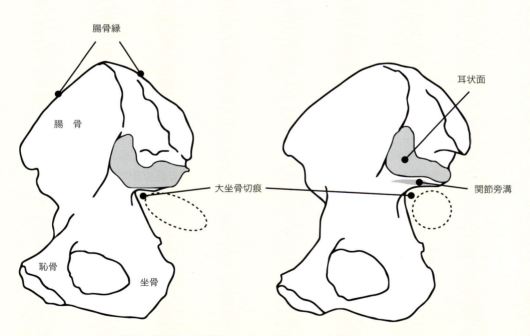

図9 寛骨における性差（右側、仙骨盤面、左：男性、右：女性）
　大坐骨切痕の形状は、男性で鋭角的で深く、女性では鈍角的で浅く、より円形に近い様相を呈している。この形態特徴により女性は、骨盤腔の底部の前後径を広く保つことができる。

表3　骨盤形態における主要な性差

検査部位	男性	女性
全体観	幅が狭く、たけが高い	幅が広く、たけが低い
骨盤腔	漏斗状	円柱状
恥骨下角	鋭角(60°)で逆V字型	鈍角(80°以上)で逆U字型
恥骨下枝	凸状ないし直線状	凹状(恥骨下陥凹)
恥骨体部	三角形	四角形
恥骨結合の高さ	高い	低い
大坐骨切痕	鋭角的で深く、楕円形	鈍角的で浅く、円形
腸骨縁	高く、幅が狭い	低く、幅が広い

著に現れ、恥骨下角や大坐骨切痕などの形態差は、性別推定を行ううえできわめて有用な評価指標となる(図8、9)。特に、恥骨下角を構成する恥骨下枝の凸状(男性)、または凹状(女性)に彎曲した輪郭形状は、人体骨格のなかでも最も強い性差を示す検査部位のひとつとされている。骨盤の形態学的性差を要約すると表3のようになる。

3) 人類学的計測値を用いた性別推定

計測の検査対象は、頭蓋、骨盤、上肢骨ならびに下肢骨などで、これらの骨の長さや幅、周長などを計測し、その計測量を、既知の男女の対照値(平均値)と比較して性別を推定する[1]。また、複数の計測値を用いて判別関数法により性別を客観的に判定することも可能である。ただし、計測量は、個人の体格に依存するため、小柄な男性では女性と判定されてしまう場合がある。推定結果の優位性は、一般に、「計測所見」よりも「形態所見」のほうが高く、形態学的特徴所見を重視した総合的判断が望ましい。

3　年齢推定

年齢の推定では、その白骨死体が属する年齢域、たとえば、成長過程にある子供や青年と、成人とでは、検査の進め方やその推定年齢の設定幅がまったく異なってくる。検査上の基本は、骨格が成長過程にある場合(成長期)では、骨の成長発育変化に基づいた現象を年齢推定の評価指標とし、また、骨の成長が終了した以降(成人期または後退期)では、骨組織の新陳代謝や消耗性変化などの骨の加齢的変化に基づいた現象を年齢推定の指標にするなど、骨の加齢現象を十分に理解したうえで検査に臨むことが重要である(図10)。なお、成長期と成人期の境界は、20歳代前半と考えてよい。

1) 成長期にある骨の年齢推定

骨の成長発育変化に基づく評価指標としては、(1)化骨核の出現と癒合の状態、(2)乳歯・永久歯の石灰化の程度と萌出の状態、(3)四肢長骨における骨幹と骨端の癒合状態、などの検査が年齢推定に有用とされている[1]。また、胎児骨の場合では、各骨の計測値(主に長さ)などから胎齢を推定するのが一般的である。

9 | 白骨死体の鑑定

> **1. 成長期の年齢推定法**：骨の成長発育変化に基づいた評価指標の活用
> 【方法】化骨核の出現と癒合、乳歯・永久歯の萌出、四肢の長骨骨端の癒合、など

↕ 検査法選定の目安：20歳代前半

> **2. 成人期の年齢推定法**：骨の加齢的変化に基づいた評価指標の活用
> 【方法】頭蓋の縫合の閉塞、恥骨結合面の形態、骨内部の骨梁形態、歯の咬耗、歯髄腔の退縮、加齢的所見（骨化、棘形成）など

図10　年齢推定のための基本的な考え方

骨の成長発育変化は、加齢とともに規則正しく進行するため、その年齢を、±2歳程度の推定域をもって、かなり正確に絞り込むことが可能である。

（1）化骨核の出現と癒合の状態

体内に骨が形成される際の基点が化骨核であり、解剖学用語では骨化中心と呼ばれているものである。化骨核は、その多くが胎生期に出現するが、出生時以降も数多く出現する。大多数はおおむね5歳くらいまでに出現を完了するが、尺骨の近位端（10歳前後）、大腿骨小転子や手根部豆状骨（12～15歳）のような遅い骨種もある。生物学的には有用な年齢指標といえるが、化骨核は小片であるため、実際の白骨鑑定においては、資料採取や検査が困難となる場合が多い。

化骨核が骨成長を続けると、やがて隣接する化骨核どうしが癒合し、一つの骨種としての原型が形成される。たとえば、成人の骨盤を構成する寛骨は、別々に出現した、腸骨、恥骨、坐骨の3者が互いに癒合して形成されたものである（図11）。化骨核の癒合は、乳児期から青年期までの広い年齢域で認められ、年齢推定に有用な指標となる。その主要なものを表4に示す。

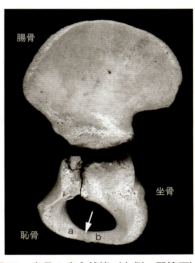

図11　寛骨の癒合状態（右側、殿筋面）
恥骨下肢（a）と坐骨枝（b）は、7～9歳で癒合を完了する（↓）。また、腸骨、恥骨、坐骨の3者すべてが癒合を完了するのは13～16歳とされている。よって、この資料は、すでに9歳には達しているが、いまだ10歳代半ばには至っていないことを示す所見と解することができる（本資料は、12歳男子のものである）。

（2）乳歯・永久歯の石灰化と萌出の状態

乳歯および永久歯の萌出状況は、加齢とともに規則正しく進行するため、きわめて正確に年齢を絞り込むことができる。また、肉眼で容易に検査ができるため、死体発見現場等で即座に実践できる利点をもつ。この検査に加え、歯の形成過程の状況をエックス線撮影により読解できれば、さらに、詳細な考察も可能となる。一般に、歯の石灰化の程度に基

表4　主要な化骨核の癒合時期

検査対象	化骨核の個数・種類	癒合時期
前頭骨	2個：前頭鱗（左・右）	1歳ごろ癒合開始、2～3歳で完了
後頭骨	4個：後頭鱗、底部 外側部（左・右）	後頭鱗と外側部は、2～5歳で癒合完了 外側部と底部は、6～7歳で癒合完了
下顎骨	2個：（左・右）	1～2歳で癒合完了
環　椎（第一頸椎）	3個：前弓 後弓（左・右）	左右の後弓は、3～4歳で癒合完了 前弓と後弓は、6～7歳で癒合完了
胸　骨（胸骨体）	4個：第1～第4節	第4と第3節は、6～10歳で癒合完了 第3と第2節は、15～16歳で癒合完了 第2と第1節は、20歳ごろに癒合完了
仙　骨	5個：第1～第5仙椎	18歳ごろから、下位から上位へ癒合が進行 23歳ごろまでに第1-2仙椎間を除き、癒合完了 第1-2仙椎間は、30歳ごろに癒合完了
寛　骨	3個：腸骨・恥骨・坐骨	恥骨下枝と坐骨枝は、7～9歳で癒合完了 3者は、13～16歳で癒合完了　　　　（＊図11を参照）

づく年齢推定は、歯の萌出時期に基づく推定法よりも長期にわたり活用できる検査法であり、骨の形成過程に基づく検査法に比べて、より正確な評価指標になるとされている。本検査の詳細については、第11章：第4項を参照されたい。

（3）四肢長骨における骨幹と骨端の癒合状態

　成人の上腕骨や大腿骨などの四肢骨は、いずれも1本の単独の骨として形成されているが、成長過程にある子供の長骨では、骨の幹部分である「骨幹」とその両端の「骨端」との間に薄い軟骨組織の層（骨端線）が介在している。骨端線を形成する軟骨組織は、加齢とともに骨組織に置き換わり、骨端と骨幹との癒合が進行すると骨端線は消失し、1本の完全な骨になる（図12）。一次骨化中心により形成された骨幹部と二次骨化中心により形成された骨端部とが癒合する時期は、一般に、10歳代後半とされているが、骨種により若干の差異が認められ、この所見を指標に年齢の推定が可能である。たとえば、上腕骨の遠位骨端の癒合は、近位骨端のそれよりも早く進み、10歳代半ばで癒合する。

　一方、大腿骨の遠位骨端の癒合は、20歳前後とされ、脛骨や腓骨の遠位骨端ではさらに遅い。四肢における各長骨の骨幹と骨端の癒合時期を表5に示す。

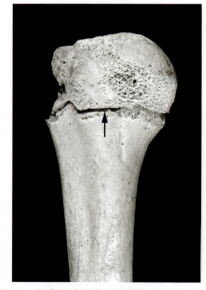

図12　上腕骨近位端の骨端線（右側、13歳）
骨端部（上腕骨頭）は骨幹部と完全に遊離した状態であり、骨端線（↑）は、全周にわたり観察できる。骨端部は22歳頃までに癒合を完了し、骨端線もほぼ完全に消失する。

表5　四肢長骨のおける骨端の癒合時期

検査部位			骨幹との癒合時期
上肢	上腕骨	骨　頭（近位骨端）	20〜22歳ごろ
		大結節（近位骨端）	
		小　頭（遠位骨端）	15〜18歳ごろ
		滑　車（遠位骨端）	
	橈骨	近位骨端	15〜16歳ごろ
		遠位骨端	19〜21歳ごろ
	尺骨	近位骨端	15〜16歳ごろ
		遠位骨端	19〜21歳ごろ
下肢	大腿骨	骨　頭（近位骨端）	18〜19歳ごろ
		大転子（近位骨端）	
		遠位骨端	19〜20歳ごろ
	脛骨	近位骨端	19〜25歳ごろ
		遠位骨端	18〜24歳ごろ
	腓骨	近位骨端	19〜25歳ごろ
		遠位骨端	18〜24歳ごろ

2）成人骨の年齢推定

　成長を完了した成人骨については、頭蓋の縫合の閉塞状態、寛骨の恥骨結合面の形態変化、四肢骨の骨端部における骨梁構築所見、歯の咬耗度や歯髄腔の退縮程度ならびに筋付着部などの骨縁に出現する骨棘の形成 Lipping など、骨の加齢的変化の諸相を年齢推定の指標とするのが一般的である[1]。

　骨の加齢的変化の進み具合は、上述の骨の成長発育変化に比べて個体差が大きく、生前の生活形態（職業、運動習慣の違いなど）、栄養状態や運動疾患などに影響され、高齢になればなるほど、検査所見の解読は難しいものとなる。よって、成人骨の年齢推定に当たっては、おおむね15歳程度の比較的幅広い推定域を想定して検査に臨むことが肝要といえる。

（1）頭蓋の縫合の閉塞状態

　頭蓋は、15種、総計23個の骨から構成され、下顎骨と舌骨を除く、13種の骨種間には、多数の縫合（縫合線）が介在する。頭蓋冠部における主要な縫合を図13に示す。

　縫合には、本来、膠原線維を主体とする結合組織が介在しているが、加齢に伴い、結合組織に石灰が沈着し、その後の骨化により、縫合は次第に消失する。この状態を縫合の閉塞と呼ぶ（図14）。閉塞の進行時期は、縫合の種類によって異なり、どの部位の縫合に、どの程度の閉塞があるかを調べることにより年齢を絞り込むことができる。年齢推定の指標となる縫合は、20箇所以上に及ぶものであるが、このうち、有用な検査部位としては、冠状縫合の側頭部、矢状縫合の孔間部・後部、口蓋部における各縫合、蝶前頭縫合の眼窩部などが挙げられよう。

a．頭蓋冠部の縫合

　冠状縫合、矢状縫合、ラムダ縫合、鱗状縫合の4つがある。ここで最初に閉塞が始まるのは、矢状縫合の孔間部と後部で、30歳代半ばを過ぎると縫合の一部が消失する。続いて、

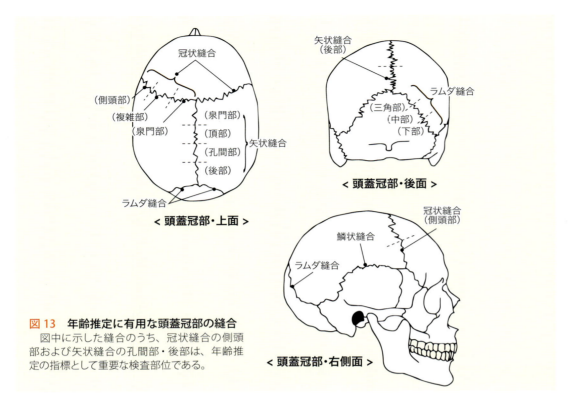

図13 年齢推定に有用な頭蓋冠部の縫合
図中に示した縫合のうち、冠状縫合の側頭部および矢状縫合の孔間部・後部は、年齢推定の指標として重要な検査部位である。

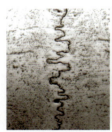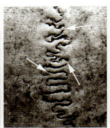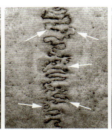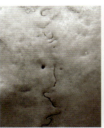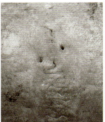

0：開存（癒合なし）　1：点状の癒合　2：線状の閉塞　3：縫合線は痕跡的　4：縫合線の消失

図14 縫合閉塞の諸相（矢状縫合）
閉塞の程度をBrocaの分類基準に従い、0〜4度の5段階に分類した。縫合内の膠原線維を主体とする結合組織中で石灰化・骨化が始まる。加齢とともに閉塞が進行し（→）、最終的に縫合線は完全に消失する。

冠状縫合の側頭部でも閉塞が認められるようになり、40歳代で破線状に、さらに50歳代半ばに至るとほぼ閉塞を完了する。なお、ラムダ縫合の一部でも50歳代以降に縫合線の閉塞が認められるようになるが、鱗状縫合は、50歳代でも開存している場合が多い。

b. 口蓋部の縫合

頭蓋の縫合のなかで、年齢の推定に最も役に立つとされている箇所である。切歯縫合は、20歳代に入るとその外側から正中に向かい、徐々に閉塞が進行し、30歳前後でほぼ完全に閉塞してしまうため、30歳に達しているかどうかを判断するうえで、きわめて有効な指標とされている。30歳代に入ると、次に、正中口蓋縫合の口蓋骨部において、後方から前方に向かって閉塞が進行し、30歳代半ばを過ぎると、口蓋骨部の後部1/3部まで、

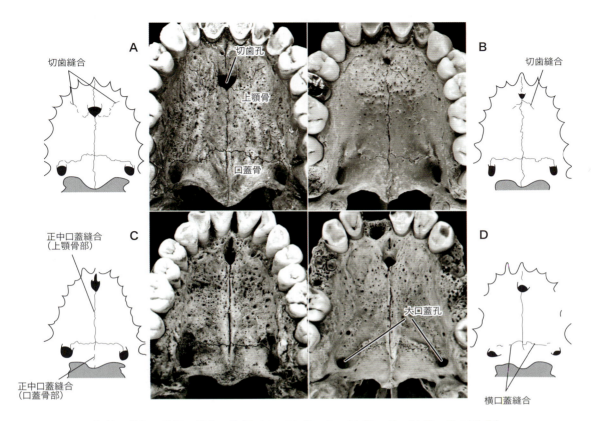

図15　加齢に伴う口蓋部の縫合の諸相（A：22歳、B：29歳、C：41歳、D：53歳）
切歯縫合は、20歳代に閉塞が始まり、30歳前後で消失する。40歳代では正中口蓋縫合の口蓋骨部の閉塞が進行し、50歳代では横口蓋縫合の外側部で閉塞が始まる。なお、切歯縫合の内側部は、年齢に関係なく閉塞が不完全な場合があり、所見の解釈には注意を要する。

また、40歳代に至ると口蓋骨部の後部1/2部以上で縫合線の消失が認められるようになる。さらに、50歳以上になると、横口蓋縫合の外側部に閉塞が認められることが多くなってくる（図15）。以上のように、口蓋部では、閉塞が加齢とともに比較的規則正しく進行し、かつ、他の検査箇所に比べて、推定可能な年齢域が広く、20歳代前半から50歳代までの幅広い年齢域について、概略的な評価が可能であることから、真っ先に行うべき検査部位として推奨される。

c. 蝶前頭縫合眼窩部

縫合の閉塞度を指標にした年齢推定では、各縫合が示す諸相を総合的に考察したうえで、最終的な結果を導くことが肝要とされているが、上記の検査を駆使しても判断に苦慮するのが、50歳に至っているかどうかの判断指標である。成書などによれば、頭蓋の各縫合における平均閉塞度を比較した場合、その順位は、一般的に、成人初期では矢状縫合の孔間部が最高であるが、壮年期では冠状縫合の側頭部が最高に、それ以後は、蝶前頭縫合の眼窩部で最高になるとされている。

蝶前頭縫合眼窩部は、閉塞の開始時期が遅く、冠状縫合の側頭部で閉塞が認められた以降に閉塞し始める傾向が強い。しかしながら、ひとたび閉塞が始まると、その閉塞速度は

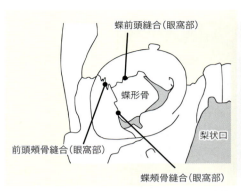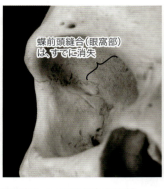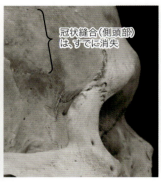

図16　蝶前頭縫合（眼窩部）と冠状縫合（側頭部）との閉塞度の比較
　この白骨では、蝶前頭縫合眼窩部（中図）は、ほぼ完全に閉塞しているが、比較対照の冠状縫合側頭部（右図）も同じく閉塞を完了しているため、両者間における「閉塞の逆転現象」に言及することはできない。ただし、両縫合の閉塞状況は、年齢がすでに50歳代以上であることを指摘するうえで十分な所見である。この白骨は、53歳、男性のものであった。

表6　頭蓋の縫合閉塞と年齢との関係

検査部位		20歳代	30歳代	40歳代	50歳代
頭蓋冠部	矢状縫合 孔間部・後部	開存	30歳代半ば以降 一部閉塞	強度の閉塞	強度ないし ほぼ完全に閉塞
	冠状縫合 側頭部	開存	開存ないし 一部閉塞	中等度ないし 強度の閉塞	強度ないし ほぼ完全に閉塞
口蓋部	切歯縫合	外側から 閉塞開始	ほぼ完全に閉塞	完全に閉塞	完全に閉塞
	正中口蓋縫合 口蓋骨部	開存	30歳代半ば以降 後部1/3部閉塞	後部1/2部～ ほぼ完全に閉塞	ほぼ完全に閉塞
	横口蓋縫合	開存	開存	ほぼ開存	外側から 閉塞開始
眼窩部	蝶前頭縫合 眼窩部	開存	ほぼ開存	一部閉塞～ 強度の閉塞	ほぼ完全に閉塞

速く、閉塞程度の全体感は、やがて冠状縫合側頭部のそれに追いつき、追い越すこととなり、この逆転現象が起こる時期が50歳前後であることが多い（図16）。すなわち、冠状縫合側頭部と蝶前頭縫合眼窩部における閉塞程度の全体感を比較した場合に、

　［冠状縫合側頭部の閉塞度　＞　蝶前頭縫合眼窩部の閉塞度］のときは、50歳以下
　［冠状縫合側頭部の閉塞度　＜　蝶前頭縫合眼窩部の閉塞度］のときは、50歳以上
と考えるのが、簡易な目安となるであろう。

　以上の縫合の閉塞状態と年齢との関係を表6に示す。

（2）歯の咬耗状態と歯髄腔の退縮状態

　食生活の営みにおいて、歯の咬合面は絶えず磨耗し、やがて象牙質が露出するにまで至る。これら一連の歯の消耗性変化を指標にして年齢を推定することが可能となる。歯のへり具合は咬耗度として評価される。咬耗度と年齢との相関は、中切歯、犬歯、第一大臼歯で高いといわれている。ただし、検査に際しては、対象歯が、健常歯であり、噛み合わせたときの対合歯が存在していることが検査の前提となり、対合歯が抜歯されている場合や金属材などによって歯科治療が施されている場合には、検査に供すべきではない。また、

咬耗の程度は、歯並び（咬合）の状態にも強く影響される。要は、個人差が大きい評価指標であることを念頭に検査に臨むことが必要である。

一方、歯のエックス線撮影を行い、歯髄腔の退縮状態を指標に年齢を推定することも可能である。歯根完成後の歯においては、第二象牙質と呼ばれる新たな象牙質が歯髄腔の内壁に添加されるため、歯髄腔は加齢とともに狭窄する。この生理的現象を年齢推定に利用したものであり、たとえば、50歳代以降の大臼歯の歯髄腔などでは、歯根管の棒状狭窄や歯冠腔における髄室蓋の肥厚により、歯髄腔の全景が「H字状」の顕著な退縮を示すなど、所見の読解は比較的容易といえるものである。ただし、上述の生理的な象牙質の添加とは別に、極度の咬耗やう蝕などの刺激に対する防衛反応として添加される象牙質（第三ないし修復象牙質）もあることから、実際の検査に際しては、原則、健常歯を対象とすべき検査である。検査の実践および所見の評価については、後述の**本章：第8項および第11章：第4項**を参照されたい。

（3）恥骨結合面の形態所見

生体における骨盤では、左右の恥骨が恥骨間円板（線維軟骨）を介して結合している。恥骨結合面とは、左右の恥骨が円板を介して相対する、一対の面のことであり、その面形状は、加齢に伴い刻々と変化する（図17）。面形状のうち、年齢推定に最も重要な所見は、平行隆線および上結節の出現である。平行隆線は、結合面上に平行に横走する何条もの隆起線のことであり、あたかもゴム草履の底のような特徴的な紋様を呈する。この隆起線は17歳頃に出現するが、25歳頃までに隆線は徐々に不明瞭となり、結合面は平坦化する。

一方、隆線の消失に代わって、今度は、結合面の上部でコブ状の丸い骨隆起が出現する。これを上結節と呼び、23歳位からの5年間程度、結合面上に存続する。20歳代後半に移行し、上結節の骨隆起が吸収されると、次に、結合面の周囲に平らな斜面が形成され、以後、傾斜面、腹側縁、背側縁、下端部などの形態が顕在化し、結合面との境界縁が明瞭化

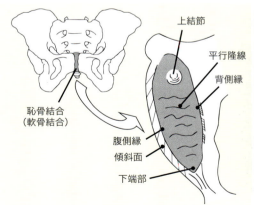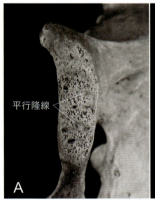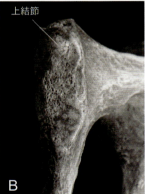

図17　加齢に伴う恥骨結合面の諸相（右側）
恥骨結合面の形状は、加齢に伴いさまざまな様相を示し、特に、平行隆線と上結節の出現は、年齢を推定するうえで有用な指標となる。平行隆線は、17～22歳のころに明瞭に認められるが、A図にある所見は、隆線の谷間が浅く、不明瞭化していることから、20歳代半ばの様相と判断できる。B図の上結節は、23～27歳で認められる典型的な形態所見である。左図のイラストは、検査に必要なすべての形態を1枚の図に便宜的に示したものである。これらの特徴形態が同時に観察できる時期はないことに注意。

表7　恥骨結合面における形態と年齢との関係

部位 年齢	平行隆線	腹側縁	背側縁	上結節	下端部	傾斜面	縁隆起 （棘形成）
17～19	明瞭	なし	なし	なし	なし	なし	なし
20～22	〃	〃	極弱	〃	〃	〃	〃
23～24	弱	弱	弱	存在	やや明瞭	弱	〃
25～27	殆ど消失	明瞭	明瞭	弱	明瞭	明瞭	〃
28～29	消失	〃	〃（増幅）	〃	〃	〃	〃
30～40	〃	〃	〃（増幅）	消失	〃	上半部消失	〃
40以上	〃	上半部不明瞭	〃（減幅）	〃	〃	徐々に増強	

（埴原和郎：人類誌 62：245-260, 1952[2]）より一部抜粋して引用）

する。恥骨結合面における一連の諸相を表7に要約する。

恥骨結合面の検査では、その諸相を指標にして、50歳位までの年齢の推定が可能とされているが、30歳代半ばを過ぎると形態の個体変動が大きくなるため、高齢域の推定法としては要注意である。結果の正確性を考慮するのであれば、20歳前後から35歳頃までの年齢推定に用いる指標と捉えるべきである。

（4）上腕骨近位端部の骨梁構築所見

上腕骨の近位端内部における骨梁（骨海綿質を構成する梁状の骨質）は、加齢とともにその密度（骨量）が減少することが知られている。一般に、骨組織は、活発な新陳代謝を営み、生涯、骨の増生と吸収（破壊）を繰り返し、骨形態のリモデリングを図っている。骨質が減少する現象は、骨吸収の機能が骨増生のそれを上回ることに起因するものであり、この加齢に伴う骨の加齢的変化を利用して年齢を推定することができる。

上腕骨近位端部の骨梁は、20歳代では密な網目放射状の様相を呈するが、30歳代になると柱状構造と呼ばれる長軸方向に走る骨梁が目立つようになる。柱状構造は40歳代に入ると減衰し、50歳代では不明瞭となる。骨梁構築像の変化に伴い、骨髄腔の空洞も上方に向かって拡大する。男性では、骨髄腔の上端が35～50歳で外科頸の位置に至り、60歳頃には骨端線にまで達する。女性では、男性よりも5歳くらい早く、この現象が現れるとされている（図18）。上腕骨のみならず、同様のアプローチは、大腿骨や恥骨、鎖骨などの骨についても応用が可能である。

以上の検査では、通常、エックス線撮影により、資料を非破壊のまま所見を採ることが可能であるが、上腕骨の近位端部を長軸方向に鋸断し、その断面を肉眼的に観察する方が、より精緻な検査所見が得られる。また、近年では、CT撮影により、検査部位の3次元画像を非破壊的に取得し、判定に供することも推奨されている。

（5）その他の骨の加齢的変化

高齢者の白骨死体の検査で遭遇する代表的な形態学的特徴所見に、骨棘の形成が挙げられる。特に、腰椎の椎体辺縁部では、老化により、椎間円板が弾力性の低下とともに菲薄化し、隣接する椎体同士が圧迫しあって、その辺縁部に棘（トゲ）状の出っ張りを生じる場合がある。変形性脊椎症を患った多くの高齢者でこの骨棘の形成が認められ、老化現象のひとつの目安とされている（図19）。骨棘は脊椎にかぎらず、力学的な負荷が持続的に

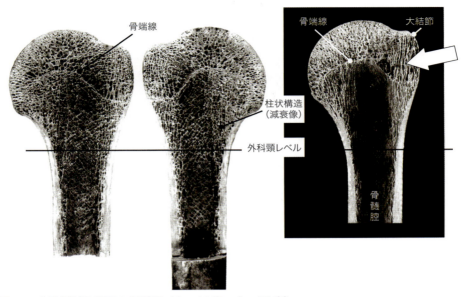

図 18　上腕骨近位端部の鋸断面（左：41 歳、右：65 歳）
　上腕骨近位端部を長軸方向に鋸断し、その断面を観察する。左図では、柱状構造が不明瞭化し、疎な骨梁構築へと変化しつつある。骨髄腔の上端はすでに外科頸の位置を超え、上方に移行している。右図では、骨梁は、さらに疎となり、骨髄腔の上端はすでに骨端線に達している。大結節の直下に海綿質の疎性・空洞化（矢印）が認められれば、40 歳以上と考えてよい。

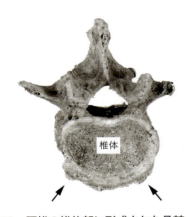

図 19　腰椎の椎体部に形成された骨棘
　椎体辺縁部が押し潰されて外周にそそり立った骨棘（↑）。58 歳、男性。

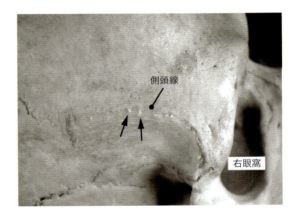

図 20　前頭骨に形成された骨棘
　側頭筋の起始となる側頭線に沿って尖鋭な骨棘が認められる（↑）。53 歳、男性。

加われば、容易に発現し、特に、関節部や軟骨の付着部で多発する（例：恥骨結合面、肩甲骨関節窩など）。また、筋肉や靱帯の付着部にも同様の骨棘が出現する場合もある（肩峰尖端部、肘・股・膝関節周囲など、図20）。　棘形成の程度には大きな個体差があるが、先人らの知見によれば、「骨棘＝老人」の関係はおおむね正しい推断であり、年齢推定のための補足的指標となり得るものである。

（6）年齢推定のための検査の手順

　　前述したとおり、年齢推定には多種多様なアプローチが選択できるが、検査を効率的に進めるには一定の工夫が必要である。本項の冒頭で記載したとおり、年齢推定に際しては、あらかじめ、検査対象となる白骨死体が、「成長期」に属する資料か、または「成人期または後退期」に属するものかを区別しておく必要がある。そのための評価指標として、全身骨である場合には、四肢の長骨を選び、骨端線の有無を判断指標とすればよい。骨端線が残存していれば、「骨の成長発育変化」に基づいた一連の検査法を実行し、これにより正確な年齢推定が期待できる。骨端線が皆無であれば、成人骨の可能性が高い。一方、検査対象が頭蓋のみの場合も少なくない。この場合は、先ず、縫合の閉塞状態を調べ、閉塞があれば、成人のものと考えてよいであろう。ただし、閉塞がないからといって、成長期に属する資料とは限らない。歯の萌出状態は、そのための指標として用いることはできるが、すでに永久歯の萌出が完了している10歳代後半の頭蓋では、その判定は困難である。このような場合、肉眼的に即断できる指標が、蝶後頭軟骨結合の開存の有無である（図21）。頭蓋の各骨では、そのほとんどが縫合により連結しているのに対し、この蝶後頭軟骨結合は、軟骨組織によって結合しており、一般的には、思春期の頃に軟骨が骨化し、10歳代後半に、後頭骨と蝶形骨とが骨性癒合するとされている。よって、蝶後頭軟骨結合部が開存状態であれば、「成長期」の白骨死体であるとの判定が可能になる。

　　以上の指標を目安に、「成長期」か「成人期」かの区別をつけ、仮に、「成長期」のものであれば、一連の成長発育変化に基づいた評価指標を活用して、年齢を絞り込むことができよう。

　　一方、「成人期」の資料では、個体差が大きいため、最初に選択すべき検査法としては、推定可能な年齢域ができるだけ広く、かつ、年齢と形態所見との相関が比較的高い指標を選択することが肝要である。この条件を満たす検査法としては、口蓋部の縫合所見が最適

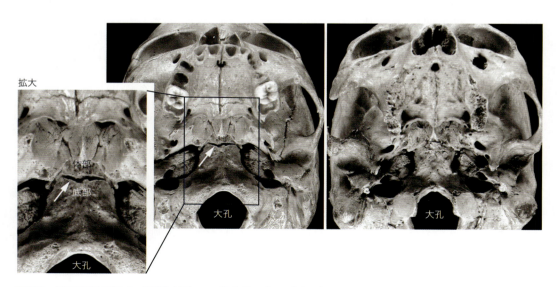

図21　蝶後頭軟骨結合（頭蓋底面　18歳女子、右：成人骨）
　大孔の前部にある後頭骨の底部と、さらにその前方に位置する蝶形骨の体部とは、軟骨結合で連結しており、10歳代後半に骨性癒合により結合（閉塞）する。よって、これが開存していれば（↑）、成長期の頭蓋と判定できる。

と考えられる。すなわち、成人骨の検査では、まず、口蓋部の各縫合所見をもって、推定年齢の大まかな「当たり」をつけ、そのうえで、他の検査項目の結果との比較により総合評価を行うとよい。検証により何ら矛盾が認められなければ、当初に想定した年齢値は、白骨の推定年齢として蓋然性が向上することとなる。仮に、検査項目間で年齢値に差異が生じた場合、例えば、口蓋部の縫合では30歳以下であるのに、歯の咬耗は30歳代を示した、などの場合は、その年齢を「20歳代半ばから30歳代に属する」などの表現で、推定年齢幅をやや広く取るなどして対応すればよいであろう。

最終的な年齢推定は、各検査結果相互の整合性を考慮しながら、できるかぎり多くの情報をもとに、総合的に評価すべきである。

4 身長推定

身長とその人物の上肢ないし下肢の長さとの間には、比較的高い正の相関が認められる。白骨死体から身長を推定するための検査対象としては、主として上肢を構成する上腕骨、橈骨、尺骨と、下肢の大腿骨、脛骨、腓骨の計6種の長管骨が用いられ、これら四肢骨の人類学的計測により得られた計測値（主に最大値）を所定の身長推定式（一次回帰直線式）に代入して推定身長を算出するのが一般的である[1]。四肢骨長を用いた身長推定の試みは、すでに19世紀前半になされ、以後、数多くの身長推定式の案出と検査基準の更新に関する研究が繰り返し行われてきたが、これは、身長に対する四肢骨長の比率が人種によって異なること、また、同じ人種であっても、時代の経過に伴う体格の変化に適合させなければならないという、不断のニーズによるものである。日本人の白骨鑑定における身長推定法は、当然のことながら、日本人を対象とした研究成果に基づくものであり、安藤（1923年）、藤井（1960年）[3]、吉野ら（1986年）[4]などによる身長推定法が広く活用されてきた。ただし、日本人の体格は、戦後、大きく改善し、その平均身長は、ここ50年の間に男女ともに10cmほどの急激な増加を示している。2010年に報告された長谷川ら[5]の研究によれば、安藤の式を用いた場合には、実身長が高い人ほど高く、また、低い人はより低く算定される傾向があると指摘されており、安藤の式については、もはや現代日本人の体格には適応できない可能性は否めない。よって、本項では、藤井と吉野らの身長推定式のみを示す（表8、9）。なお、両者の検査法で用いられる四肢骨の計測定義は、表10に示すとおりであり、いずれも、マルチンの人類学的計測法の定義[1]に準じたものである。

一般に、1人分の白骨死体であっても、おのおのの長骨から算出された身長推定値には、ばらつきが認められる。このような場合には、上肢骨から得られた推定値よりも、身長の構成に直接にかかわる下肢骨からの推定結果を重視すべきとされている。また、回帰直線式により得られた身長値には、推定式ごとに固有の標準誤差（S）が付随している。すなわち、身長の推定幅を、得られた推定値±Sの範囲で設定すれば、その確からしさは約68％であり、推定値±2Sに設定すれば、約95％の確度で、その設定範囲内に真の身長が含まれていることが統計学上の解釈となる。鑑定においては、推定幅の設定に慎重を期する必要があるが、吉野らの推定式を例にとるならば、各式における標準誤差（S）は、おおむね3.0～4.0cmであることから、身長値の推定幅を、推定（本命）値±5cm程度と

表8　藤井の方法[3]（1960年）

計測項目		身長推定式	
		男性	女性
上腕骨最大長	左	Y = 2.83 X + 729.08	Y = 2.49 X + 787.42
	右	Y = 2.79 X + 732.42	Y = 2.38 X + 813.02
橈骨最大長	左	Y = 3.30 X + 834.01	Y = 3.21 X + 819.31
	右	Y = 3.23 X + 842.96	Y = 3.13 X + 829.34
尺骨最大長	左	Y = 3.25 X + 792.01	Y = 2.75 X + 864.70
	右	Y = 3.09 X + 825.87	Y = 2.91 X + 826.57
大腿骨最大長	左	Y = 2.50 X + 535.60	Y = 2.33 X + 578.41
	右	Y = 2.47 X + 549.01	Y = 2.24 X + 610.43
脛骨最大長	左	Y = 2.36 X + 775.42	Y = 2.34 X + 737.54
	右	Y = 2.47 X + 739.99	Y = 2.20 X + 778.71
腓骨最大長	左	Y = 2.55 X + 729.70	Y = 2.24 X + 779.49
	右	Y = 2.60 X + 709.25	Y = 2.63 X + 660.59

X：計測値 (mm)、Y：推定身長 (mm)

表9　吉野らの方法[4]（1986年）

計測項目		身長推定式	
		男性	女性
橈骨最大長	左	Y = 3.57 X + 813.8	Y = 3.71 X + 740.7
	右	Y = 3.92 X + 727.9	Y = 3.47 X + 793.0
尺骨最大長	左	Y = 3.57 X + 760.7	Y = 3.49 X + 746.9
	右	Y = 3.55 X + 761.7	Y = 3.55 X + 726.7
脛骨長	左	Y = 2.41 X + 821.1	Y = 3.10 X + 544.5
	右	Y = 2.38 X + 830.6	Y = 2.96 X + 585.4
腓骨最大長	左	Y = 2.38 X + 809.5	Y = 2.97 X + 569.8
	右	Y = 2.29 X + 839.6	Y = 3.00 X + 561.6

X：計測値 (mm)、Y：推定身長 (mm)

表10　計測定義

計測項目	計測定義
【上肢骨】	
上腕骨最大長	骨頭の最上点から、滑車の最下点までの距離
橈骨最大長	骨頭の最上点から、茎状突起の最下点までの直線距離
尺骨最大長	肘頭の最上点から、茎状突起の最下点までの直線距離
【下肢骨】	
大腿骨最大長	骨頭の最上点から、下端の最下点までの距離 （通例、下端の計測点は内側顆の側にある。）
脛骨最大長	顆間隆起の最上点から、内果の尖端までの距離
脛骨長	内側顆上関節面の内側縁の中点から、内果の尖端までの直線距離
腓骨最大長	骨頭の最上点から、外果の最下点までの距離

したうえで、最終的な推定結果を導くのがよいといえるだろう。

なお、検査対象として、頭蓋の計測量、手長、足長、胸骨長、脊柱長などを用いた身長推定法もあるが、その信頼性は概して低いものであり、上記の四肢骨が利用できない場合に限り、適用を考えるべきであろう。また、諸外国では、四肢長骨の原形が保存されていない場合を考慮して、長骨の部分長を用いた身長推定法が考案されているが、日本人に適用可能といえる検査法はいまだ見当たらない。

5 死後経過年数の推定

白骨死体の死後経過年数は、犯罪捜査上、重要な情報のひとつであり、一般的には、形態学的検査法を主体とした検査所見に基づき推定がなされる（図22）。

肉眼的検査法のうち、外観検査の所見は、法科学的に重要な死後30年くらいまでの推定において最も重視すべき評価指標とされており、特に、軟部組織の残存状態、臭い（腐敗臭の強度）、表面性状（表面が滑沢か否かなどの脂肪分の浸潤度、表面性状が粗造か否かなどの骨浸食の程度）、硬さ（骨の崩壊度）などが重要な着眼点となる[1]。紫外線照射検査は、骨に紫外線を照射したときに発する蛍光の強さを指標に死後経過年数を推測するものである。蛍光の強さは、骨組織中の有機質の量に依存し、新鮮な白骨では青紫色の強い蛍光を発するが、死後経過に伴う骨組織の崩壊（＝有機物の減少）とともに、蛍光の強度も徐々に減衰する。実際の検査では、骨表面および表面をわずかに削った骨内部の2箇所を検査部とし、紫外線を照射する。

一般的には、骨内部からの蛍光強度は、死後、比較的長期にわたり強く、安定した状態を示すことから、この蛍光強度を基準に、骨表面からの蛍光の強さを比較する。骨表面からも骨内部と同等の強い蛍光（++）を発していれば、死後1年以内、中等度から軽度（+）に減衰すれば、2～4年くらい、わずかな蛍光（±）あるいは消失（-）ならば、5～10年、そして、骨内部からの蛍光にも減衰が認められれば、10年以上の可能性があるとして判定する。なお、脂肪成分を多く含む骨では、発光がないか、蛍光が弱く赤みを帯びた所見を示す。また、焼骨は蛍光を発しない。

一方、白骨死体にかかわる死体現象は、死体の放置場所の違いにも強く依存する。地上に死体が放置された場合では、完全に白骨化するまでに、通常、1～2年を要するが、腱や靭帯組織が残存しているような状況であれば、死後、数カ月～1年前後以内である。死

- **肉眼的検査：**
  1) 外観所見（軟部組織の残存状態、色、硬さ、臭気、骨の表面性状、etc）
  2) 紫外線照射検査

- **組織学的検査：**
  1) 骨組織の構築像の崩壊状態の観察（骨横断面の顕微エックス線所見）
  2) 骨組織の蛍光強度検査（骨横断面の蛍光顕微鏡所見）

図22　死後経過年数推定のための形態学的検査

後3～5年で骨表面の滑沢さ（脂肪成分）が消失し、その後、骨自体の崩壊が緩徐に進行する。死後10年近くを経過したころから、海綿質の露出など、骨質の崩壊が肉眼的に認められるようになる。一方、土中に放置された死体では、地上死体に比べて白骨化の進行は遅く、死後3～5年を経過した後に白骨化が完了する場合が多い。ただし、白骨化を完了した以降の骨の崩壊状況については、次のように解釈すべきである。

　一般に、死体を地上（外気中）、水中、地中のそれぞれに放置した場合、腐敗の進行速度は地上で最も早く、三者の関係は、概ね、Casperの法則（**第2章：第3項**を参照）に従い、死体現象が進行するとされている。白骨化する前の死体では、確かに、この判定基準が当てはまるが、白骨化が完了した以降の死後経過について、この法則は適用できない。特に、地中埋没の死体では、白骨化の進行が遅く、3～5年を費やすものの、その前後から土壌中の微生物などによる骨浸食が急速に進み、骨質の脆弱化や組織崩壊の程度は、地上放置の白骨死体のそれに比較して顕著である場合が多い（図23）。死後経過年数を推定するうえで目安となる骨の外観所見を**表11**に要約する。

　死体の白骨化およびこれに続く骨の経時的変化というものは、死後の時間的な要因よりも、死体が置かれた環境、すなわち、① 放置場所（地上、地中、水中）、② 放置状態（着衣の有無、各種梱包の有無・方法）、③ 気候環境（気温、湿度、日照、降雨量）、④ 土壌の性状（湿潤・乾燥、酸性度、石灰質含量）、⑤ 動物の関与（捕食動物・昆虫など）などの多種多様な環境要因により強く影響されるため、白骨鑑定のなかでも推定が最も難しい検査とされている。死後経過年数の推定にあたっては、白骨の外観所見だけに頼らず、必ず、死体の置かれた環境要因の状況を加味したうえで、白骨の外観上の変化を慎重に査定することが重要である。

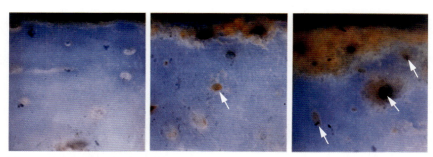

図23　地中放置骨の蛍光顕微鏡像（死後経過、左：3年、中：6年、右：10年）
　正常な骨組織は、紫外線照射により青色の蛍光を発するが、細菌侵襲などにより骨組織が崩壊すると蛍光強度は減衰し、やがて消失する（図中の褐色部）。地中放置6年では、骨表面にすでに崩壊像が観察される。10年経過では、外基礎層板の広範な崩壊とハバース管（↑）を経由して侵入した微生物によると考えられる緻密質内部の崩壊が随所に認められる。

表11　骨の外観所見と死後経過年数の関係

	地上放置死体	地中埋没死体
（1）白骨化（腱・靱帯は残存）	数カ月～1年	3～4年
（2）完全白骨化	1～2年	5年（乾燥土で7～8年）
（3）骨の脂肪消失	3～5年以上	5～10年
（4）崩壊の開始（海綿質の露出）	10年～	5年～

6 その他の個人情報

　白骨死体の外観をさらに精査することにより、前述した人種、性別、年齢、身長、死後経過年数の情報に加え、その個人を絞り込むための有用な個人情報を入手できる場合がある。

　白骨死体の外観検査により、骨に特異な破損や損傷が認められたケースでは、死因（犯罪性）との関連性や成傷器の推定が可能な場合があり、特に、頭部損傷や骨折所見の検査は重要である（第3章：第7項を参照）。また、骨に形態的な異常所見があれば、生前の疾病や健康状態を判断できる場合もある。生前の骨折にかかわる外科的治療痕または自然治癒痕は、よく遭遇する特異所見であり、特に、鎖骨、肋骨、鼻骨などでは不正な修復形態を示すものが多いため、目視により容易に確認できる。慢性上顎洞炎（蓄膿症）の手術痕、関節部の形態異常（慢性関節症、腰部の変形性脊椎症）、歯槽骨の過度の退縮や歯槽窩に対する歯の弛緩・動揺、歯頸部の楔状欠損（歯周疾患）も有用な個人情報となりえよう。歯科治療を含めた歯科所見からの個人情報については、第11章の各項を参照されたい。

　一方、個人の生前の健康状態を評価する指標としては、眼窩篩やハリス線の所見などが挙げられる。眼窩篩（cribra orbitalia）は、眼窩の上壁に多数の小孔が出現する現象であり、栄養不良や貧血（鉄欠乏性）が主要な発現要因とされている（図24）。

　また、ハリス線（Harris's line）とは、四肢長骨のエックス線画像において、骨端部付近に出現する横線のことであり、一般に、成長過程にある大腿骨や脛骨で出現頻度が高い。ハリス線は、栄養不良や重い病気により一定期間、骨成長が停止し、その後の回復時の化骨作用の痕跡として発現するとされている。ハリス線とともに歯のエナメル質に水平の筋縞が発現することもある。

　特殊な個人情報として、白骨死体が経産婦かどうかの指標となる形態所見がある。検査箇所は、図9に示した骨盤の仙腸関節耳状面の前下方に位置する関節旁溝（耳状面前溝）である。関節旁溝は、本来、仙骨と寛骨をつなぐ前仙腸靭帯の付着部位であり、男性や未

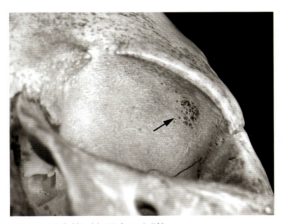

図24　眼窩篩（左眼窩の上壁）
　眼窩上壁の外側部に認められた眼窩篩（クリブラ・オルビタリア）。障害の程度は軽微なものであるが、骨表面に多数の小孔が集中して認められる（↑）。女性、18歳。

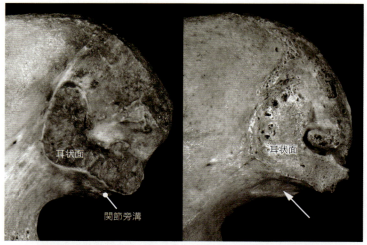

図 25　関節旁溝と妊娠溝（右寛骨、左：未経産婦、右：経産婦）
　関節旁溝は、通常、耳状面の前下方で、浅く細長い溝として観察される（靭帯付着溝型、左図）。これに対し、経産婦では、深く不規則な溝状圧痕の形態に変化する（妊娠溝型、右図矢印）。この状態の関節旁溝は、妊娠溝とも呼ばれ、その白骨死体が、経産婦（当然、女性）であったことを指摘できる。

　経産婦では1条の細く浅い溝として存在しているが、妊娠・出産を経験した女性では、同部位が深く不規則な溝状圧痕として、その形態が著しく変化する（図25）。この形態の変貌は、妊娠末期における骨質の急激な吸収によるとか、妊娠時に仙腸関節を維持する靭帯群が緩み、それにより関節の可動性が増大し、関節を構成する軟骨が破壊されることが、その要因として指摘されている。不可逆的に形成された圧痕は、別名、「妊娠溝」と呼ばれ、本所見の認知は、白骨死体が女性であり、しかも経産婦の可能性が高いという、個人識別上、有用な付加情報をもたらすこととなる。

　白骨死体からの血液型は、骨組織、歯髄腔残余組織、歯の象牙質などを試料として、通常、解離試験法を用いてそのABO式血液型を血清学的に判定することが可能である（第8章：第5項を参照）。ただし、その判定は、死後経過年数の進行に伴い、検査困難となる場合も多い。また、土壌成分（微生物など）や環境由来の型物資が検出される場合があるため、現在は、ABO式血液型検査に代わり、後述のDNA型検査が主要な検査手段となっている。

7　白骨死体からの個人識別

　白骨鑑定の究極的な目的は、白骨死体の個人識別、すなわち、人物特定である。一般的には、前述の個人情報により該当者が浮上すれば、その該当者にかかわる各種の個人識別情報（生前の顔写真、生前のエックス線画像、生前の医療記録、本人に関連するDNA試料 など）を収集し、これら対照物と白骨死体との間で異同比較を行う。なお、骨および歯からのDNA型検査による個人識別については、第13章を参照されたい。ここでは、両者の同一人性を形態学的に検証するための主要な検査法について解説する。

1）頭蓋/顔画像スーパーインポーズ法

　　該当者の生前の顔写真は、資料入手が比較的容易であり、身元不明白骨死体の個人識別を行ううえで、最も頻繁に活用される個人識別情報である。

　　この検査は、白骨死体の頭蓋と該当者と思われる人物の生前の顔写真とを、同等の大きさおよび同等の撮影角度に調整したうえで重ね合わせを行い、両者の頭顔部の輪郭や顔の軟部組織の厚さ、さらに、眉、眼、外鼻、口唇、耳介などの顔面各部の位置関係を解剖学的知見に基づいて比較し、その合致度から両者の同一人性を評価しようとするものである[6)7)]。本法が犯罪鑑識の分野で最初に利用されたのは、英国スコットランドで発生したRuxton事件（1935年）においてであり、この事件では、2体分の被害者の身元確認にスーパーインポーズ法が有効に活用され、本法が全世界で広く応用される契機となったものである。当初の検査手技では、現物の頭蓋を顔画像の拡大ポジフィルム越しに透視し、重ね合わせを行う写真透視法（原法）により検査が行われていたが、その後、頭蓋のビデオ画像を用いたビデオスーパーインポーズ法（普及法）の時代を経て、今日の頭蓋と顔写真のデジタルデータを用いたコンピュータ支援型スーパーインポーズ法（図26）へと進化し、より信頼性の高い、迅速な個人識別鑑定が確立されるに至った。また、近年では、エックス線CT装置を活用することにより、腐乱死体等、いまだ軟部組織が付着した死体からも、頭蓋の3次元画像を容易、かつ正確に抽出することが可能となり、迅速・精緻な個人識別鑑定への期待が高まりつつある。

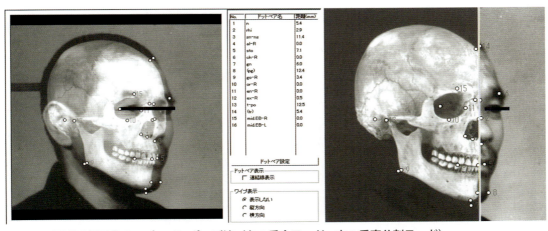

図26　頭蓋/顔画像スーパーインポーズ法（左：重合モード、右：垂直分割モード）
モニター上で、頭蓋と顔画像におのおのの計測点を標示し、輪郭形状の整合性や骨と顔の解剖学的位置関係について、重ね合わせ画像や分割画像を用いて比較を行い、両者の同一人性を評価する。

検査結果の解釈と評価

　　スーパーインポーズ法の適用は、本来、「矛盾性の排除」のための判断材料として活用されるべき検査法である。すなわち、両資料間で、解剖学的許容範囲を超える重大な矛盾点を一つでも指摘できる場合には、両者を別人のものとする判断を積極的に下すことが可能であるが、仮に、検査結果に矛盾点が認められなかったとしても、その結果のみをもって、両者を積極的に同一人のものとする科学的根拠にはなりえないということである。よって、本検査をもって同一人性を指摘する場合には、その検査結果の評価には慎重を期する

必要がある。ある研究によれば、検査の誤判定率は、正貌写真1枚のみを用いて検査した場合では、9％程度とやや高い状況であるが、正貌と側貌の2枚の写真を用いることにより、その誤判定率は、0.6％にまで減少するとの報告がなされている[7]。このようにスーパーインポーズ鑑定によって同一人性を指摘する場合には、原則、撮影角度の異なる複数枚の顔写真を用いることが強く推奨される。さらに、より積極的な個人識別を行うためには、単に位置関係の整合性のみに着目するのではなく、頭蓋が示す形態学的特徴所見を探り出し、その骨の特徴が、該当者の顔面上で形態学的な整合性をもって反映されていれば、両者が同一人であることを強く示唆することができる。有用な形態学的評価指標としては、下顎角部の張り出し（強い・弱い）、下顎オトガイ部の輪郭（尖鋭・平坦）、眉間と眉弓の隆起（強い・弱い）、鼻根部の隆起（狭く高い・広く平坦）などが挙げられる。また、左右非対称性の特徴所見（アゴの傾き、曲がった鼻、口裂線の傾斜など）や生前の骨折に起因した顔面部の傷痕なども、個人識別上、重要な評価指標となる。

2）エックス線画像の異同比較

この検査では、生前に病院や歯科医院で撮影されたエックス線画像に示される骨や歯の映像が対照資料として用いられる。白骨死体の骨や歯を生前のエックス線画像と同方向から撮影し、両者のエックス線画像に示された各種の形態学的特徴所見を指標にして個人を同定するものである[6]。本項では、個人識別上、最も有用とされる頭部エックス線画像の活用について解説する。異同比較に有用な検査部位を図27に示す。このうち、頭蓋の前後方向撮影像における前頭洞の形態、ならびに左右側方向撮影像における、蝶形骨のトル

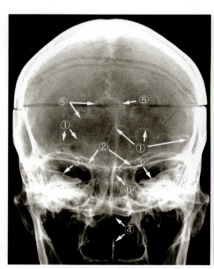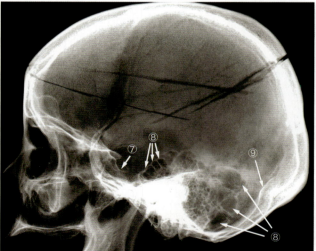

図27　頭部エックス線画像の異同比較における主要な検査指標
［前後方向撮影］：① 前頭洞の形態（特に、洞の輪郭形状）、② 前頭蓋窩底部の起伏形状、③ 側頭骨の錐体稜上縁の起伏形状、④ 鼻中隔骨部（篩骨垂直板と鋤骨）の形態、⑤ ラムダ縫合の走向形態、⑥ 鶏冠（篩骨）の形状と傾き。
［左右側方向撮影］：⑦ トルコ鞍（下垂体窩、前・後床突起）の形態、⑧ 側頭骨岩様部の乳突蜂巣の構築状態、⑨ 内後頭隆起の起伏形状。
　このうち、前頭洞、トルコ鞍ならびに岩様部の乳突蜂巣における形態所見は、個人識別を行ううえで、特に重要な評価指標である。

コ鞍の形態や側頭骨岩様部の乳突蜂巣の構築形態は、異同識別上の有用な評価指標とされている。

検査結果の解釈と評価

　頭蓋 / 顔画像スーパーインポーズ法とは違い、骨 対 骨、または、歯 対 歯の直接照合であるため、照合の信頼性は格段に高くなる。特に、該当者の頭部エックス線画像が入手できた場合には、頭蓋各所の形態構造について詳細な異同比較が可能となり、とりわけ、前頭骨における前頭洞の形状は、個人固有で、終生不変とされていることから、前頭洞指紋（Frontal sinus fingerprint）とも呼ばれ、白骨死体の検査のなかでも、最も信頼性の高い個人識別指標として位置づけられている（図28）。なお、前頭洞を欠如する頭蓋も散見されるが、その出現率は、両側性、片側性欠如ともに5％程度とされている。

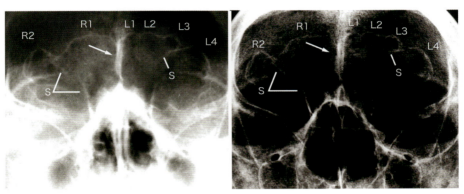

図28　前頭洞の形態に基づく個人識別（左：該当者の生前の頭部エックス線画像、右：資料頭蓋のエックス線画像）
　両者が示す前頭洞の輪郭線の形状に着目してみると、アーチの数とその形状は、左洞（L1〜L4）と右洞（R1、R2）で酷似した状態にあり、また、洞内の隔壁（S）や前頭洞中隔（矢印）についても形態学的に高い整合性が認められる。この前頭洞パターンの合致は、一般的には、両者を同一人と断定しうるに足る、価値ある検査結果とみなされる。

3）歯科所見による異同識別

　該当者の生前の歯科カルテや歯科エックス線画像との異同識別は、個人識別を行ううえで、きわめて有効な方法であり、これまでに最も高い実績を挙げてきた検査法といえる。現在、大規模災害等が発生した場合には、国際ルールに則ったDVI（Disaster Victim Identification：災害被害者身元確認）チームが編制され、災害現場において、犠牲者の身体的特徴所見、指紋、歯科所見と歯科エックス線撮影、検体のDNA採取など、専門家による多角的な身元照合作業が展開されるが、このなかでも、歯科所見は、最も頻繁に、かつ、有効に活用されている個人識別情報である。とりわけ、傷みの激しい遺体や山火事災害などの焼死体の身元確認では、歯科所見のみに頼らざるをえない場合も少なくなく、あらゆる事件、災害現場において、個人識別のための第一義的な役割を果たしている。

　歯科所見を用いた個人識別法の詳細については、第11章および第12章を参照いただきたい。

4）復顔法

　白骨死体の該当者が浮上せず、上記の個人識別のための検査が適用できない場合がある。復顔法は、ヒトの解剖学や法人類学的研究により得られた科学的知見をもとに、身元不明死体の頭蓋を用いて、生前の顔貌を推定、復元するための検査技法である[8) 9)]。

　方法としては、現物の頭蓋の表面に、粘土などの素材を用いて肉づけを行い、顔貌を3次元的に復元する方法（粘土法）と、頭蓋の写真を用いて、似顔絵のように2次元的に復元する方法（描画法）とがある。本検査を行ううえで必要な知識は、① 頭顔部における「軟部組織の厚さ」、② 顔面各部における頭蓋と顔の「解剖学的位置関係」ならびに、③ 頭蓋各部の形状と眼、外鼻、口唇などの形状との「形態学的相関性」に関する人種別の科学的知見である。現状、顔の輪郭および骨に対する眼、外鼻、口唇などの配置基準については、これまでに集積された研究データをもとに、一定の科学性と客観性をもって、これらを復元することが可能となっている。

　一方、頭蓋の形態と顔面各部の形状との間の形態学的相関については、いまだ有用な知見は見いだされていないのが現状であり、たとえば、骨の形態から眉や眼瞼裂の形状、上眼瞼溝の有無（一重・二重瞼の別）、鼻翼（コバナ）の大きさや形状、口唇の厚さなどを科学的に判断することは困難とされており、この検査法の科学性には限界がある。

　以上の学術的な事柄は、粘土法と描画法の双方に共通するものであり、手技的な優劣はないとされているが、その歴史的経緯から、ヨーロッパ諸国では、粘土法が主流であり、世界的にも、最も一般的な技法といえるものである。

　一方、描画法は、1970年代にアメリカFBIにおいて採用され、以後、アメリカでは、粘土法と描画法が混在したまま今日に至っている。わが国では、長らく粘土法による復顔鑑定が行われてきたが、日本の警察では、1988年以降、描画法を採用し、実際の鑑定を行っている（図29）。なお、わが国で復顔鑑定が最初に行われたのは、1925年のことであり、当時、法医学の第一人者であった東京大学の古畑種基と、日本を代表する彫刻家の一人である朝倉文夫の両巨匠が共同で鑑定を行うという歴史的なものであった。

検査結果の解釈と評価

　復顔法は、いまだ、科学的に多くの課題を抱えた分野である。さらに、実際の犯罪捜査では、骨とは別に、現場に遺留された毛髪や衣類から、髪型や体型（肥痩状態）を推定したり、所持品の品質や歯科治療の処置形態から、その人物のパーソナリティーや生活環境の状態を推測し、顔貌作成の一助とする場合もあり、科学的な知識以外の技量も鑑定人には求められるところである。現在、実際の復顔鑑定における身元判明率は、5％以下とされており、犯罪鑑識の分野では、「身元確認のためのあらゆる科学的方策が尽きた場合に限り、唯一残された鑑定法として実施すべき（Ubelaker、1992）」との各国共通の認識のもと、復顔鑑定は実施されている[8)]。したがって、実際の犯罪捜査では、捜査過程のどの時点において復顔鑑定を実施すべきか、慎重に考慮する必要があろう。

　復顔法は、現状、個人識別法の範疇には属さない検査法として位置づけられており、復顔法により、たとえ該当者が浮上した場合であっても、後日、スーパーインポーズ法などの本来の個人識別鑑定を行い、その信憑性を科学的に裏づけることが厳密な科学捜査のやり方である。

（宮坂祥夫）

9 | 白骨死体の鑑定

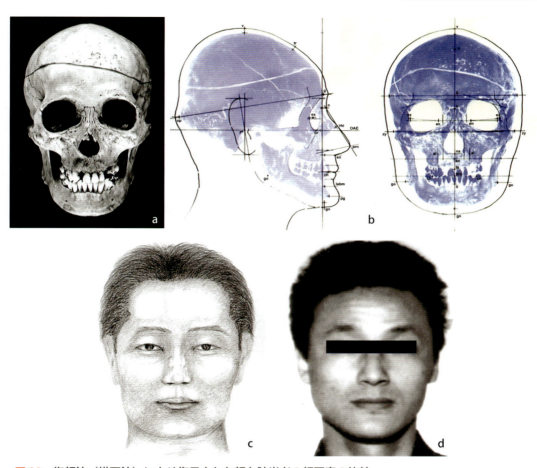

図29 復顔法（描画法）により復元された顔と該当者の顔写真の比較
 a：身元不明死体の頭蓋、b：顔貌復元のためのフレームワーク（設計図面）、
 c：復元された顔貌、d：該当者の生前の顔貌

　描画法では、原寸大に引き伸ばした頭蓋の写真上にトレースフィルムを載せ、最初に、顔を復元するための基礎となる「設計図」を作成し、この設計図をもとに、正貌と側貌の2枚の復顔像を作成する。図cは、実際の鑑定において作成された復顔像である。街頭ポスターによる公開により、図dの人物が該当者として浮上し、後日、身元の特定がなされた。
（宮坂祥夫：法医学. 改訂3版, 福島弘文 編, 東京：南山堂, 2015, 267より一部改変して引用）

参考文献
1) 瀬田季茂, 吉野峰生：白骨死体の鑑定. 東京：令文社, 1990.
2) 埴原和郎：日本人男性恥骨の年齢的変化について. 人類誌 62：245-260, 1952.
3) 藤井　明：四肢長骨の長さと身長との関係に就いて. 順天堂大学体育学部紀要 3：49-61, 1960.
4) 吉野峰生, ほか：生体計測法による四肢骨からの身長の推定. 科警研報告 39：201-207, 1986.
5) 長谷川巌, ほか：四肢骨を用いた身長推定式の比較検討. 科警研報告 61：23-29, 2010.
6) Yoshino M, Seta S：Personal identification of the human skull：Superimposition and radiographic techniques. Forensic Sci Rev 1：23-42, 1989.
7) 吉野峰生：頭蓋・顔写真スーパーインポーズ法：1937～2009. 科警研報告 61：42-53, 2010.
8) Miyasaka S：Progress in facial reconstruction technology. Forensic Sci Rev 11：51-90, 1999.
9) 吉野峰生, 宮坂祥夫：―捜査のための― 顔の法科学的識別. 東京：令文社, 2000, 123-127.

8　骨および歯による年齢推定　補遺

　骨は、加齢とともに外部および内部に変化が起こる。特に内部構造においては、海綿質部の骨梁が加齢に伴い、量、幅および密度といずれも減少傾向になる。骨による年齢推定を行う際に、これらの変化を確認することが1つの指標となる。

　また、歯においても加齢とともに外部および内部で変化が認められる。特に若年時における特徴である萌出、交換に着目すると年齢推定に有効的である。その後は永久歯において加齢に伴い、外部では咬耗や歯周組織の変化、内部では歯髄腔に変化が認められる。

1）顎骨の加齢変化

　顎骨は、骨の中でも歯が植立している特殊な環境である。加齢による変化だけでなく歯の喪失によっても大きな変化が起こる。

（1）上顎骨

　上顎骨にかかわる部位で認められる加齢変化には、骨口蓋部における縫合の癒合・消失がある。骨口蓋は上顎骨口蓋突起と口蓋骨水平板で構成され、同部の縫合には、左右の口蓋突起と水平板を連結する正中口蓋縫合、上顎骨と口蓋骨を連結する横口蓋縫合、また上顎骨左右犬歯部付近をつなぐ切歯縫合があげられる。これらが加齢に伴い癒合、消失してくる（**本章：第3項 2）（1）b**を参照）。

　口蓋部に開口する神経および血管の通路である切歯窩や大口蓋孔は、特に歯の喪失に伴い大きさが広がっていく変化が認められる。

　歯槽突起と口蓋突起の皮質骨の菲薄化や骨梁構造の細小化は、30歳代頃から開始し60歳を越えると著明になる。

（2）下顎骨

　下顎骨の加齢変化には、下顎角の鈍角化、骨髄の脂肪化、および下顎頭部における皮質骨の菲薄化などが認められる。また、歯槽部においては歯の喪失に伴い、外形のみならず内部構造にも変化が生じてくる。その変化は、喪失した歯の部位や本数、喪失からの経過時間によって異なる。

　無歯顎における下顎体部の変化として、臼歯部では頰側はオトガイ孔付近まで、舌側は顎舌骨筋線付近まで吸収されるため、元来の下顎体の約1/2程度の高さになる。前歯部では、舌側のオトガイ棘にまで吸収が及び、下顎体の約1/3程度の高さになる。オトガイ孔は孔の大きさが広がり、開口方向も後上方から上方へと変化する。また舌側では、犬歯から小臼歯にかけて骨性の隆起物（下顎隆起）が加齢に伴い出現することがある。

2）歯の加齢変化

（1）歯の萌出、交換

　哺乳類の歯は、二生歯性であり、乳歯から永久歯へと一度だけ生え変わる。その頃であれば萌出している歯種より年齢を推定することが可能である。

　一般的に日本人は、生後8〜9カ月頃に下顎乳中切歯から萌出を開始し、2歳半頃から3歳頃にかけて乳歯列が完成する。その後、6歳頃に下顎は中切歯から、上顎は第一大

臼歯から永久歯の萌出が開始し、12歳頃に永久歯列が完成する。第三大臼歯に関しては、萌出年齢はさまざまであり、必ずしも決まった年齢に萌出してくるとは限らない。

歯の顎骨内部における成長、発育状況によっても年齢を推定することができ、歯胚形成、石灰化開始、歯冠完成および歯根完成を参考とする（第11章：第4項1）を参照）。

（2）永久歯の加齢変化

歯の外部における加齢変化では、歯冠部の咬耗と歯周組織、特に歯槽骨の生理的吸収に着目する。

歯の内部においては歯髄腔の加齢による変化が認められる。髄室、根管ともに第二象牙質が添加することにより狭窄し、歯全体に対する歯髄腔の体積率は減少する。

加齢に伴い根管口部では、下顎第一大臼歯（図30）で頬舌的に、上顎第一大臼歯（図31）で近遠心的な狭窄が顕著に認められ、根管では、舌側根管に比較して頬側の2根管の狭窄が顕著に認められる（図32）。

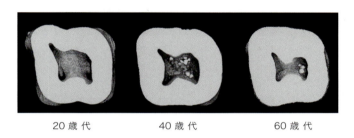

20歳代　　　　40歳代　　　　60歳代

図30　下顎第一大臼歯根管口部の変化（Micro-CT像）
（東京歯科大学解剖学講座）

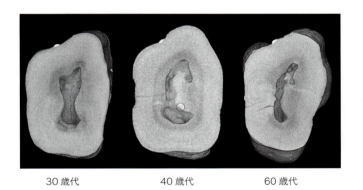

30歳代　　　　40歳代　　　　60歳代

図31　上顎第一大臼歯根管口部の変化（Micro-CT像）
（坂　英樹，井出吉信：歯内療法のために知っておきたい歯髄腔の構造　－上顎第一大臼歯－．歯界展望 115（3）：494-499, 2010 より転載）

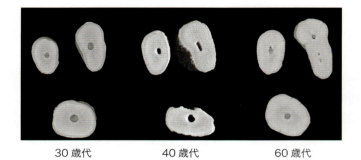

図32 上顎第一大臼歯根管中央部の変化（Micro-CT像）
（坂 英樹，井出吉信：歯内療法のために知っておきたい歯髄腔の構造
―上顎第一大臼歯―．歯界展望 115（3）：494-499, 2010 より転載）

3）その他の部位の加齢変化

　骨の内部構造においては、海綿質骨梁の変化が認められる。若年時より骨梁の量や密度および幅は増加し30歳～40歳頃にピークを迎える。その後は加齢とともに徐々に減少傾向となる。

（1）椎骨

　骨の中でも椎骨、特に腰椎部ではその変化が顕著に認められる（図33）。

　10歳代から30歳代にかけて、椎体内部の海綿質骨梁は量が徐々に増加して全体に対する密度も増加し、幅も増加する。その後、40歳代から徐々に減少し、骨梁の方向性にも乱れが生じ密度も減少して疎になり、幅も減少していく。

　また、骨の外形的変化では、筋付着部などに骨棘の形成が認められるようになる。特に腰椎部においては、上下的な圧扁が認められるようになり、また辺縁部での骨棘形成が年齢推定の指標にもなる。

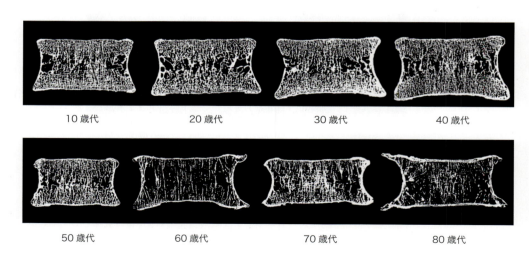

図33 第三腰椎椎体部の変化（軟エックス線画像）
（東京歯科大学解剖学講座）

（2）顎関節

　顎関節は、下顎骨の下顎頭と側頭骨の下顎窩および関節結節で構成されていて、加齢変化のみならず歯の喪失により変化がみられるようになる。内部構造はいずれの部位においても、腰椎と比較すると大きな変化は認められないが、無歯顎の方が有歯顎よりもやや加齢による骨梁の変化が認められる（図34）。

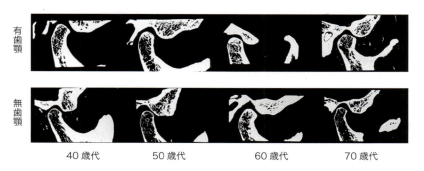

図34　顎関節部の変化（軟エックス線画像）
（東京歯科大学解剖学講座）

（坂　英樹）

参考文献
10）橘田博純：日本人上顎骨の内部構造に関する研究－成人有歯顎及び無歯顎について－ 歯科学報 87: 1005-1033, 1987.
11）川島　剛：顎関節および周囲骨の構造に関する研究. 歯科学報 96: 911-949, 1994.
12）坂　英樹, 井出吉信：臨床家のための解剖学Lecture. 歯内療法のために知っておきたい歯髄腔の構造－上顎第一大臼歯－. 歯界展望 115: 3, 494-499, 2010.

10 指紋（皮膚紋理）による個人識別

- ▶ 指紋など、皮膚隆線のつくる紋理を皮膚紋理といい、万人不同・終生不変であり、身元確認、犯罪者の個人識別、新生児の取り違え防止などに応用される。
- ▶ 指紋は、弓状紋、蹄状紋、渦状紋および変体紋に分類される。
- ▶ 犯行現場における指紋には潜在指紋が多いので、さまざまな方法で検出・採取される。
- ▶ 指紋採取には、本人または保護者の承諾が必要であり採取指紋の取扱いにも留意する。

1 皮膚紋理

　指紋、掌紋、足紋など皮膚隆線のつくる紋理を皮膚紋理という。
　皮膚紋理は、万人不同・終生不変であり、その大きさは変化しても、形状、特徴点の形と位置などは一生涯変化しないので、身元不明者の身元確認、犯罪者の個人識別、新生児の取り違え防止などに応用されている。また、皮膚紋理はその特徴がある程度遺伝することから、かつては親子鑑定、卵性診断などの補助手段として利用されることもあった。一卵性双生児では、細胞核内遺伝子が同じであっても模様は同一ではなく特徴点が似ている程度である。近年では、指紋認証の技術が発達し、さまざまなセキュリティシステムにも応用されつつある。
　先天異常者には、皮膚紋理（指、手掌、足底のしわも含む）に特異な所見の現れることも多く、皮膚紋理は先天異常の補助診断にも有効な情報を提供する。なお、指紋などを採取するにあたっては、診断目的であっても本人または保護者の承諾が必要であり、採取した紋理の取り扱いについても注意しなければならない。

2 指紋

1）分類法

　指紋は弓状紋、蹄状紋、渦状紋および変体紋に分類される（図1）。

(1) 弓状紋

　隆線が指頭の一側から始まって弓状をなして他側に走り、逆流するものがない指紋をいう。普通弓状紋と中心部に突起のある突起弓状紋とがある。出現頻度は5〜10％で、示指に多い。

10 | 指紋（皮膚紋理）による個人識別

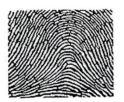
a．普通弓状紋

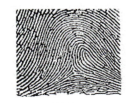
b．甲種蹄状紋

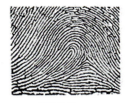
c．乙種蹄状紋

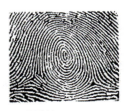
d．渦状紋

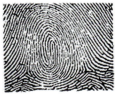
e．二重蹄状紋

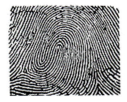
f．双胎蹄状紋

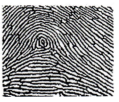
g．有胎蹄状紋

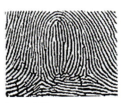
h．変体紋

図1　指紋の分類
（高橋雅典：標準法医学・医事法．第6版,東京：医学書院,2006,284より転載）

（2）蹄状紋

同一方向に流れる馬蹄状の隆線で形成され、その流れの反対側にのみ三角州がある指紋である。甲種（橈側）蹄状紋と乙種（尺側）蹄状紋に分類される。三角州とは、紋理の外側で、2個の隆線が接合して三角形をなす部分をいう。

a．甲種（橈側）蹄状紋
母指側（橈側）から起こり母指側にもどるものをいう。出現頻度は3〜4％で、示指に多い。

b．乙種（尺側）蹄状紋
小指側（尺側）から起こり小指側にもどるものをいう。頻度は約50％で、小指に多い。

（3）渦状紋

隆線が渦状をなし、紋理の左右に1個ずつ三角州がある指紋をいう。頻度は約40％で、母指と環指に多い。中央が渦巻状またはらせん状の指紋（純渦状紋または狭義の渦状紋）、中央が円形または楕円形の指紋（環状紋）、二つの蹄状紋が互いに左右から組合ったような形を呈し、蹄状線がともに同一側に流れる指紋（二重蹄状紋）、互いに反対側に流れる指紋（双胎蹄状紋）、蹄状紋に似ているが、蹄状線内に弧状線またはかぎ状線があり、その凸部が蹄状線の口と相対している指紋（混合紋）などがある。

（4）変体紋

弓状紋、蹄状紋、渦状紋のいずれにも属さない指紋をいう。隆線が粒状または短棒状で乱雑に配置された無指紋などもここに入る。

2）指紋採取法

指紋用黒インクをガラス板上に置き、ゴムローラーを用いて薄く均一に伸展・塗布する。そのうえで、指を長軸に対し左右方向に半回転させ指頭の掌面にインクをつける。この指頭を紙上に軽く圧迫しながら左右方向に回転させながら指紋を転写する。三角州のある指

紋では、必ず三角州の部分が鮮明に見えるように指紋を採取する。なお、皮膚紋理採取用の特殊なスタンプと用紙も市販されている。

3）潜在指紋（現場指紋）採取法

犯行現場に残された指紋を現場指紋といい、直接目に見えないことが多い。このような潜在指紋を目に見えるように採取するためにさまざまな方法が用いられている。

指紋を形成する皮膚隆線は汗腺の配列によって形成され、隆起部分には汗が付着している。また、指頭には皮脂腺はないが、指は常に身体に接触しているので指には皮脂が付着している。したがって、指先で物体表面に触れると、指紋の隆線に一致した汗や皮脂の痕跡が残されることになる。なお、指頭に付着した血液やインク、塵埃などが強く押しつけられると、隆線と溝が反対となるいわゆる逆指紋となって残るので、注意が必要である。

潜在指紋は次のように採取される。採取可能な経過期間は、個人差、指紋が付着した物体の材質、湿度などさまざまな要因に左右される。

（1）粉末法

アルミニウムと石松子の混合粉末を用いるのが一般的である。白亜末、炭末などもある。

（2）気体法

シアノアクリレートガスを充満させて、指紋を白化させる方法である。小さい物や凹凸のある物体表面からの採取に適している。

（3）液体法

0.2〜0.5％ニンヒドリン・アセトン溶液、約3％硝酸銀溶液などを用いる。紙からの検出に適している。

（4）染色法

ガムテープ上の指紋には隆線に一致して細胞が付着している。これを組織染色液で染色する。

3　掌紋・足紋

掌紋・足紋：手掌や足底にも皮膚隆線があり指紋のように紋理をなしている。異同識別に利用できるが指紋のようにはデータベース化されていない。

なお、臨床医学においては、Down症候群をはじめ数多くの先天異常おいて、特有の掌紋が現われることから補助診断に役立てられる。

4　指紋による個人識別法

1）一指指紋法

実際の犯罪現場から採取される指紋は、一指や少数指のことがほとんどである。そのため、一本の指からでも個人識別ができるようにしたのが、一指指紋法である。

現在、警察ではコンピュータによる指紋自動識別システム（AFIS）によって前歴者のデー

タが記録され、このデータベースとの照合・確認が行われている。

2）十指指紋法

　　　弓状紋、蹄状紋、渦状紋および変体紋を細分類して1から9までの番号を付け、これらの番号を示指、中指、薬指、小指、母指の順に並べる方法である。左手を分子、右手を分母にすると5桁の分数となり、これを指紋カードとして保管する方法であるが、現在ではAFISシステムが主流となっている。

（髙橋雅典）

参考文献
1）　警察庁刑事局鑑識課：鑑識関係例規集. 1996.
2）　髙橋雅典：皮膚紋理. 標準法医学・医事法. 6版, 東京：医学書院, 2006, 283-287.
3）　岡島道夫：皮膚紋理と人類遺伝学. 東京医学 83（4）：316-329, 1975.
4）　塩野　寛：臨床家のための法医学マニュアル. 東京：新興医学出版, 1987, 175-181.

column コラム　指紋認証のリスク

　スマートフォン、パソコン、銀行ATMなどでは、光学装置に指先を当てて本人認証を行うことができる。この光学指紋認証法は、パスワードや暗証番号に代わる認証手段として利用されてきた。ところが、本人以外には認証できないはずが、偽造指紋による"なりすまし認証"が問題となってしまった。

　指紋は、採取キットが昔から市販されており、さらにVサインポーズの写真から指先の指紋が読み取られる危険性も指摘されている。このような不正認証を防止するため、指紋ではなく指先の皮下静脈網を近赤外線で読み取る「指静脈認証方式」に転換されつつある。

11 歯科所見と個人識別

- 歯は人体のなかで最も硬く腐敗しにくい。また、金属や陶材を用いた修復物や補綴物は熱に強いために、白骨体や焼死体にも個人識別に有用な歯科所見が残される可能性が高い。
- 歯科所見から、年齢、性別、人種、生活習慣や経済状態などが推定し得る。
- 国民の歯科受診率が高いことから、診療記録が保存されている可能性が高い。
- 歯髄腔は硬組織に守られているため、良質なDNAを抽出できる可能性が高い。

　歯科所見が個人識別（身元確認）にきわめて有用であることが広く社会に知られるきっかけとなったのは、昭和60年の日航機123便墜落事故であろう。単独機の事故として520名という世界最多の犠牲者を出したこの事故において、群馬県の警察歯科医師をはじめ、多くの歯科医師が、遺体の歯科所見の採取に従事したことは今も記憶に新しい[1)2)]。

　歯科所見が犠牲者の身元を特定する根拠となったのは、図1に示したとおり約15％である。しかし、15％という数値は、いまだDNA分析が浸透していない当時、顔貌、着衣、指紋、所持品等による身元の特定が困難で、歯科所見が唯一と言ってもいい個人識別の手段となった割合であり、実際には520名すべての歯科所見が採取されている。

　このとき、「歯型からの身元確認」という言葉が各種メディアにより広く報道された結果、歯科医師の新たな役割としての個人識別が、広く世間の人々の知るところとなった。これ以降、しばしば「歯型からの身元確認」という言葉を見聞きすることとなるが、学術的側面から言えば、これは不適切な文言であろう。

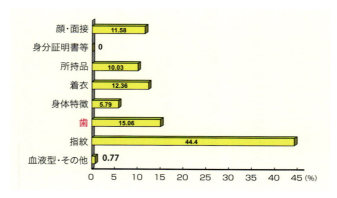

図1　大規模災害における身元確認方法（日航機墜落事故）
（鈴木和男：1986[2)]より引用改変）

1 「歯型による身元確認」と「歯科的個人識別」

　「歯型」とは読んで字のごとく歯の型である。歯の型から判ることは、いかに卓越した知識と経験の持ち主だとしても、ヒトかその他の動物のものかの「人獣鑑別」、あるいはヒトの歯だとして、その歯種、部位の判別に留まる。実際には、歯科所見から、後述するような種々の項目を引き出し、場合によっては公開捜査などによって身元の特定に至る場合も多く存在している。身元を特定するためには「歯型」だけではなく、顎骨、歯槽骨、口腔粘膜、舌、歯髄といった口腔内に存在するありとあらゆるものを観察し、その所見を採取することが重要となってくる。

　一方、「身元」という概念は日本特有のものともいえる。日本では古くから戸籍制度が存在し、人別帳や、家系図といったものも現存することから、米国を初めとする諸外国に比べきわめて「身元」という概念が定着している。その1つの表れとして、「身元確認」をそのまま表す英語は存在せず、同様のことを意味する単語としては「Personal Identification」という言葉が広く用いられており、これを日本語に訳せば「個人識別」となる。したがって、「歯型からの身元確認」という言葉は学術的、あるいは国際的視点にたてば「歯科的個人識別」、丁寧に言い換えれば「歯科所見による個人識別」という表現が適切である。

2 歯科所見と個人識別（知識）

1）高い安定性

　人体における硬組織は、骨、歯、爪、毛髪である。歯冠の表面を覆うエナメル質はこれら硬組織のなかでも最も硬く、モース硬度では6～7を示し、オパールや水晶と同程度である。すなわち、モース硬度4の鉄よりも硬く、これがスケーラーで歯石を除去する際に歯の表面を傷つけないとする1つの根拠にもなっている。したがって、人体で最も硬いエナメル質は物理的、化学的にもきわめて安定性が高く、死後最も遅くまで残存する可能性が高い。換言すれば、そのエナメル質によって保護されている歯の諸組織（歯髄など）も、損傷の激しい遺体において採取しうる可能性が高く、指紋や手掌紋といった軟組織の個人識別手段に比べ、特に死後経過時間の長い遺体に対して有力な身元特定の根拠となりうる。

2）高い固有性

　指紋や手掌紋、虹彩など、近年はその固有性を根拠とした個人認証が、多くの場面で用いられるようになっている。歯科所見も同様に、歯の形態や歯列弓の形状は万人不同である。たとえば、歯の存在の有無のみを考えても、第三大臼歯を加えた32本の歯において、それぞれの歯の有無だけで実に2の32乗通り（約43億通り）の組み合わせが存在する。これに治療痕の種類や形状を加味すれば、同一の歯科所見の存在はあり得ないといってよい。

　著者はこれまで、根管充填に存在した気泡のレントゲン所見のみから、異同識別が可能であった事例を多く経験している。これは根管充填治療が手作業であり、同位置に同大の気泡が入るよう、再度充填を実施することなど到底不可能であることが根拠となっている。

3）記録の保存性

　　　指紋が万人不同であることはよく知られている。しかし、指紋が登録されているのは種々の事情による限られた人々だけであろう。一方、生涯において歯科を受診したことのない人間は、特に日本においてはきわめて少数にすぎない。よって、歯科医院に保管されている歯科診療録やエックス線画像は、万が一の際には有力な生前情報となり得る。仮に歯科医院を受診したことがないとしても、学校歯科検診や職場歯科検診により、歯科所見の記録が残されている可能性が高い。すなわち、歯科所見は指紋と比較しても、その記録が残されている可能性がきわめて高く、これが個人識別においては指紋よりも有力な根拠となる場合が多い理由である。

3　閉鎖型災害と開放型災害

　　　一口に個人識別と言っても、実際には2通りに分けることができる。1つは航空機事故に代表されるような「異同識別」、そしてもう1つは近年の阪神淡路大震災や東日本大震災に代表されるような「情報の提供」である。航空機の場合、必ず搭乗者名簿というものが存在している。したがって、不幸にして航空機の墜落事故などが起きた場合、その搭乗者名簿が即犠牲者名簿となりうる。その犠牲者名簿から、歯科医院等に存在する診療録やエックス線画像を収集し、遺体の歯科所見と異同を識別する。このように、当初から遺体と比較すべき生前情報の入手が可能な場合を「閉鎖型災害」という。これに対し、震災などの場合には、当初は犠牲者名簿というものが存在していない。よく報道などで「犠牲者は増加する模様」といった言葉を耳にするが、これは実際に犠牲者が増加しているというよりは、犠牲者の発見が続いていると捉えなければならない。すなわち、犠牲者名簿というものが当初は存在していないがために、遺体からさまざまな身元を特定するための情報を収集し、場合によっては公開捜査などによって情報を提供して該当者を探しだす。つまり、遺体と比較すべき生前情報が当初は存在しない場合が「開放型災害」である。

　　　次項からは開放型災害において、歯からどのような情報が提供しうるのかについて詳述する。

4　歯から何がわかるのか

　　　先人は「歯は履歴書である」と説いた。これはヒトがその生涯を終えるまでの間、ずっと使い続ける歯に、その経歴が刻み込まれるという意味にほかならない。では、どんな経歴が刻み込まれるのであろうか。

1）年齢

　　　歯と年齢の相関がきわめて高いことは、「齢」の字に「歯」という偏が用いられていることにも表れている。

（1）発生と萌出

　　　歯の形成過程や萌出の時期は歯種によって異なるため、これらを利用することによって、

表1　歯と年齢

	石灰化開始	萌出	石灰化完了
中切歯	1年	7年	12年
側切歯	2年	8年6カ月	12年
犬歯	3年	11〜12年	16年
第1小臼歯	5年	9〜10年	16年
第2小臼歯	5年	11年	16年
第1大臼歯	出生時	5〜6年	14年
第2大臼歯	6年	12〜15年	18年
第3大臼歯	9年	18〜25年	27〜28年
報告者	Diamond	Magitot	Magitot

歯	発生起始（胎生）	灰化起始（胎生）	萌出（生後）	完成（生後）	吸収開始	交代
上顎乳中切歯	8週	4月	6〜8月	17〜18月	4.5年	7〜8年
下顎乳中切歯	8週	4月	6〜8月	16〜18月	4年	6〜7年
上顎乳側切歯	8週	4月	7〜9月	15〜17月	5年	8〜9年
下顎乳側切歯	8週	4月	7〜9月	12〜14月	5年	7〜8年
上顎乳犬歯	8週	5月	17〜18月	2年	9年	11〜12年
下顎乳犬歯	8週	5月	17〜18月	2年	9年	9〜10年
上顎I乳臼歯	8週	5月	14〜15月	18〜20月	6〜7年	10〜11年
下顎I乳臼歯	8週	5月	14〜15月	18〜20月	6〜7年	10〜12年
上顎II乳臼歯	8週	5〜6月	18〜24月	20〜22月	7〜8年	10〜12年
下顎II乳臼歯	8週	5〜6月	18〜24月	20〜22月	7〜8年	11〜12年

（鈴木和男：1986[2]）より引用改変）

比較的詳細な年齢推定が可能である（**表1**）。特に、歯冠・歯根の石灰化の程度や、乳歯から永久歯への交代時期においてはエックス線所見により、数カ月単位での年齢推定も行いうる。

（2）咬耗

歯の噛み合わせによる摩耗のことを咬耗といい、正常な咬合状態であれば年齢との相関はきわめて高い。咬耗と年齢の相関を示したものにMartin、Brocaの分類があるが、日本人を対象とした場合には下顎前歯部を用いた天野の分類が汎用されている（**表2**）。

表2　歯の咬耗：天野の分類

標示度	咬耗の程度	推定年齢
0	エナメル質に咬耗のみられないもの	10〜20歳
1	エナメル質に平坦な咬耗箇所があるもの	21〜30歳
2	点状または糸状に象牙質がみえるもの	31〜40歳
3	象牙質が幅、面積を有するもの	41〜50歳
4	咬頭、切端が極度に消滅したもの	51歳〜

（3）歯髄の狭窄

歯に対する刺激は第二象牙質の添加を促し、加齢とともにその添加量は増加する。その結果として、歯髄腔は加齢とともに狭窄していくこととなる。年齢と歯髄腔の関連については藤本の分類がよく知られているが、近年では3D scanを用いた容積測定による研究が加速し、加齢と歯髄腔の狭窄の関連がより細かく精査されつつある。

（4）ラセミ化

アスパラギン酸がL型からD型に変化することをラセミ化という。歯の象牙質中にもアスパラギン酸が含まれるため、コントロールとなる同種歯のD／L比が得られれば、年齢推定の有力根拠となりうる（第8章：第4項1）を参照）。

以下は歯とともに観察すべき口腔領域における年齢推定の項目である。

（5）口蓋縫合の癒合・消失

骨と骨の縫合部分は加齢とともに徐々に癒合し消失していく。口腔領域においては正中口蓋縫合、切歯縫合、横口蓋縫合の3縫合と年齢との相関が高く、年齢推定に有用である（図2）（第9章：第3項2）（1）bを参照）。

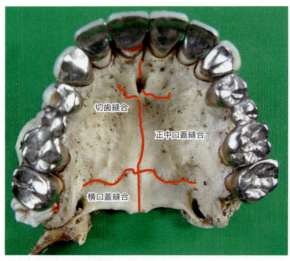

図2　口蓋縫合の癒合・消失
（佐藤喜宣, 編著：臨床法医学テキスト. 東京：中外医学社, 2011, 235, 図11-2 を引用）

（6）歯槽骨の吸収

歯の植立する歯槽骨は、加齢や歯周疾患の進行とともに退縮するため年齢推定の参考となる。

（7）下顎枝角の変化

下顎体下線と下顎枝後縁のなすいわゆる下顎枝角は、新生児においては鈍角であるものの、徐々に鋭角化して成人では110°〜125°を示し、その後は加齢とともに再度鈍角化していく。

（8）オトガイ孔の開口方向

オトガイ孔に細い串などを挿すことにより加齢に伴う開口方向の変化を観察することができる。側方からみた場合には後上方から後下方へ、上方からみた場合は前方から後方へと変化する傾向があり、年齢推定の参考となる（図3）。

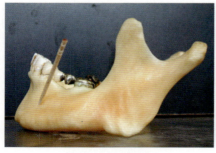 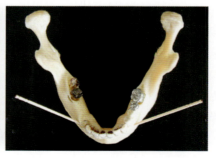

図3　オトガイ孔の開口方向

2）性別

歯の大きさの平均をとると、一般に女性よりも男性の歯が大きく、統計的には下顎の犬歯で最も性差が著明とされている。しかし、これらの数値はあくまで平均値であり、個人差も大きいことから、歯の計測値からの性別判定はリスクも大きいと言わざるをえない。

そのため、かつては、歯髄細胞の細胞核に存在する性に関係する構造物（性染色質、Drum stick、F-body など）を観察することによって、性別が判定されていた。しかし、現在では歯を DNA 源とした DNA 分析による性別判定が主流となっている。

（1）性染色質（Sex chromatin, Barr 小体）

性染色体の X 染色体の一方が凝縮したもので、哺乳動物の細胞核に濃染して観察され、静止核でも観察可能である。女性の細胞の 20〜40％に観察されることから、女性の判定に用いられる。

（2）Drum stick

多核白血球の核に付着したばち状の小体で、その役割についてはよくわかっていないものの、男性に比べ有意に女性での発現率が高いため（白血球細胞の 1.5〜5％）、女性と判定する指標となる。

（3）F-body（Y chromatin, Y-body）

Y 染色体の長腕が、キナクリンマスタードによる蛍光染色によって強く発光するもので、男性の細胞核の 50〜80％に観察される。Y 染色体の存在の指標となるので、男性の判定に用いられる（図4）。

（4）DNA 分析

歯髄や象牙質の細胞から DNA を抽出し、Y 染色体特有の塩基配列を見いだす方法や、X 染色体と Y 染色体上の Amelogenin 遺伝子領域の長さの違いを見い出す方法など[3]によって、確実な性別判定が行えることから、現在の性別判定の主流となっている。（第 13 章：第 3 項を参照）

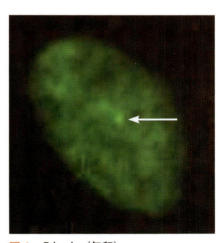

図4　F-body（矢印）
（遠井政宏：性染色による歯髄の性差に関する研究．歯科学報 77(11)：1623-1636, 1977 より転載）

3）人種

ヨーロッパ人に多くアジア人に少ないとされているカラベリー結節や、逆にアジア人に多いとされるシャベル状切歯（図5）のように、人種によって出現頻度に差がある歯の形態が知られている。また、歯列弓の形態もコーカソイド、ネグロイド、モンゴロイドの三大人種間では図のような違いが認められる（図6）。さらに歯科治療方法や材料にも国によって多少異なる部分があり、治療を受けた国を推定しうることもある。

4）血液型

歯から血液型を判定する場合には、歯を粉末化して、凝集素解離試験法により歯の象牙質や歯髄に含まれている血液型物質を検出し、ABO 式血液型を判定する方法が一般的で

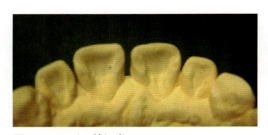

図5　シャベル状切歯
（佐藤喜宣言，編著：臨床法医学テキスト．東京：中外医学社，2011, 236, 図 11-3 を引用）

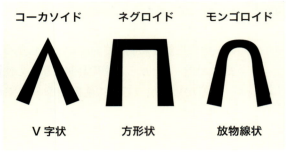

図6　歯列弓の特徴
（佐藤喜宣言，編著：臨床法医学テキスト．東京：中外医学社，2011, 236, 図 11-4 を引用）

ある。また、歯髄からは赤血球酵素型、血清型の一部も検出可能である。ただし、近年ではDNAを抽出し、DNA分析により血液型を判定する方法が主流になりつつある。

5）習慣・習癖

人それぞれの癖や習慣はときとして口腔内に形となって現れる。たとえば、歯ぎしりやタッピングは極端な歯の咬耗を生み出すし、バグパイプ奏者やキセル愛好家などには、極端な磨耗の偏在を認めることもある（図7）。

6）風俗・風習

世界各国では、今もなおその地域独特の風俗や風習が残されていることがあり、それが口腔内に形となって現れることも少なくない。たとえば、東南アジア等では「びんろう」と呼ばれる木の実を噛む風習（いわゆる噛みタバコ）で歯が赤く染まってしまったり、エスキモーの人々があざらしの皮を加工するために歯でなめすことから、歯に扁平な磨耗のみられることがよく知られている。日本でも、以前は「お歯黒」の風習も存在したが、現在では認められていない。

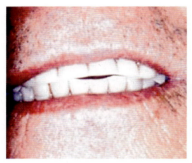

図7　キセルによる歯の摩耗
（佐藤喜宣言，編著：臨床法医学テキスト．東京：中外医学社，2011, 237, 図 11-5 を引用）

7）社会経済状態

社会・経済環境による個人の衛生観念と、口腔内の衛生状態は密接に関連することがわかっている。歯垢や歯石の沈着、う蝕の放置などは、衛生観念や経済状態などを含む社会環境の不良や、教育程度によるQOLの差が大きな要因と考えられる（図8）。また、日本のように、医療保険制度が施行されている環境では、歯科治療内容が保険診療の範囲内であるか否かも、経済状態を知る大きな手がかりとなりうる。

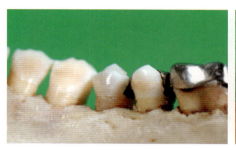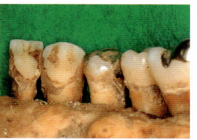

図8　口腔内衛生状態の差

8）DNA 型

　近年 DNA 分析は、その確実性の高さから個人識別法として定着しつつある。したがって、従来用いられていた方法も、DNA 分析にとって代わられているものが少なくない。上述した性別判定や血液型判定もその典型と言えるであろう。歯は人体の四大硬組織（骨、爪、歯、毛髪）のなかでも最も硬い組織であり、歯質に覆われた歯髄は良質で汚染されにくいことから、DNA 分析においても歯はますますその重要性を増したこととなる。ただし、DNA 分析は決して万能ではない。いくら DNA を精査しても現時点では年齢や生活圏を推定することはできない。やはり歯科所見と DNA 分析は併用されることが望ましいと考える。

9）その他の口腔領域の特徴

　口腔領域はその内外に固有の特徴を有していることが多い。口腔内の疾患1つをとっても、溝舌等のさまざまな奇形や、エックス線所見に認められる石灰化病変など、その形態的特徴や組織的特徴から、個人を同定する根拠となりうるものも多い（図9）。

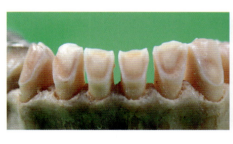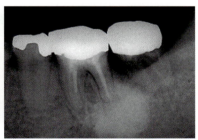

図9
左：先天性エナメル質石灰化不全によるエナメル質の摩耗
右：歯根端周囲歯槽骨のエックス線不透過像

（花岡洋一）

参考文献
1）　神戸義二, ほか：日航機事故から学ぶ 法歯学（歯科法医学）個人識別について. 日本歯科医師会雑誌 39（5）：500-514, 1986.
2）　鈴木和男：法歯学的にみた日航機墜落事故. 日本法医学雑誌 40（5）：495, 1986.
3）　花岡洋一, ほか：PCR法による4種の性別判定法の比較. 日本法医学雑誌 49（補冊）：268, 1995.

12 歯科情報による個人識別の実際

- ▶ 歯科情報による個人識別は、死体情報の収集、生前情報の整理、照合・異同判定の 3 つの作業からなる。
- ▶ 死体の歯科検査では、頭部顔面の肉眼的検査および画像撮影、口腔内の肉眼的検査および画像撮影、歯科エックス線画像撮影の 3 つの作業が必須である。
- ▶ 死体情報から、該当者を絞り込むための情報提供が行える。
- ▶ 生前資料は、歯科医療記録のみでなく、口腔や頭部顔面の画像が用いられる。
- ▶ 照合・異同判定は、絞り込み(スクリーニング)と同一性の判定(マッチング)により行われる。

1 歯科的個人識別(歯科情報による身元確認)

　個人識別に有用な情報としては、人類学的特徴や顔情報、身体特徴や着衣、所持品、血液型や DNA 型などさまざまなものがある。歯科情報は身体的特徴の中に含まれ、歯科治療痕に代表されるように、後天的な指標であると思われがちであるが、歯冠や歯根の形態異常など先天的な指標としても、個人識別に有用であることを理解しておく必要がある[1]。
　歯科的個人識別(歯科情報による身元確認)は、死体情報の収集、生前情報の整理、照合・異同判定の 3 つの作業からなる。

2 死体情報の収集

　死体の歯科検査は、① 頭部顔面の肉眼的検査および画像撮影、② 口腔内の肉眼的検査および画像撮影、③ 歯科エックス線画像撮影の 3 つの作業に分けられる。
　これらの作業においては、使用機器の汚染防止や検査者のグローブの着脱など、衛生面にも配慮しなければならない。

1) 頭部顔面の肉眼的検査

　頭部顔面の肉眼的検査は、顔面皮膚や口唇、顎運動の状態を観察する。そのうえで、頭部顔面の正面観および側面観を撮影する(必要があれば、頭部上面、底面、後面も撮影を行う)(図1)。これは、性別判定、年齢推定、死後経過時間の推定などに資するためである。
　また、頭部顔面に損傷痕などを認める場合は、成傷器や成傷機序の推定に資するためにも、画像撮影を行い、画像情報として記録を採取、保管しておく。

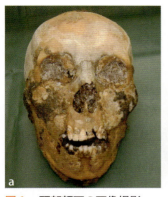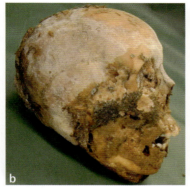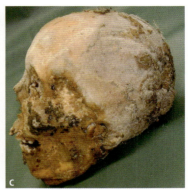

図1　頭部顔面の画像撮影
a：正面観　b：右側側面観　c：左側側面観

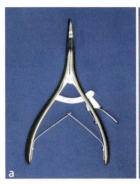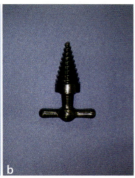

図2　開口器
a：改良型ローゼルケーニッヒ　b：エスマルヒ

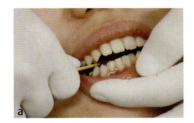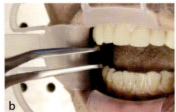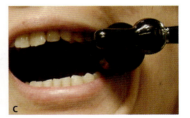

図3　強制開口
a：開口器を挿入する間隙をつくる。b、c：開口器を臼歯部に挿入し、ゆっくりと開口させる。

2）口腔内の肉眼的検査

　　口腔内の肉眼的検査では、まず、口腔粘膜、小帯、歯、骨などの状態を観察する。しかし、死後硬直などにより口が開かなければ検査は行えないので、強制開口は必須となる。開口には、死体現象、死体の状態、死因などに配慮する。

　　強制開口の必要性は、死体のオトガイ部を徒手で下方へ押し下げるようにして、顎の硬直程度を確認することにより判断する。歯により手指を傷つけないため、また、歯を脱臼させないためにも、歯に指をかけて開口させてはいけない。検査者が安全に確実な検査を行うためには、正しい検査方法を身につけておかなければならない。

　　この作業で、開口できない場合は、開口器（図2）を使用し、強制開口を行う。まず、木やプラスチック製のヘラを用いて、開口器を挿入する間隙をつくる。臼歯部に間隙が確

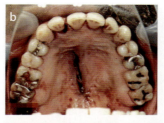
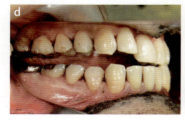
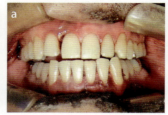
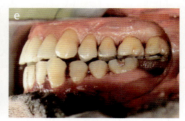
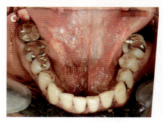

図4　口腔内の画像撮影
a：正面観　b：上顎咬合面観　c：下顎咬合面観　d：右側側面観　e：左側側面観　（b~eはミラー像を反転）

　保できたら、開口器先端を挿入し、歯の脱臼、破折などに注意しながら、ゆっくりと開口させる（図3）。この際、可及的に複数の臼歯の歯軸方向に力が加わるように留意する。歯がない場合は、開口器に布等を巻きつけ、なるべく粘膜を損壊しないように開口させる。死後変化や熱の影響により口腔周囲筋や皮膚の弾性がない場合には、指を口腔前庭に入れ、可及的に皮膚や粘膜を伸展させるようにしてから強制開口を行うと、作業が進めやすい。
　開口後は、口腔内を観察したうえで、必要に応じ、歯ブラシ、綿棒、ウエットティッシュなどで清掃する。確実な口腔内画像撮影、正確な歯科所見採取を行うためにも、口腔内清掃は重要である。
　口腔内画像撮影は、正面観、上下顎咬合面観、左右側面観の5枚撮影を基本とする（図4）。咬合面観、側面観は、必要に応じ、口腔内撮影用ミラーを用いる。特徴的な所見などがある場合は、その部位の撮影も行う。口腔内画像は、デンタルチャート確認のための資料になるが、その他、正面観はスナップ画像などとの照合に、咬合面観と側面観は、咬合や歯列の状態、歯の位置異常等の詳細な記録となり、さらに咬合面観は咬耗の記録となる。口腔内画像は、デンタルチャートに記載する歯型図では表現しきれない詳細な情報を有する重要な資料となるため、フォーカスがあっている画像採取に努める。最近では、デジタルカメラでの撮影が主であるため、画像撮影後、ただちに採取画像を見直し、確認を行う習慣づけが必要である。なお、口腔内撮影用ミラーを用いる場合は、ミラーの端が確認できるように撮影範囲を設定する。また、可能であれば、撮影日などを写しこむと資料整理などに便利である。

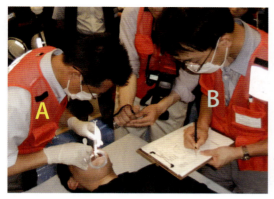 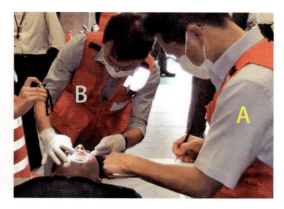

図5　ダブルチェックシステム

　次に、歯科所見採取（デンタルチャート記載）を行う。歯の有無、治療痕の有無、治療方法、修復部位（面）、材質の順に確認をしていく。口腔内を詳細に観察し（視診）、歯がないと思われる部分でも触ってみて（触診）、正確な記録を残す（ドキュメンテーション）のがこの作業である。

　歯科所見採取は、ダブルチェックシステムで行うのが望ましい。ダブルチェックシステムとは、誤記載の防止、汚染・感染防止を目的として検査者2名以上で行う。具体的には、検査者Aが死体の口腔内を検査し、所見を述べ、その所見を検査者Bがデンタルチャートへ記載する。一口腔内の検査が終了した時点で、AとBの役割を交替する。Bが口腔内検査を行い、所見を述べ、それをAが同じデンタルチャートでチェックしていく（図5）。もし、採取した所見が違ったとしても途中で検査を止めることなく、Bの所見採取が終わるまで続ける。両者の検査が終了した時点で、異なる所見部分を指摘し、両者で確認、検討する。検査者が多数いる場合には、記載者を固定し、別の2名が口腔内検査を行ってもよい。

　デンタルチャートには、歯の状態、治療方法などだけでなく、咬合、咬耗の状態、着色、歯石の有無、歯周組織の状態なども記載していく。歯科の専門的見地からして、個人識別に有用となるその人の特徴的な所見を特記事項欄などに記載する。

3）歯科エックス線画像撮影

　歯科エックス線画像撮影は、標準型エックス線画像撮影が行われることが多い。エックス線画像撮影は治療痕を確認するためだけではなく、肉眼的には確認できない、その人の特徴となるような歯根の状態や骨の状態を確認するために行う。そのため、治療痕がない人や歯がない人の歯科的個人識別にも対応が可能である。

　該当者の生前資料として、すでに、エックス線画像が収集されている場合には、なるべく同じ画像（同じ角度で撮影された画像）が採取できるように撮影できれば、スーパーインポーズを行うことができる（図6）。

　1）2）3）の作業により採取した検査資料を集約し、死後記録（死後デンタルチャート）を完成させる。

　その他、死体の状態によっては、印象採得を行い、模型を作成することもある。同名歯であっても個人により大きさや形態などは異なり、歯の配列や咬合も個人の特徴を示す。

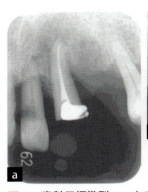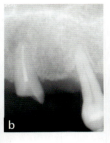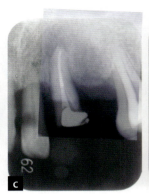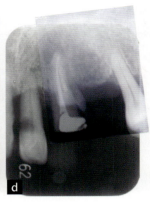

図6　歯科用標準型エックス線画像のスーパーインポーズ
a：生前のエックス線画像　b：死後のエックス線画像　c：上顎左側犬歯を中心としたスーパーインポーズ　d：上顎左側第二小臼歯を中心としたスーパーインポーズ

　前述の咬耗も、模型上で、より詳細に観察することが可能となる。また、口蓋ヒダの形態は個人識別に有用である[2]。口腔内に装着する補綴物は、いわゆる、オーダーメイドで作製されていることから、歯科治療の過程で製作された模型が歯科医院に保管されていれば、比較が可能になる。

　事前に該当者の生前資料がなくても、死後検査によって得られた知見から、性別、年齢、人種、習癖、生活環境などを推測し、該当者を絞りこむための情報提供ができることを理解しておく必要がある。

3　生前資料の整理

　生前資料となり得るものには、歯科診療録や歯科用エックス線画像、歯科検（健）診票、模型（図7）、技工指示書、未装着の補綴物や義歯がある。そのほか、口腔顔面の状態が撮影されている医科用エックス線画像や歯が写っているスナップ画像（スマイルフォト）なども有用な情報である。

　一般的に、生前記録（生前デンタルチャート）は歯科診療録や歯科用エックス線画像をもとに作成されることが多い。初診時の状態が記載してある1号用紙から、順に日を追っていき、治療最終日の口腔内の状態を生前記録（生前デンタルチャート）に記載する。治療期間が長く、治療内容が多岐にわたる場合は、確認、説明用に主要歯科診療経過録を作成する場合もある（図8）。

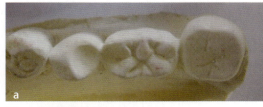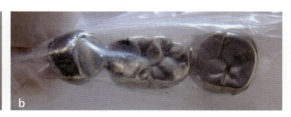

図7　模型と補綴物
a：通院していた歯科医院に保管されていた石膏模型　b：死体のブリッジ（死後脱落）

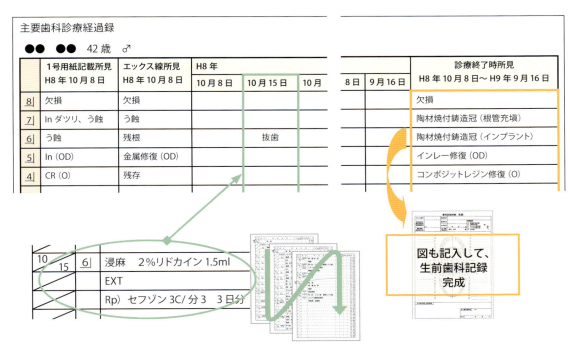

図8 主要歯科診療経過録を使用した生前歯科記録（生前デンタルチャート）の作成

　該当者が複数の病院・歯科診療所などを受診しており、生前資料が複数ある場合には、それぞれの病院・歯科診療所ごとに生前記録（生前デンタルチャート）を作成し、診療日などで経時的な変化に矛盾がないかどうかを確認し、さらに、それぞれの異同識別を行う必要が生じる。

4 照合・異同判定

　照合・異同判定は、まず、作成した死後記録（死後デンタルチャート）と生前記録（生前デンタルチャート）とを照合する。

　照合・異同判定の基本は、歯科疾患・歯科治療の不可逆性を根拠とする（図9）。そのため、死亡直前の歯科情報でなくても、照合・異同判定に資することができるのが利点の一つである。しかしながら、いわゆる文字情報としての死後記録（死後デンタルチャート）と生前記録（生前デンタルチャート）で行えるのは、「スクリーニング」であり、「マッチング」ではないことと、両者の違いを理解しなければならない。照合・異同判定は、一般的に、死後記録（死後デンタルチャート）と生前記録（生前デンタルチャート）の所見欄の記載を照合・異同判定表に転記し、一歯ずつ、それぞれの所見を比較し、「一致」、「不一致だが矛盾無」、「不一致で矛盾有」、「不明」などの判定を行っていく。「不一致だが矛盾無」は、歯科疾患・歯科治療の不可逆性と経時的変化を考慮すれば矛盾がないため、この欄にチェックが入っても、同一人の否定にはならない。「不一致で矛盾有」の欄にチェッ

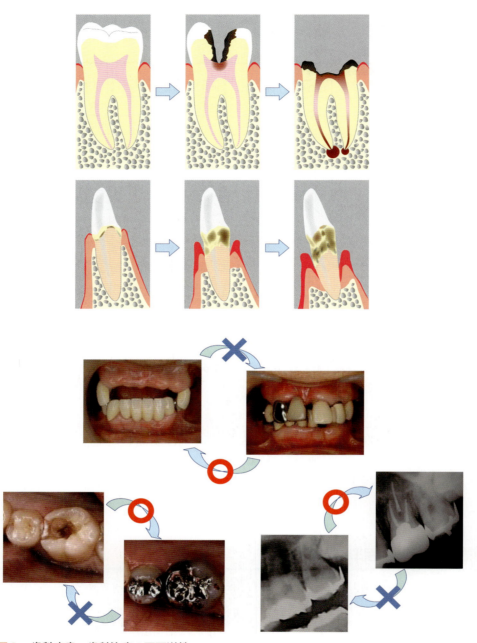

図9　歯科疾患・歯科治療の不可逆性

クが入ると、同一人として否定される。

　死後所見がすべて欠損である場合（図10）や生前所見が治療痕なし（図11）である場合、比較する所見がどのような所見であっても、「不一致で矛盾有」の欄にチェックは入らず、結果、どのような人を対象者としても、「同一人として矛盾がない」という判定になってしまう。つまり、歯がない人や生前資料が古い（最終治療日からの経過が長い）場合、文字情報のみでの異同識別は特に注意を要する。そのほか、死後所見が治療痕は少なく、それも一般的な治療痕のみ（図12）である場合も、文字情報だけでなく、画像情報による

歯式	所見		一致	不一致		不明	備考
	生前	死後		矛盾無	矛盾有		
1⏋	治療痕なし	欠損		△			
2⏋	う蝕（B）	欠損		△			
3⏋	コンポジットレジン修復（B）	欠損		△			
4⏋	インレー修復（O、Pd）	欠損		△			
5⏋	全部鋳造冠（Pd）	欠損		△			
6⏋	インプラント	欠損		△			
7⏋	残根	欠損		△			
8⏋	欠損	欠損	○				

図10 死後所見が欠損である場合の照合・異同判定表の例
死体の歯がない場合の異同識別は、特に注意を要する。

歯式	所見		一致	不一致		不明	備考
	生前	死後		矛盾無	矛盾有		
1⏋	治療痕なし	硬質レジン前装冠		△			
2⏋	治療痕なし	う蝕（BM）		△			
3⏋	治療痕なし	コンポジットレジン修復（BM）		△			
4⏋	治療痕なし	インレー修復（OD、銀色）		△			
5⏋	治療痕なし	全部鋳造冠（銀色、根管充填）		△			
6⏋	治療痕なし	ポンティック　　ブリッジ		△			
7⏋	萌出途上	全部鋳造冠（銀色、根管充填）		△			
8⏋	不明	う蝕（O）				―	

図11 生前所見が治療痕なしである場合の照合・異同判定表の例
該当者の生前資料が古い場合の異同識別は、特に注意を要する。

歯式	所見		一致	不一致		不明	備考
	生前	死後		矛盾無	矛盾有		
1⏋	治療痕なし	治療痕なし	○				
2⏋	治療痕なし	コンポジットレジン修復（DB）		△			
3⏋	治療痕なし	治療痕なし	○				
4⏋	治療痕なし	治療痕なし	○				
5⏋	治療痕なし	治療痕なし	○				
6⏋	治療痕なし	インレー修復（MO、銀色）		△			
7⏋	萌出途上	治療痕なし		△			
8⏋	不明	不明				―	

図12 死体の治療痕が少ない、一般的な治療痕のみである場合の照合・異同判定表の例
該当者が若年者、死体の治療痕が少なく、一般的な治療痕のみである場合の異同識別は、特に注意を要する。

歯式	所見		一致	不一致		不明	備考
	生前	死後		矛盾無	矛盾有		
1⏌	治療痕なし	治療痕なし	○				
2⏌	治療痕なし	う蝕（MB）		△			
3⏌	治療痕なし	治療痕なし	○				
4⏌	コンポジットレジン修復（B）	治療痕なし			✗		
5⏌	コンポジットレジン修復（B）	治療痕なし			✗		
6⏌	インレー修復（O、Pd）	インレー修復（O、銀色）		△			
7⏌	インレー修復（O、Pd）	インレー修復（O、銀色）		△			
8⏌	インレー修復（O、Pd）	アマルガム修復（O）		△			

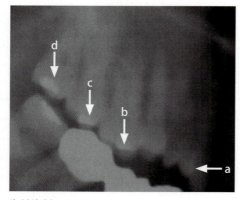
生前資料

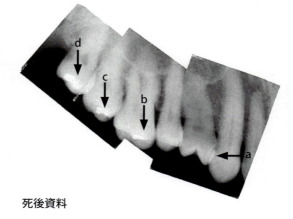
死後資料

エックス線所見にて、上顎右側第一小臼歯の捻転程度、第一大臼歯、第二大臼歯、第三大臼歯の修復物の形態が酷似しており、上顎右側第一小臼歯、第二小臼歯の治療痕の矛盾は棄却できる（誤記、脱離の可能性を考慮）。同一人として差し支えないと判定する。

根拠の提示　　　総合判定

図13　文字情報では「同一人として否定」されるが、画像情報により「同一人と判定」された例

比較を行わなければ、異同識別は困難である。

　照合・異同判定表で32歯の所見が「一致」したからと言って、即座に同一人と判定してよいわけではない。また、「一致」が1歯もないからと言って、同一人を否定する材料になるわけでもない。文字情報での照合は「スクリーニング」である。異同識別の鍵は、同一人としての肯定や否定を判定できる、つまり「マッチング」が行える画像所見である。

　検査環境などによる所見採取のミスや生前資料の誤記載などにより、文字情報での照合・異同判定で「不一致で矛盾有」にチェックが入ったが、画像情報により、同一人と判定された事例もある（図13）。照合・異同判定表での照合の結果（スクリーニング）と画像資料などの比較（マッチング）をもとに、専門的知識に基づいた判断を行い、総合判断とその根拠を記載、提示するのが、歯科医師が行う歯科的個人識別である。

5　デンタルチャート

　日本国内では、デンタルチャートが統一されているとは言いがたい状況である。しかしながら、デンタルチャートの中央部に歯型図が、その周囲に所見欄が配置されている様式がほとんどであり（図14）、歯型図の上下顎咬合面と唇・頬側面歯冠部は肉眼的所見を、唇・頬側面歯根部はエックス線所見を記載するのが一般的である（図15）[3]。

　用語や記載要領についても、さまざまあるが、基本的に所見欄は正式名称で記載し、略号を使用する場合には、特記事項欄などに使用した略号とその正式名称を記載する。また、憶測で所見は記載せず、不確定な場合は「～の可能性」などの表現を使用する。金属の種類が判断できない場合（アマルガム修復か、インレー修復か、など）は「金属修復（銀色）」などの表現にとどめておく。所見が確認できない場合などは、所見欄は空欄にせず、「不明」、「情報なし」などと記載する。記載要領に関し、現在、大学における教育では、金属修復物＝黒色、歯冠修復物＝点、粘膜色＝斜線という記載方法が多く採用されている[4]。これは、現在のように、手軽に口腔内画像を撮影し、即座に確認できなかった時代に、肉眼的所見のみで修復物の詳細がわからずとも、修復物の色調で描記できるように、また、歯型図を画像情報として、認識する際にわかりやすいようにこの塗り分けが考案され広まったものと考えられる。口腔内画像撮影が確実に行われていれば、記載要領が異なっていたとしても、画像での確認は可能である。

　デンタルチャートは、生前・死後ともに同様の、歯に裂溝が記入されている歯型図を使用しているものが多い。

　生前資料として口腔内画像などの画像情報がある場合は、修復物などの形態を歯型図に記載することができる。しかしながら、エックス線画像では修復部位や形態を確定するこ

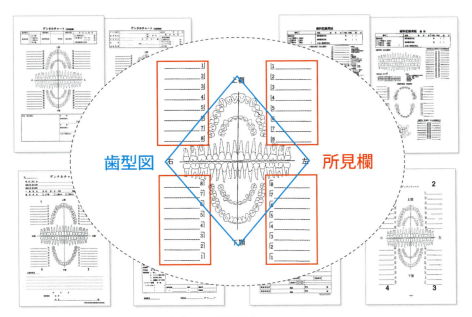

図14　さまざまなデンタルチャートとその共通部分

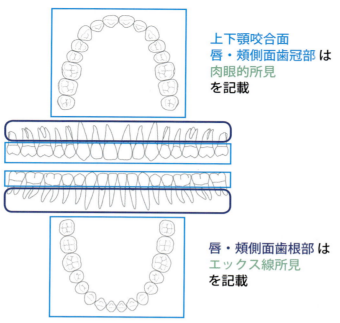

図15 歯型図の基本的な記載

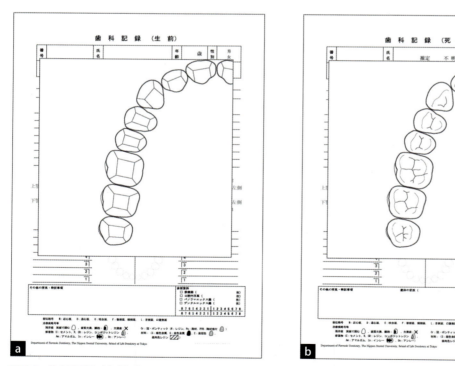

図16 生前記録（生前デンタルチャート：a）と死後記録（死後デンタルチャート：b）の歯型図が異なる歯科記録用紙（デンタルチャート）

とは困難であり、歯科診療録など文字情報のみの場合には修復部位がわかっていても、修復物の形態を歯型図に描画することはできない。このような場合には歯型図がブロック分けされた東京都や大学などで採用されている生前デンタルチャートでは、確定できた修復部位を記入できる利点がある (図16)。想像による修復物形態の描画を防止し、かつ、なるべく多くの情報を記載できるように考案されたものであろう。それであれば、死後デンタルチャートもブロックに分けたものを使用したほうがよいという意見もあるだろうが、死後は治療方法や修復物形態を肉眼的に確認でき、それらが特徴点となる場合があるため、より詳細な記録を残すという観点からすれば、死後デンタルチャートは一般的な裂溝がある歯型図の方がよいと思われる。

（岩原香織）

参考文献

1) 都築民幸, 岩原香織, 上野麻夫：現場で行う暫間的な個人識別に有用な歯科所見. Forensic Dental Science 4（1）：40-41, 2011.
2) Ohtani M, Nishida N, Chiba T, et al：Indication and limitations of using palatal rugae for personal identification in edentulous cases. Forensic Science International 176（2-3）：178-182, 2008.
3) 岩原香織：身元確認（歯科的個人識別）への協力体制の現状. 平成21年度厚生労働省科学研究費補助金〔健康安全・危機管理対策総合研究事業〕分担研究報告書, 2010, 105-116.
4) 日本法歯科医学会ホームページ：http：//www.jsfds.com/dentalchart.html, http：//www.jsfds.com/PDF/dentalchart.pdf

13　DNA多型解析による個人識別

- DNA鑑定は、試料の微量さと変性や汚染を克服することで進歩してきた。
- DNA解析が法医学に導入されて30年あまり。日進月歩の分野である。
- 現在の法医DNA鑑定は、資料DNAの増幅（PCR法）が主流である。
- 分析対象のDNAは、常染色体から性染色体やミトコンドリアDNAと広がっている。

1　法医学試料の特徴

　DNAは人体のどの部位の組織、あるいは体液であろうと細胞が存在すればDNAの抽出は可能である。DNAの配列などの研究であれば、血液や新鮮な組織からDNAを抽出するため、量や質（DNAの分解程度）が問題となることはない。

　法医学でDNA多型解析（DNA鑑定）を行う試料は、親子鑑定など一部の鑑定を除いて、常に分析が困難である。その理由は微量や分解などDNA自体の問題や、自然界に存在するPCR反応を阻害する物質の混在などである。それらの問題を克服し、DNA鑑定で真実を明らかにする。それが法医DNA鑑定である。

1）検査試料としてのDNAの特徴

　DNA（核酸）はタンパク質などと比較すると安定した生体物質であり、乾燥状態では保存性が高く、150℃程度まで熱抵抗性がある。また、構造上PCR反応により増幅できるので微量でも分析が可能である。

2）現場試料と対照試料

（1）現場試料

　現場には毛髪、血液（痕）、体液（汗、唾液、精液など）の斑痕など、さまざまな遺留物がある。血液であれば白血球などの有核球、体液なら分泌上皮細胞や分泌部の上皮細胞が含まれており、これら細胞成分がDNAの抽出源となる。たとえば、タバコの吸い殻のフィルター部には口唇粘膜細胞が付着している。引き抜かれた毛髪には毛根鞘が付着しており、DNA抽出源となる。自然脱落毛では新しければ萎縮乾燥した毛根鞘が得られる場合がある。毛根鞘を消失している毛髪では毛幹部が試料となり、DNA量が少ないためにミトコンドリアDNA分析が行われることになる。

（2）対照試料

対照試料として以前は血液が用いられたが最近は口腔内細胞（スワブ）が、採取に痛みがなく十分量のDNAが得られるため用いることが多い。生前資料としてDNAが必要な場合は、普段使用していたヘアーブラシや歯ブラシに付着している毛髪や組織片が用いられるが、出生時のへその緒が保管されている場合は、へその緒が良好なDNA抽出源となる。

（3）硬組織試料

白骨死体や高度腐敗・損壊死体からDNAを抽出する場合は、硬組織を用いる。歯が存在すれば歯が抽出源として最適である。無歯顎の場合、爪や骨を代用するが、肋骨が残っていれば、良質なDNAが採取される確率が高い[1),2)]。

（4）FTAカード

DNAを採取、保存するなどの目的で用いられるセルロース製のカード。血液やスワブなどを滴下や付着させ乾燥することによって室温でDNAを長期間保存することができる。FTAカードには核酸を固定するための繊維のほか、細胞を溶解する化学物質が含まれており、試料に含まれる細菌などの微生物の細胞を溶解しタンパク質を変性させ不活性化するはたらきや核酸をヌクレアーゼや酸化およびUVによるダメージから保護することが可能である。

3）各種の分析法に必要なDNA量の目安（表1）

DNA分析に必要なDNA量は検査法や試料の状態によって異なる。すなわち

試料の状態が良い場合には、抽出したDNA量1μg程度でもDNA指紋法を行うことができる。しかしながら、実際の法医学試料では、DNAが断片化し、微量である場合がほとんどであるため、PCRを用いて検査部位を特異的に増幅し検出している。現在主流のSTR型検査では、抽出したDNA量1ng程度で検出が可能となっているが、断片化DNAが混入している場合にはより多くのDNAが必要となる。また、結果の正確性の確認のために、複数回の検証が必要な場合もある。

表1　分析法による必要DNA量

DNA指紋法	1～5μg
MCT118型	0.1～0.5μg (500ng)
STR法	1～10ng
ミトコンドリアDNA型	1～5ng

2 常染色体多型

1）サザンブロッティング法による検出

（1）DNA指紋法

高分子DNAをDNA分解酵素（制限酵素）で切断し分析可能なDNA断片にし、電気泳動で分画、検出する方法である。個人識別のためにはDNAの個人を特定できる塩基配列を検出する必要があり、法医学ではヒト遺伝子に存在する繰り返し配列（サテライトDNA）を検出した。繰り返し配列を検出する合成したマルチローカスプローブをハイブリダイズ（結合）させると、多くのバンドが検出されるので、DNAフインガープリント（指

紋）と呼ばれた。

　図1に示すのが歯髄細胞由来のDNAを用いたDNA指紋である。

　DNA指紋法は1985年頃から一部の法医学教室で鑑定に用いられ、犯罪現場の試料と被疑者の異同識別や、いわゆるバラバラ死体の部分死体が同一人に由来するか否かの鑑別、さらに親子間でメンデル遺伝で出現することから、親子鑑定に有効であった[3]。

（2）DNA指紋法の原理と法医学における限界

　DNA指紋法は、制限酵素を用いて規則正しく切断したDNA断片を分析している。新鮮な血液・体液由来のDNAであれば、分析可能であるが、組織が腐敗している状態では分解酵素によりDNAが断片化しているため分析不可能である。

　また、DNA量では、毛髪であれば細胞に富む毛根鞘が付着した毛髪が20本程度、血痕（血液として）や精液も0.1mL程度必要とする。しかし、犯罪現場では1本の毛髪・1滴の血痕のみであることがほとんどである。

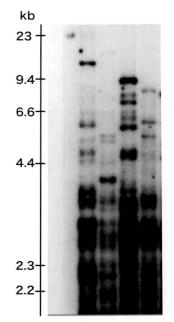

図1　DNA指紋法の電気泳動写真
多くのバンドを検出し、親子ではメンデルの法則にしたがい遺伝する。サイズマーカーを指標にしてバンドの位置を決定する。

　以上のことから、法医学でDNA指紋法は使われなくなった。

2）PCR法による検出

（1）PCR法とは

　PCR（Polymerase Chain Reaction）は、DNAの特定領域のみを選択的にDNA合成酵素で増やす方法で、法医DNA鑑定＝PCRと言えるほど法医学では主流の分析法である。法医学で対象となる現場試料からDNAを抽出しても得られるDNA量は微量であるため、分析可能な量まで増やして分析するPCR法は法医DNA鑑定に適した分析方法である。

　原理は、まず増やしたい（増幅）領域（核DNAでは繰り返し領域あるいは変異領域、mtDNAでは高多型領域）の始めと終わりの塩基配列と相補する配列のDNA（プライマーDNA）を合成する。滅菌チューブに試料（鋳型）DNAと反応混液（dNTP、耐熱性のDNA合成酵素など）をいれて複数の温度設定が可能なサーマルサイクラーにセットする。

a. 94℃前後 Denature（ディネイチャー）

　鋳型DNAの二重らせん状態を、熱変性させ一本ずつに分ける（一本鎖化）。

b. 55℃前後 Annealing（アニーリング）

　プライマーDNAを増幅する領域の始めの部位と終わりの部位に相補させ増幅する範囲を決める

c. 74℃前後 Extension（エクステンション）

　dNTP（DNAの塩基）を用いて酵素の作用でプライマーDNAが決めた領域と相補するDNAを作る。

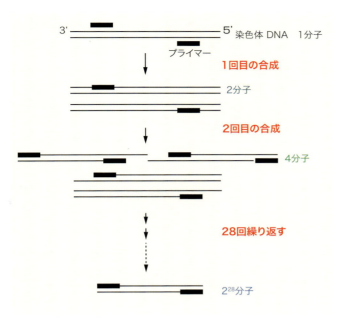

図2　PCR法の原理（AmpFℓSTR Identifiler を例として）

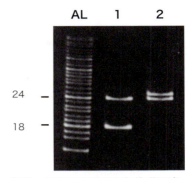

図3　MCT118型の電気泳動写真
AL(Allelic Ladder)を指標にして判定する。
レーン1は18,24型、2は24,25型

　このサイクルを1単位とし、さらに同じ操作を繰り返すことで、1本が2本、2本が4本、4本が8本と指数関数的にDNAを増やす。サーマルサイクラーで反応は自動化され、このサイクルを28回（基本回数）繰り返すことで、DNAは10億倍以上になる（図2）。

（2）PCR阻害物質

　PCR法（後述）で用いるDNA合成酵素の作用を阻害するものは広く自然界、人体にも存在する。自然界では植物などが微生物により分解される最終生成物である腐植物質（フミン酸やフルボ酸）・多糖類・ポリフェノールや脂質など、人体ではヘモグロビン・ラクトフェリンや毛髪のメラニンなどに含まれる。DNA抽出に用いられる界面活性剤・フェノールやタンパク質分解酵素（プロテナーゼK）などにも含まれる。ポリフェノール・ヘモグロビンやメラニンは着色物質だが、その他は無色である。

（3）阻害物質の除去

　シリカコーティングメンブレン法と磁性シリカビーズ法が主流である。シリカコーティングの微量試料用カラムが取り扱いも容易で頻用されている。

（4）MCT118法（ミニサテライト法）

　PCR法が法医学に応用され、最初に注目された座位（ローカス）の一つが第一染色体のD1S80領域に存在する16塩基を1単位とした繰り返し配列（ミニサテライト）をもつMCT118法であった。増幅すると個人で最大2本最小1本のバンドが検出でき（図3）、多くの型が確認され、かつ特定の型に偏っていなかったので異同識別に有効であった。MCT118法は科学警察研究所（科警研）を中心に日本人集団における遺伝子調査が進められ、都道府県の警察に附属する科学捜査研究所（科捜研）でも1990年頃からMCT118法を用いたDNA鑑定が行われはじめた[4]。現在ではMCT118法がDNAを比較的多く必要とすることや単独のローカスで情報量が少ないことから、STR法に移行している。

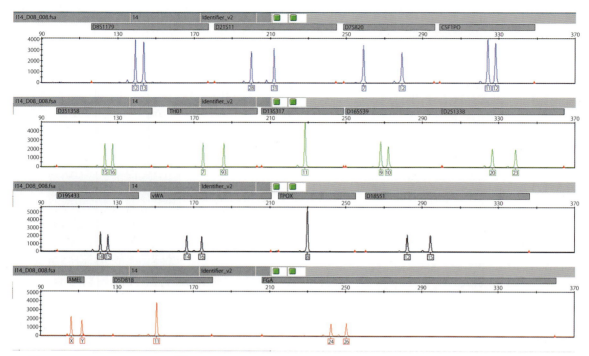

図4 AmpFl STR® Identifiler™ Amplificaion Kit でのエレクトロフェログラム、ピークの下の数字が反復回数で遺伝子型となる。（提供：アプライドバイオシステム）

（5）STR 法（マイクロサテライト法）

　　STR（Short Tandem Repeat）は、2～6塩基を単位とした繰り返し配列（マイクロサテライト）で、MCT118型より増幅領域が短いため、MCT118型で増幅が不可能であった断片化した試料からでも分析可能である。さらにローカスを複数同時に検出可能にしたマルチプレックス PCR（マルチプレックスポリメラーゼ連鎖反応、Multiplex PCR）は複数のプライマーを用い、複数のローカスを一度の反応で増幅する方法で、異同識別において、すべてのローカスが一致した場合ほぼ地球上で同一のものが存在しないといえるほどの確率となる（下記のアイデンティファイラー 15 ローカスが完全に一致した場合、同じ型をもつ人の出現する確率は、警察庁の資料によると4兆7千億人に一人とされている）。

　　2003年に都道府県の科捜研に同一の機種（PC 制御のキャピラリー電気泳動装置・解析用の PC・同ソフト）を用いてマルチプレックス PCR（STR 9 ローカス）を用いる「自動解析装置」が配備された。このシステムは、従来の DNA 鑑定の問題点であった泳動時の条件によるバンドのズレや目視による誤判定を克服し、DNA 鑑定は一応の完成を迎えることになる。さらに、2006年に一回の STR で常染色体 STR15 ローカスと性別が判定可能なキット（商品名：アイデンティファイラー）の導入（図4）、2007年に Y 染色体 STR16 ローカスが判定可能なキット（Y ファイラー）が続いて導入され鑑別力がさらに向上した。

（6）SNPs 法

　　ゲノムの塩基配列の中には個体によって1塩基のみの配列の違いが認められる部分が存在する。その配列の違いの出現頻度が集団の中において1％を超える場合を1塩基多型と呼んでいる（single nucleotide polymorphism（s）：SNP（s））。

DNA 指紋法、MCT118 型さらに STR は反復配列を検出しているが、ABO 式血液型を始めとする各種血液型やミトコンドリア DNA 多型は塩基置換によるものであり、SNPs の一つと考えることができる。

最近ではヒトの DNA 上に数百万カ所存在するとされている SNPs をターゲットにした異同識別法も開発されている。個々の SNPs の識別力は弱いものの検出技術の進歩により常染色体、性染色体の区別なく非常に多く（数十〜数百カ所以上）の SNPs を 1 度に対象として検査が可能なため、STR 以上に精度を高めることができる。

犯罪捜査において SNPs は DNA 上の対象となる部分が非常に短いため STR が検出できないような悪条件下でも検出が期待でき、突然変異率も STR と比較して低いとされている。電気泳動を必要としないシステムでの運用が可能であるため、STR と比較して装置の小型化、高速、大量処理が容易である。たとえば、大規模災害時における多数死体の身元確認には有効であると考えられる。

課題として、技術面では混合 DNA への対応はきわめて困難であり、運用面では STR のように国際的に標準化されたローカスや検査キットの開発である。非常に優れた検査手法であるため、今後技術的な検証と運用面での標準化が進めば普及が期待される。

3 性染色体多型

男性の性染色体は XY、女性は XX である。性染色体を分析することで DNA による性別判定と異同識別が可能である。

1）アメロゲニン

歯のエナメル質の形成に関与するアメロゲニン（Amelogenin）の遺伝子は X と Y 染色体の両方に存在するが、それぞれの遺伝子内に塩基配列の長さに違いがある。そのため、PCR で長さの異なる増幅産物が得られることになり、男性（XY）では 2 本のバンド女性（XX）では 1 本のバンドが検出される。

ただし、性別の発現にかかわる遺伝子を検出していないので、検出部位に突然変異が起こればアメロゲニン型と実際の性別が一致しないこともあり得る。

2）性染色体上の STR

性染色体上にも STR ローカスが存在するため、犯罪捜査や血縁関係の分析に用いられている。型判定は STR ローカスを数種類検出してそれらを並べることによるハプロタイプで型判定する。X 染色体・Y 染色体どちらにもマルチプレックス PCR キットがあり、Y 染色体では Y ファイラーキットで 16 ローカスの型を検出してハプロタイプ（Y 染色体多型）を決定する。

（1）性犯罪

Y 染色体は男性のみがもつ DNA であり、性犯罪において男女の DNA が混合している試料（ただし男性は一人の場合）から男性の Y 染色体多型を検出できる。対照の男性が存在すれば、男性のスワブから検出された Y 染色体多型と異同識別を行うことで男性の特定が可能である。

（2）血縁関係

　　Y染色体多型は父－息子鑑定、同じ父親をもつ兄弟鑑定などに有効である。X染色体多型は父－娘鑑定などに有効である。甥－叔父関係など関係が離れている関係で鑑定の決め手となる場合がある。

（山田良広）

参考文献
1) Yamada Y, Yoshii T, Ishiyama I, et al：Analysis of DNA from tooth and application to forensic dental medicine. Jpn J Legal Med 43（5）：420-423, 1989.
2) Kaneko Y, Ohira H, Yamada Y, et al：Comparison of hard tissues that are useful for DNA analysis in forensic autopsy. Leg Med 17：547-552, 2015.
3) 石山昱夫 編：法医学の新しい展開．東京：サイエンス社, 1989, 183-205.
4) 高取健彦 編：捜査のための法科学　第一部．東京：令文社, 2007, 137-148.
5) Takahashi M, Kato Y, Mukoyama H, et al：Evaluation of five polymorphic microsatellite markers for typing DNA from decomposed human tissues. Forensic Science Int 90：1-9 1997.
6) Miyakawa G, Takahashi M, Kato Y：The relations between the size and the amount of DNA required for D1S80 genotyping. Dokkyo J Med Sci 25（1）：21-26, 1998.

4　ミトコンドリア DNA 多型

　　ヒトの多くの細胞には1細胞あたり数千個のミトコンドリアが存在し、主要な機能としては細胞の組織呼吸に携わる。ヒトミトコンドリア DNA は 16,569 bp の大きさの環状の二重鎖構造で（図5）、1981 年に全塩基配列が決定された[7]。その後一部が修正され、現在では修正ケンブリッジ参照配列（rCRS = revised Cambridge Reference Sequence）として個別検査の際の基準となっている。個人識別に際しては、rCRS の 1-16569 番目までの位置と塩基の違いを示すことで個人の型が表される（表2）。

　　ミトコンドリア DNA は、塩基置換速度が核 DNA より 5～10 倍早く、そのなかでも複製開始点を含む 1,121bp（16024-576）のコントロール領域（D ループ領域）（図5）は、遺伝子をコードせず、塩基配列の個人差が高い。ミトコンドリア DNA の多型は多くの場合この領域の塩基配列の違いを個人識別に利用する。そのなかでも特に変異の高い領域があり、HV 領域（Hypervariable region）と呼ばれる。HV1 領域は 16024-16400 付近の配列で、最も個人差が大きく、HV2 領域は、40-319 付近の配列で次に個人差が大きい。両者の組み合わせをハプロタイプと呼ぶ。

　　ミトコンドリア DNA は 1 細胞あたりのコピー数が核 DNA に比べてきわめて多いため、高度に変性した資料や、微量な資料からでも PCR 増幅による検出感度が非常に高い。法医学的資料では核 DNA の PCR 増幅が不完全でも、ミトコンドリア DNA は明瞭な型判定できる場合も少なくない。

1）検査方法

　　個人識別を目的としたミトコンドリア DNA の検査は、一般的に HV1、HV2 領域を PCR 増幅し、PCR 産物の塩基配列を自動シーケンサーにより直接決定し、参照配列と比較する。検査結果の型は表2に一例を示したように、変異位置の番号と変異した塩基名で表す。このような型が法医学資料と比較対象者の型で一致した場合、その配列の一般集団における出現頻度の珍しさの比較から、両者の同一性を検討することができる。

13 | DNA多型解析による個人識別

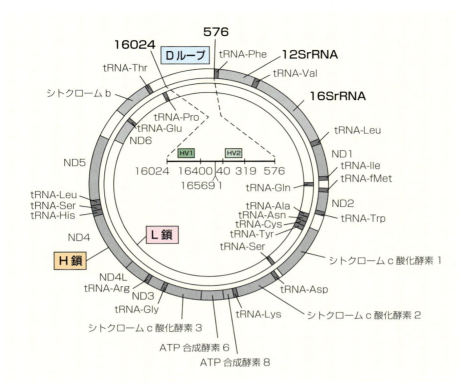

図5　ヒトミトコンドリアDNAの構造
　1つのミトコンドリアに5-10コピーのDNAが存在する。DNAは環状構造で全長16,569 bpの塩基配列が決定されている。遺伝子は37種存在し、2種のrRNA、22種のtRNA、13種の呼吸鎖複合体のサブユニットをコードする。Dループを形成する16024-576領域は遺伝子をコードせず、特に個人的な違いの大きいHV1、HV2領域を含み、法医学ではこの領域の違いが個人識別に多用される。

表2　ミトコンドリアDNA型の表示法
　1人のミトコンドリアDNA型を4種の表示法で示した。HV1領域で3カ所、HV2領域で4カ所の変異をもつ型である。
　表示法1は変異位置の数字の前に参照配列の塩基を示し、数字の後に変異後の塩基を示す方法で、表示法2は、数字の後に変異後の塩基のみを示す方法。HV2領域の変異は309.1C（309の次にCを1つ過剰にもつという意味）を除くと73G、263G、315.1Cの変異はほとんどの日本人に共通する。
　表示法3は、一般的な変異パターン（トランジション）の場合は番号のみで示し、まれな変異（トランスバージョン）と挿入の場合のみ塩基名を追加する方法。表示法4は、変異位置と塩基の変異結果を示す方法。本例は日本人の特徴を示す代表的な配列の1つで、16209-16223-16324の変異を共有するものはM7a系統と判断できる。

	表示法1	表示法2	表示法3	表示法4	
HV1領域 (16025-16400)	T16209C	16209C	16209	16209	T→C
	C16223T	16223T	16223	16223	C→T
	T16324C	16324C	16324	16324	T→C
HV2領域 (39-319)	A73G	73G	73	73	A→G
	A263G	263G	263	263	A→G
	－ 309.1C	309.1C	309.1C	309.1C	－→C
	－ 315.1C	315.1C	315.1C	315.1C	－→C

2）ミトコンドリア DNA 多型の出現頻度

　　ミトコンドリア DNA 型は一般的に変異の度合いが高く、日本人のミトコンドリア DNA 型の HV1、HV2 ハプロタイプを検査した結果では、ランダムに選んだ日本人 306 人が 204 型に分類され、そのうち 170 型は 1 人のみ（0.3％）に認められた[8)][9)]。しかし、このなかで頻度の高い型もあり、最も多い型は 16223T、16362C、73G、263G、315.1C で 7.2％（22 人）に、次いで 16129A、16223T、16362C、73G、152C、263G、315.1C が 5.2％（16 人）に、さらに続いて 16209C、16223T、16291T、16324C、73G、263G、315.1C が 2.3％（7 人）に認められた。

3）ミトコンドリア DNA 多型の遺伝と対象者の地理的起源の推定

　　受精の際に精子のミトコンドリアは受精卵に入り込まず、母親の卵細胞には精子の染色体のみが入り込む。そのため受精卵の細胞質には常に母親のミトコンドリアのみが存在することになり、親から子供には男子、女子ともに母親のミトコンドリアが遺伝する（母性遺伝）。そのため、ミトコンドリア DNA は男女の混合がなく、一般集団においても、女性の移動と増加に依存して拡散する。また、常染色体の DNA 型と比べて分布に偏りが大きい。

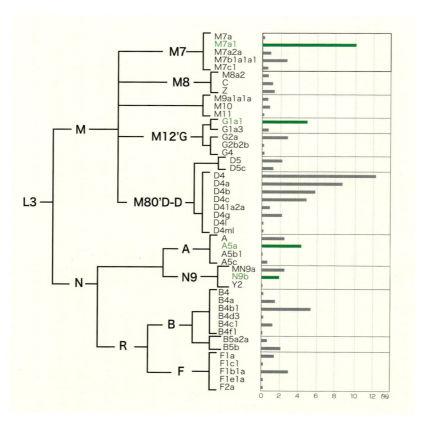

図6　日本人のミトコンドリア DNA 多型の系統分類の樹状図と出現頻度
　　血縁関係のない 306 人の日本人を HV1、HV2 領域の変異に基づいて分類した出現頻度[8)][9)]。頻度の低い一部の系統は上の系統にまとめてある。系統は樹木が枝を出すように広がっている。新しい系統名は枝が出るごとに、英文字と数字を順に並べながら命名される。緑色のカラムは日本人に特徴的な系統を示している。

コントロール領域のハプロタイプでも集団による違いを確認できるが、現在はコントロール領域とコーディング領域の変異を含めた、より信頼度の高い系統分類が応用され、世界の集団が比較されている。このような知識は法医学領域でも対象者の出身地を知るための手段として利用され、日本においても近年の国際化の波が、その必要性を増加させている。

図6に、HV1、HV2領域の情報のみで分類した日本人のミトコンドリアDNA多型系統とその出現頻度を示した。各系統はハプログループと呼ばれ、ユーラシアの系統はL3と呼ばれるアフリカに起源を有するマクロハプログループから派生した。アジアとヨーロッパは大きく異なり、東アジアの集団は主としてMとNの2つの大きなハプログループから成り立ち、日本人も同様である。特に、末端のM7a1、A5、G1a、G1b、N9bなどの系統は、日本人に特徴的で、韓国では日本よりかなり低頻度で存在するが、中国にはほとんど認められない。さらにD4系統は東アジアの集団で日本人が最も高いが、D4系統を細分していけば、東アジアのなかでも地域差がある。このような知識は、法医学的実際面において、ミトコンドリアDNA型から、1人の対象者が日本人か否かを推定するために利用できる。

（水口　清）

参考文献

7) Anderson S, Bankier AT, Barrell BG, et al：Sequence and organization of the human mitochondrial genome. Nature 290：457-465, 1981.
8) Maruyama S, Minaguchi K, Saitou N：Sequence polymorphisms of the mitochondrial DNA control region and phylogenetic analysis of mtDNA lineages in the Japanese population. Int J Legal Med 117：218-225, 2003.
9) Nohira C, Maruyama S, Minaguchi K：Phylogenetic classification of Japanese mtDNA assisted by complete mitochondrial DNA sequences. Int J Legal Med 2010 124：7-12, 2010.

5　硬組織からのDNA抽出とDNA型判定

1）硬組織からのDNA抽出

死後変化が軽度の場合、骨では骨髄を、歯では歯髄や象牙質を露出、あるいは掻き出して、タンパク質分解酵素を作用させDNAを単離する。

一方、死後変化が高度な場合、特に白骨化した死体の場合、タンパク質分解酵素を作用させる前処理としてEDTAで脱灰を行う。歯は解剖学的に外部の組織との交通が根尖孔のみで、かつ、歯冠部をエナメル質で囲まれており、多孔性の組織である骨に比べて死後変化に対する抵抗性に優れている。したがって、軟組織からのDNA抽出が困難な場合、歯はDNA抽出の好材料になる。

2）歯の材料選択

咬耗摩耗が少なく、健全歯で、より重量の重い歯（大臼歯＞犬歯＞小臼歯＞切歯の順）を材料とするのが望ましい。また、第三大臼歯などで完全埋伏歯が確認できれば、それも良好な材料となりうる。

3）抽出の実際

（1）DNA 抽出キット

　　古典的な DNA 抽出は試料をタンパク質分解酵素で分解し、フェノールによるタンパク変性、そしてエタノール沈殿で DNA を回収する方法（フェノール・クロロホルム法）が基本である。しかし近年では、硬組織を含めて、さまざまな材料を対象とした、高度に品質管理された DNA 抽出キットや、抽出ロボットが製品化され入手できるようになってきており、それらを使用し、あるいはそれらのキットの抽出過程を一部改変した方法を用いることが多い。

（2）歯の脱灰処理

　　白骨化しているような死体の歯からの DNA 抽出では、タンパク質分解酵素を作用させる前処理として EDTA による脱灰が必要である。その際、歯を細かくし表面積を十分確保し、反応性を向上させることが多く、粉末状、顆粒状、数片に粉砕、あるいはディスクカッターなどで薄切するなど種々の方法が試みられている。一方では、粉砕、細片化を一切行わない方法も考案されている。

　　EDTA による脱灰時間については、長すぎると DNA の溶出量が多く回収率が低下するという考え方が多い。また、実際の白骨死体において歯の崩壊の程度も多様であるため、個々の事例ごとに歯の状態を加味しながら、脱灰時間や反応液の震とう速度などの条件を調整する必要がある。

4）硬組織を材料とした DNA 型判定

　　硬組織を対象とした場合に限らないが、法医学的な材料から回収される DNA の特徴である微量な抽出量、断片化、さらに、PCR の反応酵素である Taq polymerase の阻害物質の混在による、アリル・ドロップアウトなど不十分な PCR 増幅に注意を要する。

　　抽出された DNA が微量、あるいは断片化していることを考慮して、DNA 型判定結果を考察する必要がある。また、抽出された DNA 溶液中に PCR 阻害物質が混在していると、良好な DNA 型判定結果が望めない。したがって、PCR 阻害物質が介在しているか否かを検査し、必要に応じて阻害物質の除去、阻害の抑制、Taq polymerase の量を増やすなどの対策が重要となる。

〈福井謙二〉

column　足利事件

　　1990 年に栃木県で発生した幼女に対する殺人死体遺棄事件で、DNA 鑑定が本格的に証拠として採用された事件である。現場の遺留品から抽出した犯人のものと思われる DNA を分析し、被疑者の DNA も同様に分析したところ、その MCT 118 型（科警研で 1990 年から使用開始されていた核 DNA の繰り返し配列の分析）が一致し、その結果が決め手となり被疑者に有罪の判決が下された。近年、再鑑定の結果、冤罪となった。

　　鑑定の信頼性を高めるためには、一つのローカスの結果だけではなく、ほかのローカスも並行して行い、結果を積み上げていくことが必要である。

　　現在では、可能なかぎり多くのローカスを検出し、対象とする DNA も常染色体のみから、性染色体・ミトコンドリア DNA と広がっている。また、将来の DNA 鑑定の発展を予想し、現時点で判定不可能でも将来分析できる可能性があるとして、鑑定資料の DNA はすべてを使い切らず残すようにしている。

14 災害時の歯科医師の活動

- 災害医療の基本は限られた医療資源を有効に活用し、多くの人命を救うことを目的とする。
- 必要とされる医療救護活動は、災害の種類、規模、フェーズによって異なる。
- 災害時の歯科医療従事者の活動には「医療救護」、「歯科医療救護」、「歯科的個人識別」がある。
- 災害時の医療救護活動は、それぞれの活動の目的や目標を明確にして行う。

1 災害とは

　災害とは、「地震・台風などの自然現象や事故・火事・伝染病などによって受ける思わぬわざわい。また、それによる被害」と定義されている（大辞泉）。また、Guun による「人と環境との生態学的関係における広域な破壊の結果、被災社会がそれと対応するのに非常な努力を要し、被災地域以外からの援助を必要とするほどの規模で生じた深刻かつ急激な出来事」との定義もある[1]。

　これら災害の分類には、さまざまなものがあり、地震・台風・火山噴火等の「自然災害」や火災、列車・航空機事故等の「人為災害」、これらが合わさった「複合災害」という分類方法がある。山本によると、自然災害は、短期型、長期型に大別できるが、基本は広域災害として対応し、人為災害は、局所災害として対応する。また、本来、局所的である人為災害が広域化した原子力事故やタンカー座礁などでのオイルによる海洋汚染など、分類しにくい特殊災害が多発する傾向にあるという[2]。

　身元確認に関しては、その難易にかかわる分類方法として、航空機事故など被災した人、場所、物が限られていて、名簿などにより、被災者が明らかな災害である「閉鎖型災害」と自然災害や列車事故など、不特定多数の人が被災し、その特定が困難である「開放型災害」がある。開放型災害では、被害の規模、犠牲者の数などの把握を行い、なるべく早期に閉鎖型災害への対応の形態に近づける努力をする必要がある。

　どのような分類にしても、災害による被災状況の全体を把握し、医療救護活動に活用できる情報をまとめ、活動へ還元する必要がある。

2 災害時の医療救護活動

　災害時、われわれが一人の人間として行えることは、物的支援、人的支援など数多くある。医療従事者として、歯科医療従事者が行える医療活動は、大きくわけて、医療救護（緊急

表1 災害時の歯科医療従事者の活動

医療救護 〔いのちを救う医療〕	トリアージ（の補助） 救命救急処置の補助 口腔顔面外傷の処置
歯科医療救護 〔生きる力を支える医療〕	（暫間的な）歯科治療 歯科保健（心のケアを含む口腔ケア） 歯科相談（食形態の提案を含む）
歯科的個人識別 〔人としての最期の医療〕	死体からの情報収集（歯科検査） 生前情報の収集、整理、管理 照合・異同判定

＋情報収集・分析・提供、後方支援

（岩原香織, ほか：2016[4]より引用改変）

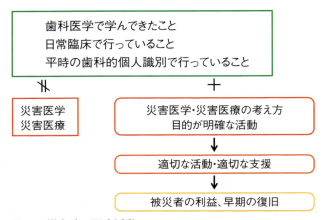

図1 災害時の医療活動

処置が必要な被災者への対応）、歯科医療救護（歯科治療等が必要な被災者への対応）、歯科的個人識別がある（**表1**）[3)4)]。これらの活動は、基本的に、歯科医学で学んできたこと、日常臨床で行っていること、平時の歯科的個人識別で行っていることで対応は可能である。しかしながら、災害の種類や規模、フェーズによって、必要とされる医療救護活動は異なるため、これらの知識、技術に加え、災害医学・災害医療の考え方が理解、考慮されなければ、適切な活動、適切な支援は行えない（**図1**）[5)]。

　活動が円滑かつ効果的に行われるために、活動にかかわる人が理解しておかなければならない概念にCSCA（Command & Control、Safety、Communication、Assessment）とTTT（Triage、Treatment、Transport）がある。

　災害時の医療救護活動は、CSCAに基づき、自分がどの指揮下のもと、どの他（多）機関、他（多）職種との連携を持って、どのような活動を行うのかを把握し、さらに、その活動は安全に行われる必要がある。情報伝達により、その時点での評価を行い、活動に反映させる。CSCAは、医療救護活動だけでなく、歯科医療救護活動や歯科的個人識別にも適用される（**図2**）。

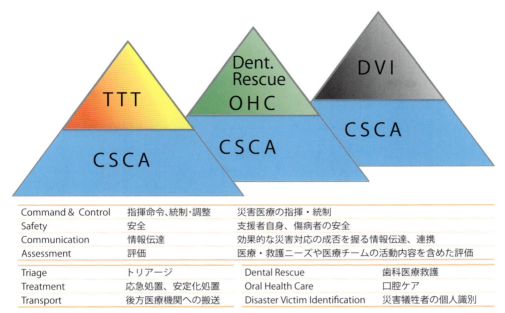

図2　災害時の医療救護における管理と支援の概念
（岩原香織, ほか：2016[4]）より引用改変）

1）医療救護（緊急処置が必要な被災者への対応）

　3T（Triage、Treatment、Transport）は、災害医療の考えに基づく実際の対応である。災害時、医療の需要と供給の不均衡に対応し、限られた医療機能で多くの傷病者へ適切な処置を行い、多くの命を救うことを目的とする。傷病者をふるい分け、選別することで、適切な傷病者に、治療につなげるための状態の安定化などの適切な処置を行い、適切な医療機関へ搬送するという意味がある。医療従事者が不足し、医療需要が急増する災害時に、歯科医療従事者が医療従事者の一員として、命を救う医療に従事するのは当然である。傷病者への対応が迅速かつ的確に行われるために、歯科医療従事者が行える医療救護活動としては、トリアージの実施や補助、救急処置の実施や補助、口腔顔面外傷の処置などがある[5]）。

　トリアージは、大災害、大事故などで医療機能が制約される状況下、多数の傷病者が同時に発生した場合、可及的に多くの人命を救うために、傷病者の緊急度や重症度に応じて、治療優先度を決定することと定義される。トリアージにはいくつかの種類があるが、START（Simple Triage and Rapid Treatment）は、傷病者の呼吸、循環、中枢神経系の状態を、機器を使わず、決められた基準に則り判定する方法で、一次トリアージとして行われることが多い。その方法と分類を図3、表2に示す[6]）。STARTは図3に示す通り、まず、治療不要な傷病者と救命不可能な傷病者を除外し、医療の介入により救命可能で、重症度や緊急度が高い傷病者、つまり赤タッグに判定される傷病者を見つけ出すトリアージとも言える。トリアージは何度も行われるのが基本であり、一次トリアージ後、生理学的評価、解剖学的評価、受傷機転、災害弱者の考慮を含めた二次トリアージが行われる（表3）。判定基準が決められているSTARTに歯科医師が従事し、医師や看護師などの代わりが行えれば、二次トリアージなどより高度なトリアージや処置が必要となる場に医師や看護師を多く配置することができ、結果的に多くの命を救うことが可能になる[5]）。

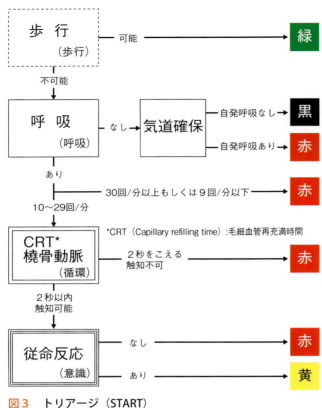

図3　トリアージ（START）
（山本保博 監：2013[6]より引用改変）

表2　トリアージ区分と対応

区分	災害現場（現場救護所）における対応	緊急医療救護所・医療救護所における対応
最優先治療群（I）	最初に現場救護所へ搬出する。	応急処置後、「災害拠点病院」に搬送する。
待機的治療群（II）	赤色の搬出が終了したら、現場救護所に搬出する。	応急処置後、「災害拠点連携病院」に搬送する。
保留群（III）	歩いて現場救護所に向かわせる。	緊急医療救護所や医療救護所で応急処置を行う。
無呼吸群（0）	最後に現場救護所へ搬出する。	医師が死亡診断した場合は、遺体安置所に搬送する。

（山本保博 監：2013[6]より引用改変）

　口腔顔面外傷単発の傷病者は、トリアージで緑もしくは黄タッグに判定されることが多く、治療優先順位は3位、もしくは2位である。しかしながら、口腔顔面外傷は頭部外傷と併発することがあり、他の医療従事者とともに歯科医師が活動する意義は大きい。
　あくまでも、災害医療の基本は、限られた医療機能で多くの命を救うことであるが、緊急医療救護所などで、その場の医療資源と傷病者数やその病態を考慮したできる限りの処置を行うことは、被災地歯科医療機能の回復までの症状の鎮静や安定化、傷病者のQOLの維持に寄与する。医療資源すべてを1人の患者に使用できる「救急医療」と、限られた医療資源で多くの命を救う「災害医療」とは異なるものであるため、どのような患者に、

表3 トリアージ（生理学的・解剖学的評価法：Physiological and Anatomical Triage：PAT）
（山本保博 監：2013[6]より引用改変）

第1段階：生理学的評価	
意識	JCS II桁以上
呼吸	30回/分以上または10回/分未満 呼吸音の左右差　異常呼吸
脈拍	120回/分以上または50回/分未満
血圧	収縮期血圧 90mmHg 未満または 200mmHg 以上
SpO_2	90％未満
その他	ショック状態　低体温（35℃以下）

第2段階：解剖学的評価
開放性頭蓋骨陥没骨折
外頸静脈の著しい怒張
頸部または胸部の皮下気腫
胸郭の動揺、フレイルチェスト
開放型気胸
腹部膨隆、腹壁緊張
骨盤骨折（動揺、圧痛、下肢長差）
両側大腿骨骨折（変形、出血、腫脹、圧痛、下肢長差）
四肢の切断
四肢の麻痺
頭部・体幹部の穿通性外傷
デグロービング損傷
15％以上の熱傷、顔面・気道熱傷

第3段階：受傷機転
体幹部の狭圧
1肢以上の狭圧（4時間以上）
爆発
高所墜落
異常温度環境
有毒ガス
NBC汚染

第4段階：災害弱者
小児
高齢者
妊婦
基礎疾患（心・呼吸器疾患、糖尿病、肝硬変、透析、出血素因）
旅行者

　どこまでの処置を行うかは、その場の状況に応じて判断されるものである。また、どこまでの処置が行えるかは、医療資器材の準備状況にもよる。災害時の緊急処置が必要な歯科対応傷病者数を予測するのは難しいが、厚生労働省の患者調査によると、平時に病院や診療所を受診する歯科対応の外傷患者数は、医科対応の1/100〜1/150程度の人数で推移している[7]。また、東京都総合防災訓練時の緊急医療救護所での対応では、歯科対応傷病者の80〜90％に抗菌薬を処方している（図4）[8]。これらを各地域で想定されている傷病者数と対応させ、歯科対応患者数の想定や最低限の資器材の準備に資することができる。

2）歯科医療救護（歯科治療等が必要な被災者への対応）

　この活動は、生きる力を支える医療とも言い換えられ、（暫間的な）歯科治療や口腔ケアなどがある。

　発災初期には外傷患者への処置の需要が多いが、次第に、水の供給不足による口腔衛生不良や、避難所生活などの環境変化からくるストレスによる炎症に起因する歯科疾患の発生や咀嚼に関する要望が増えてくる。岡崎ら[9]がまとめたニーズの推移の予想（図5）はイメージがつかみやすい。歯科治療や口腔ケアの内容は、日常臨床で患者へ提供しているものと何ら変わりがないはずである。異なるのは、それを行う環境や資器材などが整っていないかもしれないということである。ここで述べている歯科医療救護は、発災直後

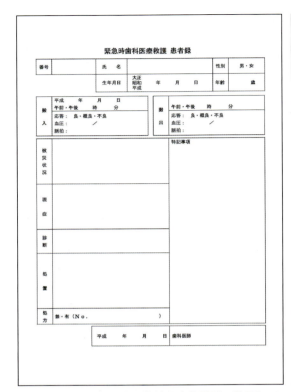
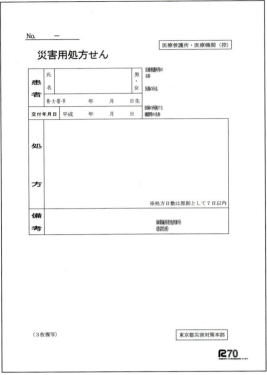

図4 東京都防災訓練の歯科医療救護所で使用している患者録および災害用処方せん

に需要が高いものではなく、限られた医療機能で多くの命を救う災害医療の範疇に含まれないものとも考えられる。しかしながら、発災時だけでなく、その前後を含むあらゆる時期や様相に活用できる広範な学問とされる災害医学の範疇での対応として、適切な活動のための情報収集を十分に行い、適切な活動を行うだけでなく、平時からの啓発活動につなげ、災害予防、準備に資することができる。歯科医療救護活動

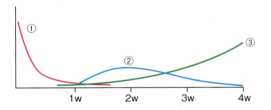

① 口腔顎面外傷 ← 転倒などによる
② 口内炎、慢性炎症の急性化
　　　　　　　← 口腔衛生不良やストレスによる
③ 修復物脱離、治療中断による疼痛、咀嚼障害など
　　　　　　　← 環境等の安定による一般治療の要望

図5 口腔疾患に対するニーズの推移の予想
(岡崎好秀, ほか：1995[9] より引用改変)

の開始までにはそれなりの時間的余裕がある。情報収集を行い、活動場所や被災者の需要、年齢等を把握し、資器材の準備、チームの編成、代替品の検討等も含め、準備をしておく。情報収集は継続的に行い、経時的な医療需要の変化にも対応できるようにする。

　被災地の歯科診療所や病院が診療可能であったり、仮設歯科診療所が開設されたりして診療が可能になれば、どこで歯科治療が受けられるかなどの被災者への情報提供も重要な活動である。

　地方が被災した場合、地域や年齢によって方言を使う頻度は差があると思われるが、被災者の病状を正確に把握するために、方言による表現の理解も必要となってくる場合があ

る[10]。被災者は、口腔顔面領域の実質的な組織の変化による症状だけでなく、心因性と考えられる症状を訴える可能性もある。これらに歯科医療従事者が専門的な診断を行えるわけではないし、すべての被災者が話をすることでグリーフケアにつながるわけではないが、被災による精神的影響を念頭に置き、患者の訴えに傾聴し、口腔ケアは技術的なサポートだけでなく、心のケアも考慮し行われるべきである。また、歯科相談は、疾患やケアに関することはもちろんのこと、食形態についてアドバイスを行うのも歯科医療従事者の専門的活動と言える。

災害医学、特に災害準備の観点からすると、歯科医療救護に関しては、歯科医療従事者による平時からの準備だけでなく、平時からの啓発活動、また、医療受給者による平時からの準備により、その需要を小さくすることができる。災害時、ある程度の期間、セルフケアを上手に行ってもらうために、避難用品の中にデンタルリンスやガム、自分が使い慣れている歯ブラシ、歯磨剤、その他の口腔清掃器具などを加える周知活動も効果的である。それらを行政や歯科医師会等が備蓄している地域もあるが、日常、各自が使用しているものと備蓄されているものが同様のものであるとは限らない。また、避難所などで供給される食事は、人によって、そのままでは食べづらいものもある。高齢者や障害者の避難所を別に考えている地域もあるが、備蓄食に関しては、それぞれの家庭でそれぞれに合ったものを準備しておく自助の啓発も重要である。歯科医療従事者として、どのようにすれば食べやすくなるのか、診療所や自宅の備蓄食の選択を含め、平時より考えておく必要がある[11]。平時からの啓発活動や準備は、防災、減災への一助である。

3）歯科的個人識別

災害時の歯科的個人識別の基本的な活動は平時と変わらず、死体からの情報収集、生前情報の収集（整理、管理も含む）、照合・異同判定の3つの作業に分けられる。

平時と同様、「遺体を遺族のもとにおかえしする」、「戸籍の抹消、遺体の火葬・埋葬等に関わる法的理由」、「遺体処理等の費用の問題解決」、「捜査への協力」に加え、災害時には、「身元不明死体の放置による公衆衛生への配慮」や「グリーフケア」にも寄与できる。

災害により、多数の死体が発生したとしても、生前情報が存在する施設等が被災して生前資料を収集できる可能性が低いとしても、死体からの情報収集は、必要な検査を行い、記録に残す。的確な情報収集のためには、災害の種類による死体状況や死後変化の理解も必要となる。

平時には、警察の捜査により、歯科検査を依頼される前に、すでに該当者が絞り込まれており、その人の生前資料と死体との照合・異同判定を行えばよい事案が多い。しかしながら、災害時には、被災者（被災による死亡者）が多ければ多いほど、事前に警察の捜査による絞り込みの可能性は少なくなる。そのため、対数百、対数千、対数万、それ以上の照合・異同判定や、検査から長期経過し、死体そのものの確認や再検査が不可能な可能性を念頭に入れ、1体1体に確実な検査を行い、マッチングに必要となる画像資料を採取、記録、保管しておかなければならない。1体の取り違えは、その何倍もの取り違えを生むことになるかもしれない。災害時には、何体の検査を行ったという数ではなく、確実な根拠を持って、遺体を家族のもとへお返しできる検査が行えたかどうかという検査の質が優

歯科受付票・身元不明死体検査一覧表　（検査場所　　　　　　　　　　　　　　　　）

番号	検視カード番号	搬入者	性別	推定年齢	死体状況・身体特徴など	搬入日時	検査者	フォルダ名	保管者	搬出日時
1						月　日 時　分				月　日 時　分
2						月　日 時　分				月　日 時　分
3						月　日 時　分				月　日 時　分
4						月　日 時　分				月　日 時　分
5						月　日 時　分				月　日 時　分
6						月　日 時　分				月　日 時　分
7						月　日 時　分				月　日 時　分
8						月　日 時　分				月　日 時　分
9						月　日 時　分				月　日 時　分
10						月　日 時　分				月　日 時　分
						月　日 時　分				月　日 時　分

図6　歯科受付票

先される。平時と同様、確実な検査から死体の情報を得て、その死体の性別や年齢、習癖や生活環境等を推測し、その他の特徴を提示、情報提供することも、身元確認の推進につながる歯科医療従事者としての貢献である。

災害時に、平時と異なり、検査するチームの数や死体の数が多ければ多いほど、歯科受付の役割、必要性は高まる。どの検査ブース（検査台）にどの死体を搬入し、どのチームが検査を実施し、いつ終了したのかを管理し、さらに、収集した情報も管理する必要があるからである。これらの内容は、歯科受付票（図6）に記録される。歯科受付は、歯科担当者だけでなく、警察官もともに行ってもらえれば、活動はより円滑に進められる。デジタルカメラの普及により、検査チームごとに使い慣れたものを使用することは容易であるが、エックス線撮影装置に関しては、チームごとの使用は困難であると考えられる。そのため、採取資料は、エックス線画像も含め、すべてをカメラで撮影、記録し、この画像データを死体の検査資料として、歯科受付のパソコンなどに保存しておくことも重要である。

平時と異なるのは、生前資料の収集、整理、管理も必要となることである。

身元確認を行うには、該当者の生前資料が収集されなければならない。身元確認に歯科情報が有用であることを「いつ」、「どのような形」で告知するかについては、被災の程度、混乱の収拾程度が考慮されなければならない。身元確認は死者に限られたものではないが、災害時の身元確認はそのようなイメージが大きい。家族や知人と連絡が取れないのは被災の混乱のためであり、死亡してしまったとはだれもが考えもしない、考えたくない心理であるのは当然である。また、死亡の事実があったとしても、すぐに受け入れるのは困難な場合もある。人により、家族や知人の死やその可能性を受け入れられる時期は異なると考えるが、少なくとも、このような被災者の心情を理解したうえで、生前資料収集の告知はなされるべきである。

被災の規模や被災者の数にもよるが、災害時には同一人でも複数の生前資料が家族や知人らから提供されることがある。また、同姓同名の別人のものである可能性も念頭に置き、これらの資料を警察とともに整理し、管理しておくことが重要となる。さらに、資料から生前記録の作成やデータの入力など、専門性を活かした活動も求められる。これらの活動は死体に接することが苦手でも、災害時の歯科的個人識別に寄与することができる。

2011年2月22日、ニュージーランドのカンタベリー地方で発生したクライストチャーチ地震では、日本人被災者に対するマスコミの過熱取材が問題となった。この問題に対し、生前資料の提供について再考されている（図7）[12]。歯科医療従事者は、このような情報提供にも留意しなければならない。

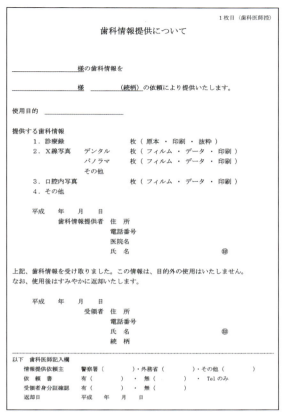

図7　生前歯科情報提供のための書類

災害時も平時同様、文字情報である歯科所見や照合・異同判定表の一致の数や割合で同一人を判定するものではない。それらは、あくまでも「スクリーニング」であり、「マッチング」は、画像情報において、同一人であることを証明する所見、同一人ではないことを証明する所見をどれだけ多く抽出し、それらを根拠とした総合判定を行うことが重要であり、これこそが、歯科医師の専門性を用いた歯科的個人識別といえる（第12章：第4項を参照）。

3　災害時の活動を的確に進め、目的を確実に達成するために

本章では、災害時の歯科医師の活動として、具体的な活動内容ではなく、活動の概要を述べてきた。繰り返しになるが、災害時には、基本的に、歯科医学で修得してきた知識、歯科医療で実施している技術で対応可能であるが、災害医学・災害医療の考え方が理解、考慮されなければ、適切な活動、適切な支援は行えない。

災害時、特に発災初期には、限られた医療機能のなかで、まず、何を優先すべきか、人として、医療従事者として考えておかなければならない。なるべく多くの、つなげられる命を救うためには、処置や治療を断念しなければならない命があることも理解しておかなければならない。医療資源が不足しているなかで、平時に行われる通常の処置や治療より

はるかに低いレベルの処置しか行えなくても、地域の医療機能が回復するまでの暫間処置と捉え、早急に多くの傷病者に対応しなければならないこともある。逆に、歯科的個人識別では、なるべく早く遺体が正しい遺族のもとにかえれるように、確実な検査を行うためには、必要な資器材が到着するまで、検査が滞ることも考えなければならない。災害時の歯科医師の活動をひとくくりに考えていては、災害医療は行えない。さらに、それぞれの災害時の医療救護活動の目的は、明確にしておかなければならない。その時点での目的、ショートゴールとしての目標設定は重要であり、この目標は更新されるものである。しかしながら、医療に関する最終的な目的は、なるべく早期に被災地域の医療体制を平時の状態に近づけることである。これらは、なるべく早期に被災者の生活状況を平時に近づけることにもつながり、そのような支援でなければならない。これに関連し、被災地域の医療体制に関する情報収集は、更新、継続され、医療救護活動の終結決定を判断するための評価にも資する。災害時には、マニュアル通りにはいかない、想定外と思われる状況が起こり得るが、目標、目的を見失わない対応が望まれる。

被災地での医療救護活動だけが支援活動ではない。情報収集・伝達、後方支援なども歯科医師として行える活動である。積極的な情報収集、的確な情報分析、効果的な情報提供が重要となる。支援を送る側は、支援を受ける側が何を必要としているのか、聞く手段を考えなければならない。また、支援を送る手段も同様に考慮されなければならない。支援を受ける側は、被災状況を見て、考え、情報を収集し、いつまでに何がどれだけ必要かを的確に伝えなければならない。

歯科において、災害医学・災害医療は広く認知されてはおらず、教育に関しても、一部の大学を除き、行われてこなかった[10]。このような状況に鑑みると、災害が発生し、自分が被災者になってしまった場合、まずは、自分や家族、患者やスタッフの安全確保などの話から始める必要があるのかもしれない。また、自分が支援者となり得るのか、被災状況による災害医療の要否の判断などから話を始める必要があるのかもしれない。

この学問の成熟が望まれるが、まずは、災害医学・災害医療の概念を理解し、正しいことが正しく進められることが、災害対応には必要である。

（岩原香織）

参考文献

1) Gunn SWA,（鵜飼 卓, 山本保博 訳）：災害医学の学術的論拠 新しい理念. 救急医学 15（13）：1721-1725, 1991.
2) 山本保博：災害医学と災害医療. 山本保博, 鵜飼 卓, 杉本勝彦 監, NPO災害人道医療支援会（HuMA）編, 災害医学. 改定2版, 東京：南山堂, 2009, 3.
3) 都築民幸：災害時における歯科医師の役割 －歯科医療救護・歯科的個人識別－. 歯学 92春季特集号：95-102, 2005.
4) 岩原香織, 都築民幸：災害歯科医療, 災害歯科医学を再考する. 日本歯科医師会雑誌 68（12）：1149-1155, 2016.
5) 岩原香織, 都築民幸：大規模災害と歯科医師. 日本歯科大学校友会・歯学会会報 34（3）：13-16, 2008.
6) 山本保博 監, 東京都医師会 協力：トリアージ研修テキスト トリアージハンドブック. 東京：東京都福祉保健局, 2013, 5-7.
7) 岩原香織, 都築民幸：外傷歯を防ぐには. 須田英明, 井上美津子, 杉山芳樹, 都築民幸 編, よくわかる外傷歯 症例から学ぶ治療のエッセンス. DENTAL DIAMOND 増刊号 35（6）：134-135, 2010.
8) 岩原香織, 浅野紀元, 鈴木愛三, ほか：平成22年度東京都・文京区合同総合防災訓練における東京都歯科医師会の活動. 東京都歯科医師会雑誌 58（12）：12-14, 2010.
9) 岡邑好秀, 下野 勉：被災地における歯科医療の問題と提言 －阪神大震災における歯科診療を経験して－（2）. 歯界展望 86（6）：1343-1349, 1995.
10) 都築民幸, 岩原香織：災害歯科医学のすゝめ －適切な歯科医療を速やかに届けるために－. 日本歯科先端技術研究所学術会誌 18（3）：137-140, 2012.
11) 岩原香織：第1回渋谷区災害対策区民公開講座 ～首都直下地震に備えて～ プログラム. 東京：渋谷区, 2013.
12) 藤邑守成, 岩原香織, 川邊清光, ほか：安全な情報提供のための石川県歯科医師会の対応 ニュージーランド地震を契機として. Forensic Dental Science 5（1）：57-58, 2012.

15 医事法学

- 診療録は、歯科医師法で5年間の保存義務期間が定められている。
- 診療録の開示は、個人情報保護の観点から慎重に行うべきである。
- 不正を起こした場合、医道審議会を経て、戒告・3年以内の歯科医療の停止・免許の取消しなどの処分が行われ公表される。
- 医療事故は、近年増加傾向にあり、原因として危険性の高い治療の実施などのほかに、医師と患者との人間関係の希薄さも影響している可能性がある。

1 歯科医師のコンプライアンス（法令遵守）と罰則規定（抜粋）

1）歯科医師の業務・義務

歯科医師法第1条には、「歯科医師は、歯科医療及び保健指導を掌ることによって、公衆衛生の向上及び増進に寄与し、もって国民の健康な生活を確保するものとする。」と規定され、歯科医師の職責が定義されている。第6条以下に歯科医師の業務と義務についての規定がある。以下、関連する条項を抜粋する。

（1）歯科医師法

第6条第3項（届出義務）

歯科医師は、厚生労働省令で定める2年ごとの年の12月31日現在における氏名、住所（歯科医業に従事する者については、さらにその場所）その他厚生労働省令で定める事項を、当該年の翌年1月15日までに、その住所地の都道府県知事を経由して厚生労働大臣に届け出なければならない。

第7条第2項（品位保持義務）

歯科医師が第4条（相対的欠格事由）各号のいずれかに該当し、または歯科医師としての品位を損するような行為のあったときは、厚生労働大臣は、次に掲げる処分をすることができる。
　一　戒告
　二　3年以内の歯科医業の停止
　三　免許の取消し

第16条の2（臨床研修義務）

診療に従事しようとする歯科医師は、1年以上、歯学もしくは医学を履修する課程を置

く大学に附属する病院（歯科医業を行わないものを除く。）または厚生労働大臣の指定する病院もしくは診療所において、臨床研修を受けなければならない。

第17条（名称独占）
歯科医師でなければ、歯科医業をなしてはならない。

第18条（名称独占）
歯科医師でなければ、歯科医師またはこれに紛らわしい名称を用いてはならない。

第19条（応招義務および診断書交付義務）
診療に従事する歯科医師は、診察治療の求があった場合には、正当な事由がなければ、これを拒んではならない。

第19条第2項
診療をなした歯科医師は、診断書の交付の求があった場合は、正当な事由がなければ、これを拒んではならない。

第20条（無診察治療等の禁止）
歯科医師は、自ら診察しないで治療をし、または診断書もしくは処方せんを交付してはならない。

第21条（処方せん交付義務）
歯科医師は、患者に対し治療上薬剤を調剤して投与する必要があると認めた場合には、患者または現にその看護にあたっている者に対して処方せんを交付しなければならない。ただし、患者または現にその看護にあたっている者が処方せんの交付を必要としない旨を申し出た場合および次の各号の一に該当する場合においては、その限りでない。

一 暗示的効果を期待する場合において、処方せんを交付することがその目的の達成を妨げるおそれがある場合。
二 処方せんを交付することが診療または疾病の予後について患者に不安を与え、その疾病の治療を困難にするおそれがある場合。
三 病状の短時間ごとの変化に即応して薬剤を投与する場合。
四 診断または治療方法の決定していない場合。
五 治療上必要な応急の措置として薬剤を投与する場合。
六 安静を要する患者以外に薬剤の交付を受けることができる者がいない場合。
七 薬剤師が乗り組んでいない船舶内において、薬剤を投与する場合。

第22条（保健指導を行う義務）
歯科医師は、診療をしたときは、本人またはその保護者に対し、療養の方法その他保健の向上に必要な事項の指導をしなければならない。

＊この場合の保健指導は、不特定多数を対象とした公衆衛生現場の保健指導ではなく、治療後に行う療養の方法などの保健指導をさす。この保健指導を適切に行わないと治療の予後に影響する。幼児、高齢者などの場合はその保護者への保健指導が必要である。

第23条（診療録記載および保存義務）
歯科医師は、診療をしたときは、遅滞なく診療に関する事項を診療録に記載しなければならない。

第 23 条第 2 項
　　前項の診療録であって、病院または診療所に勤務する歯科医師のした診療に関するものは、その病院または診療所の管理者において、その他の診療に関するものは、その歯科医師において、5 年間これを保存しなければならない。

（2）刑法
第 134 条（秘密保持義務）
　　医師、薬剤師、医薬品販売業者、助産師、弁護士、弁護人、公証人またはこれらの職にあった者が、正当な理由がないのに、その業務上取り扱ったことについて知りえた人の秘密を漏らしたときは、六月以下の懲役または十万円以下の罰金に処する。

　　＊「医師」には、「歯科医師」も含まれると解されている。

（3）個人情報の保護に関する法律
情報開示・診療録（カルテ）の開示
　　平成 15 年 5 月に「個人情報の保護に関する法律」が成立し、平成 17 年 4 月 1 日に施行された。この法律における民間業者（個人情報取扱事業者）に歯科医師も入り、診療録の開示も義務化となった。当然、究極の個人情報である診療記録（カルテ）については、以前から法律上でも、倫理上でも厳粛な守秘義務が課されている。したがって、本人を確認したうえで開示は慎重にしなければならない。また、開示を拒否できる場合として以下の 3 つがある。
　　一　第三者の利益を害する恐れのある場合。
　　二　患者本人の心身の状況を著しく損なう恐れがある場合。
　　三　開示を不適当とする相当の理由がある場合。
　　本人以外（家族等）への開示に関しては慎重に、適切に行うべきで、歯科医師会等へ相談することも大切である。

2）インフォームド・コンセント（IC）
　　広辞苑（第六版）によれば、インフォームド・コンセントとは「医学的処置や治療に先立って、それらを承諾し選択するのに必要な情報を医師から受ける権利」とある。一般的に「説明と同意」という言葉があてられるが、20 年以上も前に日本医師会によって提唱された用語である（日本医師会 HP より）。つまり、「医師・歯科医師・薬剤師・看護師などが、病気、薬、検査法や治療法について十分に説明し、患者が正しく理解したうえで、自分が受ける治療を選択して決定し、同意する」ということである。私たちには、自分の病状や病気のことについてよく知り、どういう検査や治療を受けるかを自分で決定する権利（自己決定権）があり、このことは医療法に定められている。

医療法第 1 条の 4 第 1 項
　　「医師、歯科医師、薬剤師、看護師その他の医療の担い手は、第 1 条の 2 に規定する理念に基づき、医療を受ける者に対し、良質かつ適切な医療を行うよう努めなければならない。」

医療法第 1 条の 4 第 2 項
　　「医師、歯科医師、薬剤師、看護師その他の医療の担い手は、医療を提供するにあたり、

適切な説明を行い、医療を受ける者の理解を得るよう努めなければならない。」

3）医療契約

患者が医療機関（医院、歯科医院）から医療の給付（診療、治療）を受けたいと申し出た場合に結ばれる契約は「医療契約」である。医療行為は事実行為であり、法律行為ではないことからその医療を行う契約は「準委任」類似の契約と解されており、医療の給付の申し出（申込）はその性質上、準委任契約（民法第656条）であるとされている（通説）。準委任契約は、委任契約のうち法律行為以外の事務を処理する場合を指すものである。

4）医道審議会（厚生労働省設置法第10条）

医師、歯科医師は、刑事事件や保険診療における悪質な不正請求などを起こした場合は、刑事罰、民事上の責務以外に免許の取り消しや期間を定めての業務停止といった行政的な不利益処分を受ける。

5）行政処分

歯科医師法第7条の規定により、厚生労働大臣は医道審議会にはかり、本人に弁明の機会を与えたうえで、戒告、3年以内の業務停止、免許取消処分が行われ、結果が公表される。

6）正当行為と不法行為

どのような行為が犯罪となるか、どのような刑罰が科せられるかは既定の法律によってのみ定められるとする罪刑法定主義の立場から、刑法に規定されていない行為は罰せられることはないとされている。

医療行為は人の生命・身体に対し、危険性の高い侵襲行為を伴うことがある（医的侵襲行為）。ただし、その医的侵襲行為は、「治療の目的」、「医学的準則の遵守」、「患者の同意」などを充足することで、「正当行為」とみなされ（刑法第35条）、違法性が阻却される。

医療行為による侵襲の結果が違法性を阻却されなかった場合には、傷害罪（刑法第204条）が成立し、さらに患者が死亡した場合には、傷害致死罪（刑法205条）が成立する可能性がある。しかし、実際には不注意（過失）に基づく医療行為が原因で患者の生命・身体に侵害を与えたとする、業務上過失致傷罪（刑法第211条）の成立が問題になることが多い。

後述の医療過誤において、業務上過失致傷罪が成立するには、注意義務違反が要件となる。

2 歯科における医療事故の原因と医事紛争の事例および帰結

1）医療事故の原因

（1）窒息

組織や細胞は低酸素（酸素欠乏）（hypoxia）、あるいは無酸素（anoxia）状態に陥ると、遂には死に至る。これを広い意味で窒息という。窒息は外窒息および内窒息に分類される。法医学上の窒息は、外窒息のことである。

窒息により、頭部に極度のうっ血を生じるような外力が加わると、歯髄は出血あるいはうっ血状態になり、ピンク歯が発現しやすくなるといわれている[1),2)]。

判例 1

4歳の幼児（女児）が母の付き添いで被告歯科医院を受診し、乳歯（D）の急性化膿性根尖性歯周囲炎と診断され、同月25日、同乳歯の抜歯治療を受けたところ、鉗子から抜歯された乳歯が口腔内に落下し、声門下部に落ち込んで、気道を閉鎖し、間もなく患者は窒息死した事例（浦和地裁熊谷支部平成2年9月25日判決『判例時報』1373号103頁）。

判例によれば、「水平位のまま、すなわち、患者の上半身を起こすことなく異物を取り去る措置をとるべきであった。然るに被告医師はかえってその挙に出てはならないとされているところの患者を水平位から座位に起こす措置を採ったのであり、これは右に歯科医療水準にからみて、医療上尽くすべき注意義務に違反している・・・」として逸失利益、慰謝料など合計4,500万円余を認容した（請求は合計8,400万円余）。

（2）アナフィラキシーショック、局所麻酔

アナフィラキシーの激しい場合で、じんましん・呼吸困難・下痢・低血圧などが起こり生命の危険をともなうもの。虫刺されやペニシリンなどの薬物によって起こることがある。急性アレルギーショック、即時型アレルギーの発生を予知するには、適切かつ細心の免疫学的検査が必要であるが、現段階では、信頼性の高い検査法は確立されていない。歯科領域では、まれに局所麻酔薬に含まれるメチルパラベンがアレルギー反応を引き起こすとされる。

判例 2

歯科医において、麻酔注射を受けアナフィラキシーショックにより死亡した女子について、歯科医師の注意義務又は注意義務違反と死亡との因果関係がないとされた事案（平成15年10月16日 青森地方裁判所弘前支部 平成12年）。

判例によれば、「アナフィラキシーショックが発症した場合に備えて、少なくとも血圧測定器や聴診器等のモニター及び酸素吸入器（酸素も含む）を常備するとともに、アナフィラキシーが発症した場合には、歯科医師は、診断を中止し、直ちに患者を水平位にしたり、患者の頭部を低くしたりしてスタッフに緊急事態が発生したことを周知させ、応援医師の来院や救急車を要請するとともに、第1次救命処置を開始すべき注意義務を負うというべきである。」とされる。

判例 3、4

① 歯科医院での治療中に患者が局所麻酔剤を原因とするアナフィラキシーショックにより死亡したことについて、歯科医師である被告に患者の観察等によりバイタルサインを

確認すべき注意義務を怠った過失があるとされた。

② 被告が上記患者につき上記注意義務を尽くしていれば患者が死亡時において生存していた相当程度の可能性があったとして不法行為に基づく損害賠償が認められた（さいたま地方裁判所、平成22年）。

判例　5

歯科治療において浸潤麻酔を実施するにあたり、問診義務を怠った結果、患者の既往歴から原則禁忌とされる麻酔薬を投与した過失が認められたが、患者に生じた障害との因果関係は認められなかった事例（大阪地方裁判所、平成16年（ワ）第281号）。

患者（平成12年当時60歳、女性）は、平成3年5月13日、被告歯科医師が開設する被告歯科医院（個人病院）を受診し、その後、平成5年5月から平成9年9月まで、同歯科医院に通院していた。患者は、平成12年3月29日、右下の歯が痛み出したため、被告歯科医院を受診し、右下3番歯の遠心隣接歯頸部のう蝕による歯髄炎と診断され抜髄治療を受けることになった。抜髄治療では、骨膜下注射法による浸潤麻酔が行われ、浸潤麻酔薬キシロカイン（エピネフリン含有）1.8mLが患者に投与され、う蝕部と既存レジン部分がタービンで削除され、抜髄後、根管治療が行われ、根管部が仮封されて、治療を終了した。その後、患者は、右上下肢麻痺や右顔面麻痺等の症状を訴えて多数の医療機関を受診した。なお、患者は、平成4年、くも膜下出血、同年8月29日、脳動脈瘤クリッピング術、同年10月13日、脳室・腹腔短絡術を受け、くも膜下出血の合併症として、脳血管れん縮を起こした既往歴を有し、平成7年4月から本件治療に至るまで、高血圧症および躁うつ病により通院、投薬治療を受けていた。

① 被告歯科医師に、麻酔の際に、誤って患者の下歯神経叢の神経を切断した過失があるか。
② 被告歯科医師は、問診義務を怠り、添付文書の使用上の注意事項に反して、患者に対し、麻酔薬であるキシロカインを使用したか。
③ 患者の現在の症状、および同症状と被告歯科医師の各注意義務違反との間の因果関係の有無

以上の3点が争点となったが、結局419万2,934円の賠償請求は棄却された。

（3）知覚麻痺

判例　6

平成7年7月、原告は被告歯科医から下顎左右6、7番にインプラント植立手術を受けたが、インプラントに動揺があるので同年9月、再植立手術を受けた。その後、下唇と頤に麻痺感があるので、他の病院で診察を受けたところ、インプラントと神経がひっついていることが判り、薬物療法、レーザー治療を受けたが治癒しないので治療費、慰謝料など6,945万円余の損害賠償請求訴訟提起した事例（名古屋地裁平成15年7月11日判決『判例時報』1852号104頁）。

判例は、「再植立手術の際、原告が痛みを訴えたときは不十分な麻酔効果のせいか、切削が下顎管近くに及んだことの徴表であるかをX線撮影で確認し、下顎管内を圧迫しない位置にインプラントを挿入すべき注意義務があったのにこれに違反し、下顎管付近まで切削し、原告の痛みの訴えに対してもX線撮影による確認作業を行うことなく漫然と追

加麻酔を施して手術を続行し、下顎管に接近した位置にインプラントを打ち込んで下顎管内の圧迫による下歯槽神経麻痺を招来し、知覚麻痺を出現させたものと認められる」として被告歯科医の過失を肯定し、674万円余の損害賠償請求を認容した。

(4) その他の治療行為

埋伏智歯に関する抜歯、誤抜歯、治療歯の取り違え、上顎洞穿孔、ポストコア・インレー等の誤飲および誤嚥など、歯科治療行為に関連する医療事故は非常に多い。

(5) 医療過誤

医療過誤は「医療事故の一類型であって、医療従事者が、医療の遂行において医療的準則に違反して患者に被害を発生させた行為」と定義されており（厚生労働省リスクマネージメントスタンダードマニュアル作成委員会）、刑事責任（業務上過失致死傷罪など）、民事責任（被害者に対する債務不履行または不法行為に基づく損害賠償責任など）の原因となりうる。また、医療過誤を起こした歯科医師には、前述の行政処分が科されることになる。

医療事故増加の原因

2014年に医療事故調査制度が成立し、2015年10月1日より施行された。日本医療機能評価機構によると、2008年までは前年比の報告増加数が年間100件程度だったものが2009年には500件を超えた。また、2014年の報告事故総数は約3,200件であった。

2009年を境に事故報告件数の増加が著しくなった原因の1つに、医療機関数の増加があげられる。2008年までは約500だった医療機関は2009年に700機関、2014年には約1,000機関に増加した。その他、下記のことが指摘されている[3]。

- 国民皆保険制度実施により、患者数の増加に伴い医療行為件数が増加し、その結果医療事故も増加した。
- 医学・医療技術の進歩・発展のため、危険性の高い医療行為も増大したこと、また、新しい医療機器の使用についての事故もあり、医療事故が増加した。
- 医療の高度化は、多くの診療機械の使用を可能にしたが、医師との人間関係を稀薄なものとした。また、医学の専門分化は、医師対患者の一対一の関係を崩壊させた。医師との人格的な触れ合いがなければ、信頼関係が生まれるはずもなく、十分な診断とそれに対する問答をしないまま、いきなり医事紛争へと発展させてしまうのも、医師との人間関係の稀薄さが原因となる可能性がある。

2) 医事紛争の帰結

(1) 刑事裁判

国家（検察官）と私人（被告人）を当事者とする裁判。医療事故による刑事裁判では、前述した業務上過失致死傷罪を問われることが多い。客観的注意義務違反により人が死傷するに至った場合、業務上過失致死傷罪に問われることになる。

(2) 民事裁判

私人同士（原告・被告）を当事者とする裁判。医療訴訟においては、債務不履行責任と不法行為責任の2つが問題となる。不法行為責任が認められるためには、① 過失もしくは故意の存在、② 損害、③ 過失もしくは故意と損害との間の相当因果関係の存在、の3つの要件が必要となる（相当因果関係は次頁 memo を参照）。

(3) 損害賠償

民事裁判においては、① 過失もしくは故意の存在、② 損害、③ 過失もしくは故意と損害との間の相当因果関係の存在の証明は原告側に科されるが、①～③ の証明ができる場合に損害賠償が認められる。

(4) 和解

医療過誤に基づく民事裁判では、裁判に先行して示談交渉などが行われることがあるが、それでも解決が得られない場合、裁判上の和解が提起されることがある。これにより、紛争は最終的な決着を得、かつ、権利者は自己の権利を実現できることになる。

(5) 調停

民事に関する紛争において、当事者間に合意が成立し、合意内容が調停調書に記載されたときは、その記載は、裁判上の和解と同一の効力を有する。

（大平　寛）

> **memo**
>
> 相当因果関係とは、「行為と結果との間に社会通念上相当と認められるような関係がある場合に不法行為における因果関係を認める」という用語である。
> すなわち、A という行為によって B という結果が生じることが通常想定できる場合にのみ、不法行為における因果関係が認められることになる。「相当性」を判断する根拠は、行為者が現に意識・予見していた事実および、通常、人が認識・予見可能な事実とする、とされている。

参考文献
1) 古畑種基, 山本勝一：歯科法医学. 第1版. 東京：医歯薬出版, 1963, 106-107.
2) 山本勝一, 山田良広, 大谷　進：歯科法医学. 第6版. 東京：医歯薬出版, 2013, 226-228.
3) 金川琢雄：実践医事法学. 東京：金原出版, 2008.

16 歯科医療安全 歯科医療の質と安全の確保

- ▶ 歯科医療の質は、1981年のリスボン宣言の「良質の医療を受ける権利」を基本とする。
- ▶ 質の確保のためにできることは、患者側で自己決定権、セカンド・オピニオンや診療録開示の請求、医師側では患者満足度の調査、クリニカルパス、EBMがある。
- ▶ 歯科医療の安全は、医療法が根拠となる。国の取り組みとして「医療安全対策検討会議」を設置している。
- ▶ 医療事故防止は、院内感染対策とリスクマネジメントが中心である。
- ▶ ヒヤリハットは、重大事故予防の初期対応の重要性のことである。
- ▶ 医療訴訟は、治療における注意義務違反が問題となるが、注意義務の基準となる「医療水準」は、地域や医療機関の規模などで変わり、画一的なものではない。

1981年ポルトガル、リスボンにおける第34回世界医師会（World Medical Association〔WMA〕）総会で採択されたリスボン宣言では、「良質の医療を受ける権利」を患者の第一の権利としており、わが国の医療法でも「国民に対し良質かつ適切な医療を効率的に提供する体制が確保されるよう努めなければならない」としている。

1 歯科医療の質の確保

1）患者満足度

病院・診療所を経営するうえで、顧客（患者）の満足度は非常に重要な指標であり、歯科医療の質を測る重要なバロメーターともいえる。近年では、患者満足度を評価する指標としてアンケート調査を行う病院が増えている。

2）インフォームド・コンセントと患者の自己決定権

インフォームド・コンセントは「医学的処置や治療に先立って、それらを承諾し選択するのに必要な情報を医師から受ける権利」とされており、このインフォームド・コンセントに基づいて患者は医学的処置や治療を受けることを決定する（患者の決定権）。この決定権は患者の自由意志によらねばならない。ただし、例外的に、患者に理解能力や決定能力がない場合、たとえば患者が未成年者である場合の親権者や後見人が患者に代わって説明を受け決定する権限を有するとされている（第15章：第1項2）を参照）。

3）セカンド・オピニオン

　　リスボン宣言では、「患者はいかなる治療段階においても、他の医師の意見を求める権利を有する」と明記されている。セカンド・オピニオンは、ある医師（歯科医師）の診察を受けている患者が、自分自身の治療に関する意思決定を行う際に、他の医師（歯科医師）に求める意見のことをいう。

4）クリニカルパス

　　クリニカルパスとは、「患者状態と診療行為の目標、および評価・記録を含む標準診療計画であり、標準からの偏位を分析することで医療の質を改善する手法」と定義されている（日本クリニカルパス学会 HP より）。すなわち、医師、歯科医師、看護師等のコ・メディカルがお互いに連携してチーム医療を行うなかで、効率的に患者をケアするためのガイドラインとなる。利点として、① 医療の標準化、② チーム医療が行いやすい、③ わかりやすい用語にして患者に渡すことにより、現在何をしているのか把握しやすいなどがあげられる。

5）歯科医療情報管理（診療録開示）

　　診療情報としての診療録（カルテ）をはじめ医療関係諸記録は、電子化され一元管理されるようになってきた。個人情報保護法により、医療機関は「診療情報」という個人情報を扱う個人情報取り扱い業者とされているため、開示請求があった場合、それに応じることが義務づけられている。開示請求ができる者として、① 本人、② 患者に法定代理人がいる場合には法定代理人、③ 診療契約に関する代理権が付与されている任意後見人、④ 患者本人から代理権を与えられた親族およびこれに準ずる者、⑤ 患者が成人で判断能力に疑義がある場合は、現実に患者の世話をしている親族およびこれに準ずる者（厚生労働省、「診療情報の提供等に関する指針」より）があげられる。

　　診療情報の提供が第三者の利益を害するおそれがあるとき、あるいは、診療情報の提供が患者本人の心身の状況を著しく損なうおそれがあるときは提供を拒みうるとされている。

6）EBM（Evidence-based medicine：科学的根拠に基づいた医療）

　　従来は経験や慣習による医療が一般的であった。しかし最近では、科学的に信頼性の高い研究報告に基づいた医療が行われるようになってきている。すなわち、EBM を通じて、より効果的な質の高い医療が実現できる。

2　歯科医療の安全の確保

　　厚生労働省では、2001 年 5 月、「医療安全対策について、主として医療事故を未然に防止するためにはどのような対策を講じるべきかという観点」で「医療安全対策検討会議*」が設置された。

　　「人は誤りを犯す」ことを前提として、起こった「誤り」に対して原因を究明し、その防止のための対策を立てていくことがきわめて重要である。歯科医療安全の確保に全力で

取り組むとともに、歯科医療への信頼を確保することも必要である。

　患者は、歯科医療機関を自ら選択するための情報を取得すること、また、受診にあたっては、提供される治療内容について、そのリスクを含めて十分な説明や情報を得てよく納得したうえで、自ら選択して歯科医療を受けることを期待している。歯科医療安全対策マニュアルが策定されている機関もある。

　＊：医療安全推進総合対策〜医療事故を未然に防止するために〜（2002年4月17日）

安全基準

　医療法は、安全基準の根拠として重要である。第3章（医療の安全の確保）、第1節（医療の安全の確保のための措置）、第6条の9に、「国並びに都道府県、保健所を設置する市及び特別区は、医療の安全に関する情報の提供、研修の実施、意識の啓発その他の医療の安全の確保に関し必要な措置を講ずるよう努めなければならない。」と規定している。

　また、第6条の10では、「病院、診療所又は助産所（以下この章において「病院等」という。）の管理者は、医療事故（当該病院等に勤務する医療従事者が提供した医療に起因し、又は起因すると疑われる死亡又は死産であって、当該管理者が当該死亡又は死産を予期しなかったものとして厚生労働省令で定めるものをいう。以下この章において同じ。）が発生した場合には、厚生労働省令で定めるところにより、遅滞なく、当該医療事故の日時、場所及び状況その他厚生労働省令で定める事項を第6条の15第1項の医療事故調査・支援センターに報告しなければならない。」として報告義務を課している。

　2015年9月16日の参院本会議で医療法の改正案（第7次）が可決され、9月28日付で公布された。前回の第6次医療法改正は2014年10月に施行され、病床機能報告制度と地域医療構想の策定が柱となっていた。今回の医療法改正は、「地域医療連携推進法人制度の創設」と「医療法人制度の見直し」の2つが大きな柱となっている。

3　医療事故の防止

1）院内感染対策

　アメリカのCDC（国立疾病管理センター）が1985年に提示した医療従事者向けの院内感染対策指針（ユニバーサルプレコーション：一般的予防）では、すべての患者を感染者と考えて感染予防対策を講じることとされていた。その後、1986年にアップグレードされてスタンダードプレコーション（標準予防）となり、わが国においてもこれらの指針に沿った体制が整えられつつある。

　その内容は、① 手洗い、② 手袋の着用、③ その他の防護具の着用、④ 針刺し事故対策の4つに大別されている。要は、すべての患者の体液・排泄物は感染の可能性があるものとみなして対策を講じることであり、そのためには清潔の保持、適切な消毒・滅菌の励行が必要である。

2）リスクマネジメント（医療安全管理）

　　医療の安全管理は、アメリカでは 1994 年のダナファーバー事件、日本では 1999 年の横浜市立大学医学部付属病院の患者取り違え事故を契機にその必要性が大きく取り上げられるようになった。それまでは例外的な出来事であると考えられてきたものが、常に起こりうる、組織的に対策を行わなければ防止することが困難なものであるとの認識に変わった。

　　医療事故予防対策として、① 医療安全対策委員会の設置、② リスクマネジャーの設置、③ 事故防止マニュアルの整備と部門ごとの事故防止対策の確立、④ 事故防止に関する研修があげられる。

3）ヒヤリハット、インシデント、アクシデント

（1）ヒヤリハット

　　ヒヤリハットは、医療行為と関連するすべての過程において"ヒヤリ"または"ハッ"とした事例をさす。ニアミスともいう。ヒヤリハットが医療安全対策のうえで重要視されるのは、ハインリッヒの法則（1 件の重大な事故が起こる背景には、29 件の軽微な事故が起こっており、さらには 300 件ものヒヤリハットが起きているという法則）から、ヒヤリハットへの対策を講ずることで重大事故を予防しうるとの考えに基づいている。

（2）インシデント

　　インシデントは、元来「出来事」という意味の言葉であり、事故に至る可能性がある事態で、実際には事故に至らなかったものも事故が発生したものも含む。インシデントの当事者は、必ずしもその結果をその場で判断できないこともあるため、できるだけ早い対応や報告を求めるためには、インシデント、すなわち発生時点での対応が望ましい。

（3）アクシデント

　　アクシデントは通常、医療事故に相当する用語として用いる。同義として「事故」を用いる場合がある。

4　医療訴訟

　　医療訴訟では、医師、歯科医師の注意義務違反＝過失がまず問題になるが、その注意義務の基準となるのが「医療水準」である。

1）医療水準

　　判例上、医師、歯科医師は「実験上必要とされる最善の注意義務」を負うとされる。医療訴訟における過失の判断基準については、従来からの裁判例の集積があり、主な最高裁判例をあげると、以下の通りである。

　　（1）「医師としての人の生命及び健康を管理すべき義務に従事する者は、その義務の性質に照らし、危険防止のため実験上必要とされる最善の注意を尽くすべき義務を負う」（最高裁第一小法廷、1961 年 2 月 16 日、民集 15 巻 2 号 244 頁）。

　　しかし、上記判例に対しては、「最先端ないし開発途上の治療を臨床医すべてに求める

のは過酷である」との医療側からの強い反発があった。そこで、前掲最判1961年2月16日の「実験上必要とされる最前の注意義務」という判示を引用したうえで、「右注意義務の基準となるべきものは、診療当時のいわゆる臨床医学の実践における医療水準である」と判示した（最三小判1982年3月30日判時1039号66頁）。これにより、「医療水準」という概念が採用されるようになった。

（2）「『実験上必要とされる最善の注意』とは、『診療当時のいわゆる臨床医学の実践における医療水準』を尽くしていたかと同義であり、過失の有無はこれに基づいて判断されるべきである」（最三小判1982年3月30日判時1039号66頁）。

（3）なお、この医療水準は、全国どこでもいかなる医療機関においても同じ水準というわけではなく、「当該医療機関の性格、所在地域の医療環境の特性等の諸般の事情を考慮するべきであり、右の事情を捨象して、全ての医療機関について診療契約に基づき要求される医療水準を一律に解するのは相当でない」（最二小判1995年6月9日民集49巻6号1499頁）として、医療機関の規模や性格、地域的な環境などを考慮しなければならないとされている。

（4）また、「医療水準は、医師の注意義務の基準（規範）となるものであるから、平均的医師が現に行っている医療慣行とは必ずしも一致するものではなく、医師が医療慣行に従った医療行為を行ったからといって、医療水準に従った注意義務を尽くしたと直ちにいうことはできない」とされている。（最三小判1996年1月23日民集50巻1号1頁）。

上記（1）～（4）の内容は、やや抽象的であるが、医療訴訟における過失の有無は、こうした性質を有する医療水準が尽くされていたか否かによって判断されることになる。

福島地判2008年8月20日：福島県立大野病院事件

妊婦X（妊娠36週6日・第二子目）。全前置胎盤（胎盤が子宮口の全体を塞いだ状態）であったことから、A医師は、予定帝王切開術を施行し、胎児の娩出を行ったが、残った胎盤を手で剥がそうとした（用手剥離）段階で、癒着胎盤（胎盤の繊毛が子宮に食い込み、癒着している状態）であることが判明した。用手剥離が困難であったため、A医師は、クーパーを用いて胎盤剥離を継続したが、剥離時に大量出血を生じ、妊婦Xは、出血性ショックによって死亡した。これに対し、A医師は、業務上過失致死および医師法違反（医師法21条の異状死の届出義務違反）の罪で逮捕、起訴された。

裁判所は、執刀医が用手剥離開始後に癒着胎盤を認識した時点で、直ちに剥離を中止して子宮摘出手術等に移行しなかった点について、「検察官の主張は医学文献の一部の見解に依拠したものではあるが、医師に医療措置上の行為義務を負わせ、その義務に反した者には刑罰を課す基準となりうる医学的準則は、当該診療科の臨床医のほとんどの者がその基準に従っているといえる程度の、一般性あるいは通用性を具備していなければならない。そうでなければ、臨床で行われている措置と一部の医学文献の記載に齟齬がある場合に、医師が容易かつ迅速に治療法の選択ができなくなり混乱し、また刑罰の基準が不明確となる」と判示して、業務上過失致死罪につき無罪を言い渡した（医師法21条違反についても無罪）。

2）偶発症、歯科医療関連死

事例1 （東京地判、2003年4月24日）

患者は、2000年6月22日、担当歯科医師の妻が経営する被告歯科クリニックにおいて、担当歯科医師による虫歯治療を受けたところ、タービンが原告の唇に当たり、長さ6mm、深さ0.5～1mmの傷害を負い、細い糸で4針縫うこととなった。なお、その後、その傷は、外見的には、近寄って注意深く見なければ見分けられない程度ではあるが、一筋の白い傷跡として残ることとなった。そこで、患者が、担当歯科医師に対し損害賠償請求訴訟を提起した。

200万円の損害賠償請求額に対し、一部認容（70万円）の結果となった。

事例2 （東京地方裁判所　平成13年（ワ）第25875号）

患者（女性）は、平成11年1月26日、右下6番、7番の急性発作歯周炎と歯肉膿瘍のため被告歯科医院を受診し、同年12月9日まで、歯肉膿瘍の排膿、消炎処置、投薬治療などを受けた。

患者が、平成12年4月3日、右下奥歯の痛みを訴えて被告歯科医院に来院したところ、担当歯科医師は、右下奥歯の状態を目視したのみで、エックス線画像も撮らず、手や器具で触るなどして動揺を確認していないのに、漠然と、右下奥歯を抜歯すると説明したのみで、従前の治療の経緯から右下7番を分割して抜歯した。

患者は、被告歯科医院の開設者である担当歯科医師に対し、損害賠償請求訴訟を提起した。請求金額500万円に対し、①抜歯する必要のない歯を抜歯したか否か、②本件抜歯についての説明義務違反の有無、③損害額が争点となり、結果的に150万円が慰謝料として支払われた。

事例3 （東京地裁、2013年3月4日）

東京都中央区のI歯科医院で2007年、インプラント（人工歯根）手術を受けた女性を死亡させたとして業務上過失致死罪に問われた事例。女性患者（当時70歳）の右下顎の骨に人工歯根を埋める穴を開けようとしたところ、ドリルで動脈を傷つけて出血させ、血腫によって窒息死させたものである。

民事訴訟では、2011年6月27日に和解が成立。和解金は約5,900万円。

一方、東京地検は、2011年10月3日、I歯科医師を業務上過失致死罪で起訴した。2013年3月4日、東京地裁はI歯科医師に禁錮1年6カ月、執行猶予3年の有罪判決を言い渡した。

I歯科医師は有罪判決を不服として東京高裁に控訴した。

（大平　寛）

参考文献
1) 石井拓男, 尾﨑哲則, 平田創一郎, ほか編：スタンダード社会歯科学　第5版, 東京：学建書院, 2014.
2) 前田和博：医事法講義. 新編第2版, 東京：信山社, 2014.
3) 大磯義一郎, 山田奈美恵, 加治一毅：医療法学入門　第1版, 東京：医学書院, 2012.
4) 金川琢雄：実践医事法学　増補改訂版, 東京：金原出版株式会社, 2008.

付章　関連法規（抜粋）

死体解剖保存法（抄）

（昭和24年6月10日法律第204号、平成26年6月25日最終改正）

第1条【目的】　この法律は、死体（妊娠4月以上の死胎を含む。以下同じ。）の解剖及び保存並びに死因調査の適正を期することによって公衆衛生の向上を図るとともに、医学（歯学を含む。以下同じ。）の教育又は研究に資することを目的とする。

第2条【保健所長の許可】　死体の解剖をしようとする者は、あらかじめ、解剖をしようとする地の保健所長の許可を受けなければならない。ただし、次の各号のいずれかに該当する場合は、この限りでない。

1. 死体の解剖に関し相当の学識技能を有する医師、歯科医師その他の者であって、厚生労働大臣が適当と認定したものが解剖する場合。
2. 医学に関する大学（大学の学部を含む。以下同じ。）の解剖学、病理学又は法医学の教授又は准教授が解剖する場合。
4. 刑事訴訟法第129条（中略）の規定により解剖する場合。
7. 警察等が取り扱う死体の死因又は身元の調査等に関する法律第6条第1項（同法第12条において準用する場合を含む。）の規定により解剖する場合。

2　保健所長は、公衆衛生の向上又は医学の教育若しくは研究のため特に必要があると認められる場合でなければ、前項の規定による許可を与えてはならない。

3　第一項の規定による許可に関して必要な事項は、厚生労働省令で定める。

第3条【認定の取消】　厚生労働大臣は、前条第1項第1号の認定を受けた者が下の各号の1に該当するときは、その認定を取り消すことができる。

1. 医師又は歯科医師がその免許を取り消され、又は医業若しくは歯科医業の停止を命ぜられたとき。
2. この法律の規定又はこの法律の規定に基く厚生労働省令の規定に違反したとき。
3. 罰金以上の刑に処せられたとき。
4. 認定を受けた日から5年を経過したとき。

第4条【審議会への諮問】　厚生労働大臣は、第2条第1項第一号の認定又はその認定の取消を行うに当つては、あらかじめ、医道審議会の意見を聞かなければならない。

2　厚生労働大臣は、第2条第1項第一号の認定をしたときは、認定証明書を交付する。

3　第2条第1項第一号の認定及びその認定の取消に関して必要な事項は、政令で定める。

第7条【遺族の承諾】　死体の解剖をしようとする者は、その遺族の承諾を受けなけれ

ばならない。ただし、次の各号のいずれかに該当する場合においては、この限りでない。
1．死亡確認後 30 日を経過しても、なおその死体について引取者のない場合。
2．2 人以上の医師（うち 1 人は歯科医師であってもよい。）が診療中であつた患者が死亡した場合において、主治の医師を含む 2 人以上の診療中の医師又は歯科医師がその死因を明らかにするため特にその解剖の必要を認め、且つ、その遺族の所在が不明であり、又は遺族が遠隔の地に居住する等の事由により遺族の諾否の判明するのを待っていてはその解剖の目的がほとんど達せられないことが明らかな場合。

第 8 条【監察医の検案・解剖】　政令で定める地を管轄する都道府県知事は、その地域内における伝染病、中毒又は災害により死亡した疑のある死体その他死因の明らかでない死体について、その死因を明らかにするため監察医を置き、これに検案をさせ、又は検案によっても死因の判明しない場合には解剖させることができる。但し、変死体又は変死の疑がある死体については、刑事訴訟法第 229 条 の規定による検視があつた後でなければ、検案又は解剖させることができない。

第 11 条【犯罪が疑われる異状の届出】　死体を解剖した者は、その死体について犯罪と関係のある異状があると認めたときは、24 時間以内に、解剖をした地の警察署長に届け出なければならない。

検視規則（抄）

（国家公安委員会規則第 3 号、昭和 33 年 11 月 27 日）

第 1 条【目的】　この規則は、警察官が変死者又は変死の疑のある死体（以下「変死体」という）を発見し、又はこれがある旨の届出を受けたときの検視に関する手続、方法その他必要な事項を定めることを目的とする。

第 2 条【報告】　警察官は、変死体を発見し、又はこれがある旨の届出を受けたときは、直ちに、その変死体の所在地を管轄する警察署長にその旨を報告しなければならない。

第 3 条【検察官への通知】　前条の規定により報告を受けた警察署長は、すみやかに、警察本部長（警視総監又は道府県警察本部長をいう。以下同じ。）にその旨を報告するとともに、刑事訴訟法第 229 条第 1 項 の規定による検視が行われるよう、その死体の所在地を管轄する地方検察庁又は区検察庁の検察官に次の各号に掲げる事項を通知しなければならない。
1　変死体発見の年月日時、場所及びその状況。
2　変死体発見者の氏名その他参考となるべき事項。

第 4 条【現場の保存】　警察官は、検視が行われるまでは、変死体及びその現場の状況を保存するように努めるとともに、事後の捜査又は身元調査に支障をきたさないようにしなければならない。

第 5 条【検視の代行】　刑事訴訟法第 229 条 2 項の規定により変死体について検視をする場合においては、医師の立会いを求めてこれを行い、すみやかに検視官に、その結果を報告するとともに、検視調書を作成して、撮影した写真等とともに送付しなければならない。

第 6 条【検視の要領】　検視に当つては、次の各号に掲げる事項を綿密に調査しなけれ

ばならない。
1. 変死体の氏名、年齢、住居及び性別。
2. 変死体の位置、姿勢並びに創傷その他の変異及び特徴。
3. 着衣、携帯品及び遺留品。
4. 周囲の地形及び事物の状況。
5. 死亡の推定年月日時及び場所。
6. 死因（特に犯罪行為に基因するか否か。）。
7. 凶器その他犯罪行為に供した疑のある物件。
8. 自殺の疑がある死体については、自殺の原因及び方法、教唆者、ほう助者等の有無並びに遺書があるときはその真偽。
9. 中毒死の疑があるときは、症状、毒物の種類及び中毒するに至った経緯。

2　前項の調査に当つて必要がある場合には、立会医師の意見を徴し、家人、親族、隣人、発見者その他の関係者について必要な事項を聴取し、かつ、人相、全身の形状、特徴のある身体の部位、着衣その他特徴のある所持品の撮影及び記録並びに指紋の採取等を行わなければならない。

死体取扱規則（抄）

平成 25 年 3 月 8 日（昭和 33 年国家公安委員会規則第 4 号の全部を改正、平成 27 年 1 月 5 日最終改正）

第 1 条【趣旨】　警察が取り扱う死体に係る通報、引渡しその他行政上の手続については、警察等が取り扱う死体の死因又は身元の調査等に関する法律（以下「法」という。）その他の法令に定めるもののほか、この規則の定めるところによる。

第 2 条【領事機関への通報】　警察署長は、法第 4 条第 1 項の規定による報告又は死体に関する法令に基づく届出に係る死体の身元が明らかになった場合において、当該死亡者が外国人であることが判明したときは、遅滞なく、その旨を当該死亡者が死亡の際国籍を有していた国の領事機関（総領事館、領事館、副領事館又は代理領事事務所をいう。）に通報するものとする。

第 3 条【指紋及び掌紋による身元照会】　警察署長は、取扱死体（法第 5 条第 1 項に規定する取扱死体をいう。以下同じ。）の身元を明らかにするため必要があると認めるときは、当該取扱死体の指紋及び掌紋を押なつし、並びに当該取扱死体に関連する事項を記載した死者身元照会依頼書（別記様式第一号）を作成し、警視庁、道府県警察本部又は方面本部の鑑識課長（以下「鑑識課長」という。）にこれを送付することにより、警察庁刑事局犯罪鑑識官（以下「犯罪鑑識官」という。）に対し身元照会を行うことを依頼することができる。

2　前項の規定による依頼を受けた鑑識課長は、当該死者身元照会依頼書に係る電磁的方法による記録を作成し、犯罪鑑識官に対し、当該記録を電磁的方法により送信することにより、身元照会を行うものとする。

3　前項の規定による身元照会を受けた犯罪鑑識官は、速やかに、当該身元照会に係る電磁的方法による記録とその保管する指掌紋記録（指掌紋取扱規則（平成九年国家公安委員会規則第 13 号）第 6 条第 3 項に規定する指掌紋記録をいう。）とを対照し、

直ちに、その結果を当該身元照会をした鑑識課長に回答しなければならない。
4 　前項の規定による回答を受けた鑑識課長は、直ちに、当該回答の内容を第1項の規定による依頼をした警察署長に通知しなければならない。

第4条【死体DNA型記録の作成等】　警察署長は、取扱死体の組織の一部（以下「資料」という。）を採取した場合において、当該取扱死体の身元を明らかにするため必要があると認めるときは、警視庁又は道府県警察本部の科学捜査研究所長（以下「科学捜査研究所長」という。）に当該資料を送付することにより、当該資料のDNA型鑑定（DNA型記録取扱規則第2条第3号のDNA型鑑定をいう。以下同じ。）を嘱託することができる。

2 　前項の規定による嘱託を受けた科学捜査研究所長は、当該嘱託に係る資料のDNA型鑑定を行い、その特定DNA型（DNA型記録取扱規則第2条第2号の特定DNA型をいう。以下同じ。）が判明した場合において、前項に規定する警察署長から第4項の規定による対照をする必要があると認められる旨の通知を受けたときは、当該資料の特定DNA型その他の警察庁長官が定める事項の記録（以下「死体DNA型記録」という。）を作成し、これを犯罪鑑識官に電磁的方法により送信しなければならない。

3 　科学捜査研究所長は、前項の規定による送信をしたときは、当該死体DNA型記録を抹消しなければならない。

4 　第2項の規定による送信を受けた犯罪鑑識官は、速やかに、当該死体DNA型記録に係る特定DNA型と犯罪鑑識官の保管する被疑者DNA型記録（DNA型記録取扱規則第2条第5号の被疑者DNA型記録をいう。）及び特異行方不明者等DNA型記録（行方不明者発見活動に関する規則第24条の2第2項に規定する特異行方不明者等DNA型記録をいう。以下同じ。）に係る特定DNA型とを対照し、直ちに、その結果を当該送信をした科学捜査研究所長に通知しなければならない。

5 　前項の規定による通知を受けた科学捜査研究所長は、直ちに、当該通知の内容を第1項に規定する警察署長に通知しなければならない。

第4条の2【死体DNA型記録の整理保管等】　犯罪鑑識官は、前条第2項の規定による死体DNA型記録の送信を受けたときは、これを整理保管しなければならない。

2 　犯罪鑑識官は、死体DNA型記録の保管に当たっては、これに記録された情報の漏えい、滅失又はき損の防止を図るため必要かつ適切な措置を講じなければならない。

3 　犯罪鑑識官は、その保管する死体DNA型記録が次の各号のいずれかに該当すると認めるときは、当該死体DNA型記録を抹消しなければならない。

1．前条第四項の規定による対照をした場合において、当該死体DNA型記録に係る特定DNA型が犯罪鑑識官の保管する特異行方不明者等DNA型記録に係る特定DNA型に該当し、当該死体DNA型記録に係る取扱死体が当該特異行方不明者等DNA型記録に係る特異行方不明者（行方不明者発見活動に関する規則第2条第2項に規定する特異行方不明者をいう。）であることが判明したとき。

2．前号に掲げるもののほか、死体DNA型記録を保管する必要がなくなったとき。

第5条【死体の引渡し】　警察署長は、法第4条第1項の規定による報告又は死体に関する法令に基づく届出に係る死体（取扱死体を除く。）について、当該死体を引き渡したとしてもその後の犯罪捜査に支障を及ぼすおそれがないと認められる場合において、当該

死体の身元が明らかになったときは、速やかに、遺族その他当該死体を引き渡すことが適当と認められる者に対し、その後の犯罪捜査又は公判に支障を及ぼさない範囲内においてその死因その他参考となるべき事項の説明を行うとともに、着衣及び所持品と共に当該死体を引き渡さなければならない。ただし、当該者に引き渡すことができないときは、死亡地の市町村長（特別区の区長を含む。次項において同じ。）に引き渡すものとする。

2　警察署長は、前項に規定する死体について、当該死体を引き渡したとしてもその後の犯罪捜査に支障を及ぼすおそれがないと認められる場合において、当該死体の身元を明らかにすることができないと認めるときは、遅滞なく、着衣及び所持品と共に当該死体をその所在地の市町村長に引き渡すものとする。

【死体取扱規則の一部改正に伴う経過措置】（抄）

（平成27年1月5日改正）

第2条　この規則の施行の際現にこの規則の施行前に行ったDNA型鑑定（この規則による改正前のDNA型記録取扱規則（以下「旧DNA型記録取扱規則」という。）第2条第3号のDNA型鑑定をいう。以下同じ。）により身元が明らかでない取扱死体（警察等が取り扱う死体の死因又は身元の調査等に関する法律（平成24年法律第34号）第5条第1項に規定する取扱死体をいう。）の組織の一部（以下「死体資料」という。）の特定DNA型（旧DNA型記録取扱規則第2条第2号の特定DNA型をいう。以下同じ。）が判明しているとき（この規則による改正後の死体取扱規則（以下「新死体取扱規則」という。）第4条第2項に規定する場合を除く。）は、警察署長は、当該特定DNA型に係る鑑定書の写しを警視庁、道府県警察本部又は方面本部の鑑識課長（以下「鑑識課長」という。）に送付しなければならない。

刑事訴訟法（抄）

（昭和23年7月10日、平成28年6月3日最終改正）

第99条【差押・提出命令】　裁判所は、必要があるときは、証拠物又は没収すべき物と思料するものを差し押えることができる。但し、特別の定のある場合は、この限りでない。

3　裁判所は、差し押えるべき物を指定し、所有者、所持者又は保管者にその物の提出を命ずることができる。

第105条【業務上の秘密と押収】　医師、歯科医師、助産師、看護師、弁護士（外国法事務弁護士を含む。）、弁理士、公証人、宗教の職に在る者又はこれらの職に在った者は、業務上委託を受けたため、保管し、又は所持する物で他人の秘密に関するものについては、押収を拒むことができる。但し、本人が承諾した場合、押収の拒絶が被告人のためのみにする権利の濫用と認められる場合（被告人が本人である場合を除く。）その他裁判所の規則で定める事由がある場合は、この限りでない。

第129条【検証と必要な処分】　検証については、身体の検査、死体の解剖、墳墓の発掘、物の破壊その他必要な処分をすることができる。

第149条【業務上秘密と証言拒絶権】 医師、歯科医師、助産師、看護師、弁護士（外国法事務弁護士を含む。）、弁理士、公証人、宗教の職に在る者又はこれらの職に在った者は、業務上委託を受けたため知り得た事実で他人の秘密に関するものについては、証言を拒むことができる。但し、本人が承諾した場合、証言の拒絶が被告人のためのみにする権利の濫用と認められる場合（被告人が本人である場合を除く。）その他裁判所の規則で定める事由がある場合は、この限りでない。

第165条【鑑定】 裁判所は、学識経験のある者に鑑定を命ずることができる。

第168条【鑑定上必要な処分・鑑定許可状】 鑑定人は、鑑定について必要がある場合には、裁判所の許可を受けて、人の住居若しくは人の看守する邸宅、建造物若しくは船舶内に入り、身体を検査し、死体を解剖し、墳墓を発掘し、又は物を破壊することができる。

2 裁判所は、前項の許可をするには、被告人の氏名、罪名及び立ち入るべき場所、検査すべき身体、解剖すべき死体、発掘すべき墳墓又は破壊すべき物並びに鑑定人の氏名その他裁判所の規則で定める事項を記載した許可状を発して、これをしなければならない。

4 鑑定人は、第1項の処分を受ける者に許可状を示さなければならない。

第197条【診療録の照会等】

2 捜査については、公務所又は公私の団体に照会して必要な事項の報告を求めることができる。

第223条【第三者の任意出頭・取調・鑑定等の嘱託】 検察官、検察事務官又は司法警察職員は、犯罪の捜査をするについて必要があるときは、被疑者以外の者の出頭を求め、これを取り調べ、又はこれに鑑定、通訳若しくは翻訳を嘱託することができる。

第225条【鑑定受託者と必要な処分・許可状】 第223条第1項の規定による鑑定の嘱託を受けた者は、裁判官の許可を受けて、第168条第1項に規定する処分をすることができる。

2 前項の許可の請求は、検察官、検察事務官又は司法警察員からこれをしなければならない。

3 裁判官は、前項の請求を相当と認めるときは、許可状を発しなければならない。

第229条【検視】 変死者又は変死の疑のある死体があるときは、その所在地を管轄する地方検察庁又は区検察庁の検察官は、検視をしなければならない。

2 検察官は、検察事務官又は司法警察員に前項の処分をさせることができる。

警察官が取り扱う死体の死因又は身元の調査等に関する法律（抄）

（平成24年6月22日制定、平成25年4月1日施行）

第1条【目的】 この法律は、警察等（警察及び海上保安庁をいう。以下同じ。）が取り扱う死体について、調査、検査、解剖その他死因又は身元を明らかにするための措置に関し必要な事項を定めることにより、死因が災害、事故、犯罪その他市民生活に危害を及ぼすものであることが明らかとなった場合にその被害の拡大及び再発の防止その他適切な措置の実施に寄与するとともに、遺族等の不安の緩和又は解消及び公衆衛生の向上に資し、

もって市民生活の安全と平穏を確保することを目的とする。

第2条【礼意の保持】 警察官は、死体の取扱いに当たっては、礼意を失わないように注意しなければならない。

第3条【遺族等への配慮】 警察官は、死体の取扱いに当たっては、遺族等の心身の状況、その置かれている環境等について適切な配慮をしなければならない。

第4条【死体発見時の調査等】 警察官は、その職務に関して、死体を発見し、又は発見した旨の通報を受けた場合には、速やかに当該死体を取り扱うことが適当と認められる警察署の警察署長にその旨を報告しなければならない。

2 警察署長は、前項の規定による報告又は死体に関する法令に基づく届出に係る死体（犯罪行為により死亡したと認められる死体又は変死体（変死者又は変死の疑いがある死体をいう。次条第三項において同じ。）を除く。次項において同じ。）について、その死因及び身元を明らかにするため、外表の調査、死体の発見された場所の調査、関係者に対する質問等の必要な調査をしなければならない。

3 警察署長は、前項の規定による調査を実施するに当たっては、医師又は歯科医師に対し、立会い、死体の歯牙の調査その他必要な協力を求めることができる。

第8条【身元を明らかにする措置】 警察署長は、取扱死体について、その身元を明らかにするため必要があると認めるときは、その必要な限度において、血液、歯牙、骨等の当該取扱死体の組織の一部を採取し、又は当該取扱死体から人の体内に植え込む方法で用いられる医療機器を摘出するために当該取扱死体を切開することができる。

2 前項の規定による身元を明らかにするための措置は、医師又は歯科医師に行わせるものとする。

第13条【人材の育成等】 政府は、警察等が取り扱う死体の死因の究明又は身元を明らかにするための措置が正確かつ適切に遂行されるよう、警察官、海上保安官、海上保安官補、医師、歯科医師等の人材育成及び資質の向上、大学における法医学に係る教育及び研究の充実、死体の検案及び解剖並びに死体の科学調査（（　）内略）の実施体制の充実その他必要な体制の整備を図るものとする。

死因究明等の推進に関する法律

（法律第33号、平成24年9月21日施行）

この法律は施行後2年で失効し、新たに法案作成中、**第1章**を参照。

歯科医師法（抄）

（昭和23年7月30日制定、平成26年6月13日最終改正）

第1章　総則

第1条［任務］ 歯科医師は、歯科医療及び保健指導を掌ることによって、公衆衛生の向上及び増進に寄与し、もつて国民の健康な生活を確保するものとする。

第2章　免許

第2条［免許］　歯科医師になろうとする者は、歯科医師国家試験に合格し、厚生労働大臣の免許を受けなければならない。

第3条［絶対的欠格事由］　未成年者、成年被後見人又は被保佐人には、免許を与えない。

第4条［相対的欠格事由］　次の各号のいずれかに該当する者には、免許を与えないことがある。

1. 心身の障害により歯科医師の業務を適正に行うことができない者として厚生労働省令で定めるもの。
2. 麻薬、大麻又はあへんの中毒者。
3. 罰金以上の刑に処せられた者。
4. 前号に該当する者を除くほか、医事に関し犯罪又は不正の行為のあつた者。

第5条［歯科医籍］　厚生労働省に歯科医籍を備え、登録年月日、第7条第1項又は第2項の規定による処分に関する事項その他の歯科医師免許に関する事項を登録する。

第6条［登録、免許の交付及び届出］　免許は、歯科医師国家試験に合格した者の申請により、歯科医籍に登録することによって行う。

2　厚生労働大臣は、免許を与えたときは、歯科医師免許証を交付する。

3　歯科医師は、厚生労働省令で定める二年ごとの年の十二月三十一日現在における氏名、住所（歯科医業に従事する者については、更にその場所）その他厚生労働省令で定める事項を、当該年の翌年一月十五日までに、その住所地の都道府県知事を経由して厚生労働大臣に届け出なければならない。

第6条の2　厚生労働大臣は、歯科医師免許を申請した者について、第4条第一号に掲げる者に該当すると認め、同条の規定により免許を与えないこととするときは、あらかじめ、当該申請者にその旨を通知し、その求めがあつたときは、厚生労働大臣の指定する職員にその意見を聴取させなければならない。

第7条［免許の取り消し、業務停止、再免許］　歯科医師が、第3条に該当するときは、厚生労働大臣は、その免許を取り消す。

2　歯科医師が第4条各号のいずれかに該当し、又は歯科医師としての品位を損するような行為のあつたときは、厚生労働大臣は、次に掲げる処分をすることができる。

1. 戒告。
2. 三年以内の歯科医業の停止。
3. 免許の取消し。

3　前2項の規定による取消処分を受けた者（第4条第3号若しくは第4号に該当し、又は歯科医師としての品位を損するような行為のあつた者として前項の規定による取消処分を受けた者にあっては、その処分の日から起算して5年を経過しない者を除く。）であつても、その者がその取消しの理由となった事項に該当しなくなったとき、その他その後の事情により再び免許を与えるのが適当であると認められるに至つたときは、再免許を与えることができる。この場合においては、第6条第1項及び第2項の規定を準用する。

4　厚生労働大臣は、前3項に規定する処分をなすに当つては、あらかじめ医道審議会

の意見を聴かなければならない。

5 厚生労働大臣は、第1項又は第2項の規定による免許の取消処分をしようとするときは、都道府県知事に対し、当該処分に係る者に対する意見の聴取を行うことを求め、当該意見の聴取をもつて、厚生労働大臣による聴聞に代えることができる。

第7条の2〔再免許、再教育研修〕 厚生労働大臣は、前条第2項第1号若しくは第2号に掲げる処分を受けた歯科医師又は同条第3項の規定により再免許を受けようとする者に対し、歯科医師としての倫理の保持又は歯科医師として具有すべき知識及び技能に関する研修として厚生労働省令で定めるもの（以下「再教育研修」という。）を受けるよう命ずることができる。

2 厚生労働大臣は、前項の規定による再教育研修を修了した者について、その申請により、再教育研修を修了した旨を歯科医籍に登録する。

第4章　業務

第17条〔歯科医師以外の者の歯科医業の禁止〕 歯科医師でなければ、歯科医業をなしてはならない。

第18条〔名称の使用制限〕 歯科医師でなければ、歯科医師又はこれに紛らわしい名称を用いてはならない。

第19条〔応召義務等〕 診療に従事する歯科医師は、診察治療の求があつた場合には、正当な事由がなければ、これを拒んではならない。

2 診療をなした歯科医師は、診断書の交付の求があつた場合は、正当な事由がなければ、これを拒んではならない。

第20条〔無診療治療等の禁止〕 歯科医師は、自ら診察しないで治療をし、又は診断書若しくは処方せんを交付してはならない。

第21条〔処方せんの交付〕 歯科医師は、患者に対し治療上薬剤を調剤して投与する必要があると認めた場合には、患者又は現にその看護に当っている者に対して処方せんを交付しなければならない。ただし、患者又は現にその看護に当っている者が処方せんの交付を必要としない旨を申し出た場合及び次の各号の一に該当する場合においては、その限りでない。

1．暗示的効果を期待する場合において、処方せんを交付することがその目的の達成を妨げるおそれがある場合。
2．処方せんを交付することが診療又は疾病の予後について患者に不安を与え、その疾病の治療を困難にするおそれがある場合。
3．病状の短時間ごとの変化に即応して薬剤を投与する場合。
4．診断又は治療方法の決定していない場合。
5．治療上必要な応急の措置として薬剤を投与する場合。
6．安静を要する患者以外に薬剤の交付を受けることができる者がいない場合。
7．薬剤師が乗り組んでいない船舶内において、薬剤を投与する場合。

第22条〔療養方法等の指導義務〕 歯科医師は、診療をしたときは、本人又はその保護者に対し、療養の方法その他保健の向上に必要な事項の指導をしなければならない。

第23条〔診療録の記載及び保存〕 歯科医師は、診療をしたときは、遅滞なく診療に関

する事項を診療録に記載しなければならない。

　2　前項の診療録であって、病院又は診療所に勤務する歯科医師のした診療に関するものは、その病院又は診療所の管理者において、その他の診療に関するものは、その歯科医師において、5年間これを保存しなければならない。

第23条の2　厚生労働大臣は、公衆衛生上重大な危害を生ずる虞がある場合において、その危害を防止するため特に必要があると認めるときは、歯科医師に対して、歯科医療又は保健指導に関し必要な指示をすることができる。

　2　厚生労働大臣は、前項の規定による指示をするに当つては、あらかじめ医道審議会の意見を聴かなければならない。

歯科医師法施行規則（抄）

(昭和23年10月27日制定、平成28年9月16日最終改正)

第3章　業務

第19条の2　[死亡診断書の記載事項等]　歯科医師は、その交付する死亡診断書（図1）に、次に掲げる事項を記載し、記名押印又は署名しなければならない。

1．死亡者の氏名、生年月日及び性別。
2．死亡の年月日時分。
3．死亡の場所及びその種別（病院、診療所、介護老人保健施設、助産所、養護老人ホーム、特別養護老人ホーム、軽費老人ホーム又は有料老人ホーム（以下「病院等」

---

memo メモ

　医師法20条は診断書の他に「検案書」について記載があるが、歯科医師法には「検案書」の記載はない。また、医師法21条は[異状死体の届出義務]であるが歯科医師法では[処方箋の交付]となっている。以上のことから、歯科医師には死亡診断書は書くことができても、死体検案書を書くことはできない。また、異状死体の届出義務はないと解釈される。

　参考として、医師法の第19条、20条、21条を記す。

医師法（なお、医師法にあって歯科医師法にない部分には下線を引いている）

第19条　[応召義務等]　診療に従事する医師は、診察治療の求があった場合には、正当な事由がなければ、これを拒んではならない。

　2　診療もしくは検案をし、又は出産に立ち会った医師は、診断書若しくは検案書又は出産証明書若しくは死産証書の交付の求があった場合には、正当な事由がなければ、これを拒んではならない。

第20条　[無診療治療等の禁止]　医師は、自ら診察しないで治療をし、若しくは診断書若しくは処方せんを交付し、自ら出産に立ち会わないで出生証明書若しくは死産証書を交付し、又は自ら検案をしないで検案書を交付してはならない。但し、診療中の患者が受診後24時間以内に死亡した場合に交付する死亡診断書については、この限りではない。

第21条　[異状死体等の届出義務]　医師は、死体又は妊娠4月以上の死産児を検案して異状があると認めたときは、24時間以内に所轄警察署に届け出なければならない。

死亡診断書（死体検案書）

この死亡診断書(死体検案書)は、我が国の死因統計作成の資料としても用いられます。かい書で、できるだけ詳しく書いてください。

氏　　名		1男 2女	生年月日	明治　昭和 大正　平成　　年　月　日 （生まれてから30日以内に死亡したときは生まれた時刻も書いてください。）午前・午後　時　分
死亡したとき	平成　年　月　日　午前・午後　時　分			
(12)(13) 死亡したところ及びその種別	死亡したところの種別	1病院　2診療所　3介護老人保健施設　4助産所　5老人ホーム　6自宅　7その他		
	死亡したところ	番地 番　号		
	(死亡したところの種別1〜5) 施設の名称			
(14) 死亡の原因 ◆Ⅰ欄、Ⅱ欄ともに疾患の終末期の状態としての心不全、呼吸不全等は書かないでください ◆Ⅰ欄では、最も死亡に影響を与えた傷病名を医学的因果関係の順番で書いてください ◆Ⅰ欄の傷病名の記載は各欄一つにしてください ただし、欄が不足する場合は(エ)欄に残りを医学的因果関係の順番で書いてください	Ⅰ　(ア) 直接死因		発病（発症）又は受傷から死亡までの期間 ◆年、月、日等の単位で書いてください ただし、1日未満の場合は、時、分等の単位で書いてください (例：1年3ヵ月、5時間20分)	
	(イ) (ア)の原因			
	(ウ) (イ)の原因			
	(エ) (ウ)の原因			
	Ⅱ　直接には死因に関係しないがⅠ欄の傷病経過に影響を及ぼした傷病名等			
	手術　1無　2有	部位及び主要所見	手術年月日	平成 昭和　年　月　日
	解剖　1無　2有	主要所見		
(15) 死因の種類	1病死及び自然死 外因死　不慮の外因死 {2交通事故　3転倒・転落　4溺水　5煙、火災及び火焔による傷害　6窒息　7中毒　8その他} その他及び不詳の外因死 {9自殺　10他殺　11その他及び不詳の外因} 12不詳の死			
(16) 外因死の追加事項 ◆伝聞又は推定情報の場合でも書いてください	傷害が発生したとき	平成・昭和　年　月　日　午前・午後　時　分	傷害が発生したところ	都道府県 市　区 郡　町村
	傷害が発生したところの種別	1住居　2工場及び建築現場　3道路　4その他（　　）		
	手段及び状況			
(17) 生後1年未満で病死した場合の追加事項	出生時体重　グラム	単胎・多胎の別　1単胎　2多胎（　子中第　子）	妊娠週数　満　週	
	妊娠・分娩時における母体の病態又は異状　1無　2有 [　　] 3不詳	母の生年月日　昭和 平成　年　月　日	前回までの妊娠の結果　出生児　人　死産児　胎（妊娠満22週以後に限る）	
(18) その他特に付言すべきことがら				
(19) 上記のとおり診断（検案）する	診断（検案）年月日　平成　年　月　日 本診断書（検案書）発行年月日　平成　年　月　日			
（病院、診療所若しくは介護老人保健施設等の名称及び所在地又は医師の住所）	番地 番　号			
（氏名）　医師	印			

記入の注意

- 生年月日が不詳の場合は、推定年齢をカッコを付して書いてください。
- 夜の12時は「午前0時」、昼の12時は「午後0時」と書いてください。
- 「老人ホーム」は、養護老人ホーム、特別養護老人ホーム、軽費老人ホーム及び有料老人ホームをいいます。
- 傷病名等は、日本語で書いてください。
  Ⅰ欄では、各傷病について発病の型（例：急性）、病因（例：病原体名）、部位（例：胃噴門部がん）、性状（例：病理組織型）等もできるだけ書いてください。
- 妊娠中の死亡の場合は「妊娠満何週」、また、分娩中の死亡の場合は「妊娠満何週の分娩中」と書いてください。
  産後42日未満の死亡の場合は「妊娠満何週産後満何日」と書いてください。
- Ⅰ欄及びⅡ欄に関係した手術について、術式又はその診断名と関連のある所見等を書いてください。紹介状や伝聞等による情報についてもカッコを付して書いてください。
- 「2交通事故」は、事故発生からの期間にかかわらず、その事故による死亡が該当します。
  「5煙、火災及び火焔による傷害」は、火災による一酸化炭素中毒、窒息等も含まれます。
- 「1住居」とは、住宅、庭等をいい、老人ホーム等の居住施設は含まれません。
- 傷害がどういう状況で起こったかを具体的に書いてください。
- 妊娠週数は、最終月経、基礎体温、超音波計測等により推定し、できるだけ正確に書いてください。
  母子健康手帳等を参考に書いてください。

図1　死亡診断書（死体検案書）

という。）で死亡したときは、その名称を含む。）。
4．死亡の原因となった傷病の名称及び継続期間。
5．前号の傷病の経過に影響を及ぼした傷病の名称及び継続期間。
6．手術の有無並びに手術が行われた場合には、その部位及び主要所見並びにその年月日。
7．解剖の有無及び解剖が行われた場合には、その主要所見。
8．死因の種類。

第20条［処方せんの記載事項］　歯科医師は、患者に交付する処方せんに、患者の氏名、年齢、薬名、分量、用法、用量、発行の年月日、使用期間及び病院若しくは診療所の名称及び所在地又は歯科医師の住所を記載し、記名押印又は署名しなければならない。

追記）エックス線写真等の保存および取扱に関する法律

医療法施行規則

（昭和23年11月5日制定、平成28年9月29日最終改正）

第22条の3

2　診療に関する諸記録は、過去2年間の病院日誌、各科診療日誌、処方せん、手術記録、看護記録、検査所見記録、エックス線写真、紹介状、退院した患者に係る入院期間中の診療経過の要約及び入院診療計画書とする。

保険医療機関及び保険医療養担当規則

（昭和32年4月30日制定、平成28年3月4日最終改正）

第9条［帳簿等の保存］　保険医療機関は、療養の給付の担当に関する帳簿及び書類その他の記録をその完結の日から3年間保存しなければならない。ただし、患者の診療録にあっては、その完結の日から5年間とする。

column　エックス線写真の保存期間

　エックス線写真（フィルム）の保存期間については、「医療法施行規則」では2年、「保険医療機関及び保険医療機関療養担当規則」では、撮影した疾病に対する診療行為が終了したときから3年間となっている。従って、撮影日から5年間（カルテの保存期間に合わせて）の保存であれば、安全保存期間といえる。しかし、個人識別の観点から、診療に関する諸記録は、保存期間の規則にとらわれず自主的に保存されることが望ましいと思われる。

索引

数字
2-PAM　72
3T（triage, treatment, transport）　175
3大手法　87
5の法則　41
50%致死量　67
9の法則　41

A
ABFO ♯ 2　38
ABO 遺伝子　92
ABO 式血液型　92
ABO 式血液型検査法　98
abusive head trauma（AHT）　58
alcohol dehydrogenase（ADH）　76
Artz の基準　42

B
β値　76, 77
Barr 小体　147
bite mark　37
Burn Index（B.I.）　42

C
Casper の法則　18, 126
CO-Hb　45, 70
command & control, safety, communication, assessment（CSCA）　174

D
DDVP　73
DNA 型　38, 104, 149
DNA 型記録　201
DNA 鑑定　87
DNA 指紋法　163
DNA 多型解析による個人識別　162
DNA 抽出　171
DNA 抽出キット　172
DNA 分析　147

domestic violence（DV）　64
Drum stick　147
D ループ（領域）　168

E
EDR 値　76, 77
evidence-based medicine（EBM）　192

F
F-body　147
fenitrothion　73
FTA カード　163

H
HV1 領域　168, 169
HV2 領域　168, 169
H 遺伝子　92

I
International Funeral Science Association in Japan（IFSA）　22

L
Lethal dose, LD_{50}　67
Lewis 式血液型　95
Le 遺伝子　95
Lund and Browder の法則　41

M
malathion　73
MCT118 法　165
microsomal ethanol oxidizing system（MEOS）　76
mixed cell agglutination reaction（MCAR）法　100
MN 式血液型　94

N

N-acetyl-p-bennzoquinonimine（NAPQI） 74
N-アセチル-P-ベンゾキノンイミン 74
non-organic failure to thrive（NOFTT） 58
Nystenの法則 17

P

PCR（法） 162, 164
PCR阻害物質 165
physiological and anatomical triage（PAT） 177
P式血液型 96

R

Rh式血液型 96

S

Se遺伝子 93
Sex chromatin 147
short tandem repeat（STR）法 165
simple triage and rapid treatment（START） 175
single nucleotide polymorphism(s)(SNP(s))法 166
Ss式血液型 94

T

TEPP（ピロリン酸テトラエチル、ニッカリンT） 72
triage, treatment, transport（TTT） 174

V

VX 73

W

Wischnewski斑 46

Y

Y chromatin 147
Y-body 147
Yファイラー 166

あ

アイデンティファイラー 166
アクシデント 194
アコニチン 82
アスパラギン酸 89, 146
アセチルコリンエステラーゼ 72
アセトアミノフェン 67, 74
アナフィラキシーショック 187
亜ヒ酸 66, 81
アミノ酸 89
アメロゲニン 167
アルコール 75, 77
アルコール脱水素酵素 76
アルコールハラスメント 76, 78
アルデヒド脱水素酵素 76
暗赤色流動性血液 52
安全基準 193
アンフェタミン 78

い

医原病 83
医師による死亡診断書・死体検案書の交付 14
医事紛争 187, 189
　裁判 189
医事法学 183
異常環境下の障害 40
異状死ガイドライン 12
異状死体 11, 12
遺族の承諾 12, 197
イソニアジド 83
依存（薬物） 65
遺体衛生保全 22
一次トリアージ 175
縊頸 48, 51
一酸化炭素 70
一酸化炭素ヘモグロビンの検出 45
一指指紋法 140
遺伝形質 91
　個人識別 91
遺伝的多型 69
遺伝標識 87

索　引

異同識別　89, 155
医道審議会　186
異同判定　150
医療安全管理　194
医療過誤　189
医療救護　173, 175
医療契約　186
医療事故（の防止）　193
医療水準　194
医療訴訟　194
インシデント　194
インフォームド・コンセント　185, 191
院内感染対策　193

う
う蝕経験　61

え
鋭器損傷　26
永久歯の加齢変化　135
エタノール　75, 77
エックス線画像の異同比較　130
エックス線写真等の保存および取扱に関する
　　法律　208
エンゼルケア　23
エンバーマー　22
エンバーミング　22
エンバーミングマシン　23

お
横口蓋縫合　117
オトガイ孔の開口方向　146
親子鑑定　103
オルトメトピカ　110

か
開口器　151
外窒息　47
外表所見　51
開放型災害　144, 173
解剖の種類　11
海綿質骨梁の変化　136

解離試験法　99
下顎枝角の変化　146
額鉛直型　110
顎関節　137
覚せい剤　78
革皮様化　18
角膜混濁　18
化骨核　112
仮死　14
渦状紋　139
カチノン系　79
顎骨の加齢変化　134
割創　27
カリウム　71
加齢変化　136
眼窩篩　127
監察医制度　10
監察医の検案・解剖　198
患者の自己決定権　191
患者満足度　191
冠状縫合　115
関節旁溝　127
乾燥（死体の）　18
鑑定許可状　202
関連法規　197

き
危険ドラッグ　79, 80
気道内の煤　45
気道閉塞　47
キノホルム　84
虐待　53
虐待症候群　53
虐待と医療　53
虐待の定義　53
吸引痕　37
吸収試験法　100
弓状紋　138
凝集試験法　99
強制開口　151
行政解剖　12
行政検視　10

行政処分　186
業務上の秘密と押収　201
業務上秘密と証言拒絶権　202
局所障害　40
局所的所見　26
記録の保存性　144
銀色（治療痕）　157, 158
金属水銀　80

く

偶発症　196
屈曲骨折　31
くも膜下出血　35
グリーフケア　24, 179
グリコ・森永事件　66, 71
クリニカルパス　192
クロイツフェルト・ヤコブ病　85

け

警察官が取り扱う死体の死因又は身元の調査等に関する法律　8, 11, 202
刑事訴訟法　11, 201
系統解剖　12
血液型　89, 91, 147
血液型検出法　102
血清型　97
煙吸引による所見　45
検査試料としてのDNAの特徴　162
検察官への通知　198
検視　10, 202
検視官　7, 9
検視規則　8, 198
検案と解剖　6
検死と解剖　10
検視の代行　198
検死の目的　10
検視の要領　198
拳闘家姿勢　43
現場指紋　140
現場試料　162
現場の保存　198

こ

口蓋縫合　146
光学指紋認証法　141
口腔内画像撮影　152
口腔内細胞　163
口腔内の肉眼的検査　151
絞頸　50
咬合痕　37
咬痕　37
咬痕の評価　38
咬傷　37
咬傷の検査と記録　38
咬傷の歯科法医学的意義　37
咬傷の評価、同定　39
合成カンナビノイド　79
酵素型　97
酵素抗体法　101
硬組織からのDNA抽出とDNA型判定　171
硬組織を材料としたDNA型判定　172
交通損傷　29
硬膜下出血（血腫）　34
硬膜外出血（血腫）　34
咬耗　135, 145
咬耗度　118
コーマ体位　77
高齢者虐待　64
個人識別　86, 88, 128, 150
　対象　86
　定義　86
　手順　88
　必要性（死体）　86
個人識別情報　105, 128, 131
個人識別に役立つ検査　89
個人識別の3大手法　87
個人情報　104, 127
個人情報の保護に関する法律　185
骨および歯による年齢推定　134
骨格筋の熱硬直　43
骨棘　120
骨棘形成　136
骨端線　114
骨端の癒合　114

骨盤の性別推定　110
骨膜下血腫　31
骨梁構築　115, 120
骨梁の変化　137
子ども虐待の証明　57
子ども虐待の発見　56
子ども虐待への対応　62
子どもマルトリートメント　55
コロナー　7
コントロール領域　168, 171

さ

サーマルサイクラー　164
災害　173
災害医学　178
災害医療　174
災害時の医療救護活動　173
災害時の活動　181
災害時の歯科医師の活動　173
災害準備　179
サキシトキシン　83
索状物の種類　48
サザンブロッティング法　163
差押・提出命令　201
挫創　28
サリドマイド　84
サリン　72
挫裂創　29
三酸化ヒ素　81
蚕食　19
酸素欠乏　43, 47

し

シアン化ナトリウム　71
死因究明　8
死因究明推進法　8
死因究明等の推進　8
死因究明等の推進に関する法律　8, 203
死因究明二法に関する提言　10
死因・身元調査法　8, 12
歯科医師による死亡診断書の交付　15
歯科医師の業務と義務　183

歯科医師のコンプライアンス　183
歯科医師法　183, 203
歯科医師法施行規則　206
歯科医療安全　191
歯科医療関連死　196
歯科医療救護　173, 177
歯科医療情報管理　192
歯科医療の安全の確保　192
歯科受付　180
歯科受付票　180
歯科エックス線画像撮影　153
歯科疾患・歯科治療の不可逆性　155
歯科情報による身元確認　150
歯科所見と個人識別　142
歯科所見による異同識別　131
歯科的個人識別　143, 150, 173, 179
歯科における医療事故　187
歯科法医学の研究機関　3
歯科法医学（法歯学）の歴史　1
歯科法医談話会　4
自家融解　18
歯科用印象材　23
歯型図　159
死後記録　153
死後経過時間　20
死後経過年数（の推定）　125
死後デンタルチャート　153
歯痕　37
歯周組織　135
矢状縫合　115
指静脈認証方式　141
歯髄腔の退縮　119
歯髄の狭窄　145
シスプラチン　83
自然災害　173
刺創　26
歯槽骨の（生理的）吸収　135, 146
死体以外の情報の利用　21
死体解剖保存法　10, 197
死体からの情報の利用　21
死体検案書　14, 15, 206
　意義　15

死体現象　16
死体現象の種類　16
死体現象の法医学的意義　16
死体現象の利用　20
死体硬直　17
死体情報　150
死体情報の収集　150
死体所見　46
死体取扱規則　8, 199, 201
死体トルソー　43
死体の損壊　19
死体の引渡し　200
死体の冷却　17, 20
死の三徴　13
死の定義　12
死の判定　13
死斑　16, 20, 28
司法解剖　11
司法検視　10
死亡診断書　14, 15, 206, 207
　　意義　15
死亡診断書と死体検案書の違い　15
絞り込み　150
指紋　87, 138
指紋及び掌紋による身元照会　199
指紋採取法　139
指紋自動識別システム　140
指紋による個人識別（法）　138, 140
指紋認証のリスク　141
社会経済状態　148
習慣・習癖　148
銃器損傷　29
十指指紋法　141
主要歯科診療経過録　154
逡巡創（ためらい創）　30
障害者虐待　64
上結節　119
照合・異同判定（表）　150, 155
焼死　43
焼死体の個人識別　45
焼死体の所見　43
常染色体（多型）　162, 163

承諾解剖　12
掌紋　140
所見欄　159
諸臓器のうっ血　52
処分・鑑定許可状　202
歯列弓痕　37
死ろう化　19
人為災害　173
審議会への諮問　197
人種　147
人種差　69, 105
人種別の骨の特徴　105
人種別の頭蓋形態の違い　105
身体的虐待　53, 57
　　歯科所見　58
身長推定（式）　123
伸展創　30
新法解剖　11
心理的虐待　53
診療録開示　192
診療録の記載及び保存　205
診療録の照会　202
人類学的計測値を用いた性別推定　112
人類学的計測法　123

す

水銀　80
スーパーインポーズ（法）　90, 129, 153
頭蓋骨骨折　31
頭蓋底骨折　32
頭蓋内の損傷　34
頭蓋の性別推定　108
スクリーニング　150, 155, 181
スタンダードプレコーション　24, 193
スマイルフォト　154
スルフィドリル基　81

せ

青酸化合物　71
成人骨の年齢推定　115
生前記録　154
生前歯科情報提供のための書類　181

索引

生前情報　144, 150
生前情報の収集　179
性染色質　147
性染色体　147, 162
性染色体上のSTR　167
性染色体多型　167
生前資料　153, 154
生前デンタルチャート　154
正中口蓋縫合　116, 134, 146
成長期にある骨の年齢推定　112
成長曲線　58
性的虐待　54, 64
正当行為　186
性別　147
性別推定　107
生理学的・解剖学的評価法　177
セカンド・オピニオン　192
赤血球（型）　92, 97
切歯縫合　116
切創　27
潜在指紋　140
全身性障害　42
全身的所見　26
前頭洞　131
前頭洞指紋　131

そ

創縁　25
創角　25
創管　25
早期死体現象　16
創口　25
相互作用（薬物）　69
創傷　25
創傷の定義　25
総体的識別情報　104
相当因果関係　189
創端　25
創底　25
創洞　25
創の各部の名称　25
創壁　25

創面　25
足紋　140
ソマン　73
ソリブジン　84
損害賠償　190
損傷　25
損傷の検査、記録および評価　26
損傷の生活反応　26
損傷の成傷器による分類　26
損傷の定義　25

た

体液の漏出の防止　24
体温低下　17
大気中酸素分圧の低下　47
大坐骨切痕　112
第三永久死体　19
対照試料　162
第二象牙質　119
代表的な中毒　70
高い温度の直接作用に基づく障害　40
脱灰　171
脱灰処理　172
ダブルチェックシステム　153
タブン　73

ち

知覚麻痺　188
恥骨下角　112
恥骨結合面　115
窒息　47, 187
　　定義と分類　47
窒息死の死体所見　51
窒息の三主徴　52
窒息の症状　51
　　第Ⅰ期（前駆期）　51
　　第Ⅱ期（呼吸困難および痙攣期）　51
　　第Ⅲ期（終末呼吸前呼吸停止期）　51
　　第Ⅳ期（終末呼吸期）　51
チトクロームオキシダーゼ　71
柱状構造　120
中毒　65

定義　65
中毒作用　68
　　生体側の要因　69
　　毒物側の要因　68
中毒死亡者の動向　67
蝶後頭軟骨結合　122
調査法解剖　11
蝶前頭縫合　115
調停　190
直腸内温度　17

つ
椎骨　136

て
定型的縊死　48
蹄状紋　139
低体温症　45
デコルマン　29
テトロドトキシン　83
デンタルチャート　152, 155, 159

と
同一性の判定　150
東京地下鉄サリン事件　66
凍死　45
　　死体所見　46
　　定義　45
頭頂陥凹　106
頭皮下血腫　31
頭皮の損傷　31
頭部顔面の肉眼的検査　150
頭部損傷　31
動物咬傷　37
動物による損壊　19
特殊死体現象　19
毒物の種類　199
毒物の強さ　67
毒物の分類および種類　67
特記事項欄　159
ドメスティックバイオレンス（DV）　64
トリアージ　175

トリカブト　82
トリプタミン系　79
トルコ鞍　130
トルブタマイド　83
鈍器損傷　27

な
内景所見　52
内窒息　50

に
二次トリアージ　175
二重条痕　28
ニッカリンT（TEPP）　74
日航機 123 便墜落事故　142
日本遺体衛生保全協会　22
日本法歯科医学会　4
乳酸アシドーシス　70, 72
乳突蜂巣　131
妊娠溝　128

ね
ネグレクト　54, 57
　　歯科所見　58
　　身体（全身）所見　57
熱気吸引による所見　44
熱作用による所見　43
熱傷　40
　　定義と分類　40
熱傷指数　42
熱傷の重症度　42
熱傷の深度　40
熱傷の範囲　41
熱の直接作用　43
燃焼血腫　44
粘膜、漿膜下の溢血点　52
年齢推定　112

の
脳挫傷　36
脳死　14
脳死判定基準　14

脳腫脹　36
脳ヘルニア　36

は

バイトマーク　37
歯型による身元確認　143
白血球型　97
白骨化　18
白骨死体からの個人識別　128
白骨死体の鑑定　104
白骨の人種差　105
罰則規定　183
歯と年齢　145
歯の加齢変化　134
歯の交換　134
歯の材料選択　171
歯の萌出　134
ハプログループ　171
ハプロタイプ　168, 170
歯や骨からの血液型検出法　102
パラチオン　72, 73
ハリス線　127
破裂骨折　32
晩期死体現象　16, 18
犯罪が疑われる異状の届出　198
犯罪死体　10
反衝骨折　34
ハンター・ラッセル症候群　80
万人不同　138, 143

ひ

皮下出血　27, 28
非偶発的損傷　53, 56, 64
ヒ素　81
非定型的縊死　48
ヒト咬傷　37
人の死と関連法　6
非犯罪死体　10
皮膚亀裂　43
皮膚組織の採取　39
皮膚紋理　138
　　個人識別　138

秘密保持　185
ヒヤリハット　194
標準予防　193
表皮剥脱　27
病理解剖　12
微量混合凝集反応法　100
ピロリン酸テトラエチル（TEPP）　72

ふ

風習　148
風俗　148
フェニトロチオン　72
フェノール・クロロホルム法　172
フグ　83
復顔法　90, 132
複合災害　173
父権肯定確率　103
物理的損壊　20
ブドウ糖　83
腐敗　18
不法行為　186, 190
プライマー DNA　164
ブロムワレリル尿素　74
粉砕骨折　33
分析法に必要な DNA 量の目安　163

へ

平行隆線　119
閉鎖型災害　144, 173
ペニシリン　84
変死体およびその疑い　10
変体紋　139

ほ

法医解剖　11
法医解剖の状況　7
法医学歯科研究会　4
法医学試料　162
縫合の閉塞　115
帽状腱膜下血腫　31
法的脳死判定　14
法令遵守　183

法令による虐待の定義　53
保健所長の許可　197
保護の怠慢・拒否　53
母性遺伝　170

ま
マイクロサテライト法　166
マッチング　150, 155, 179
松本サリン事件　66
マラチオン　72
マルチプレックス PCR　166

み
ミイラ化　19
ミトコンドリア DNA（型）　162, 169
ミトコンドリア DNA 多型　168
　検査方法　168
　出現頻度　170
　遺伝と対象者の地理的起源の推定　170
水俣病　80
ミニサテライト法　165
脈管エンバーミング　23

む
矛盾脱衣　46

め
メタンフェタミン　78
メチル水銀　80

も
毛根鞘　162
モース硬度　143
森永ヒ素ミルク事件　81

や
薬害エイズ　84
扼頸　50
薬物動態　69
薬力学　69

ゆ
有機リン系殺虫剤　72
有毒ガスの吸引　43

よ
予備情報　104

ら
ラセミ化（反応）　89, 146

り
リーケージ　24
リスクマネジメント　194
リスボン宣言　191
硫化水素　17, 71
領事機関への通報　199
臨床研修義務　183

れ
裂創　28

わ
和解　190
和歌山毒入りカレー事件　66, 82

この度は弊社の書籍をご購入いただき、誠にありがとうございました。
本書籍に掲載内容の更新や訂正があった際は、弊社ホームページ「追加情報」
にてお知らせいたします。下記のURLまたはQRコードをご利用ください。

http://www.nagasueshoten.co.jp/extra.html

| 法歯科医学　基礎知識から臨床・災害時の対応まで | ISBN 978-4-8160-1333-1 |

© 2017.11.17　第1版　第1刷

監　　修　　髙橋雅典
編　　集　　都築民幸　山田良広　櫻田宏一
発　行　者　　永末英樹
印刷・製本　　株式会社 シナノ パブリッシング プレス

発行所　株式会社　永末書店

〒602-8446　京都市上京区五辻通大宮西入五辻町69-2
(本社) 電話 075-415-7280　FAX 075-415-7290　　(東京都) 電話 03-3812-7180　FAX 03-3812-7181
永末書店 ホームページ　http://www.nagasueshoten.co.jp

* 内容の誤り、内容についての質問は、編集部までご連絡ください。
* 刊行後に本書に掲載している情報などの変更箇所および誤植が確認された場合、弊社ホームページにて訂正させていただきます。
* 乱丁・落丁の場合はお取り替えいたしますので、本社・商品センター(075-415-7280)までお申し出ください。
・本書の複製権・翻訳権・翻案権・上映権・譲渡権・貸与権・公衆送信権(送信可能化権を含む)は、株式会社永末書店が保有します。

JCOPY　<(社)出版者著作権管理機構 委託出版物>
本書の無断複写は著作権法上での例外を除き禁じられています。複写される場合は、そのつど事前に、(社)出版者著作権管理
機構(電話 03-3513-6969、FAX 03-3513-6979、e-mail: info@jcopy.or.jp)の許諾を得てください。